TANTRA
DA SEXUALIDADE À ILUMINAÇÃO

TANTRA
DA SEXUALIDADE À ILUMINAÇÃO

Otávio Leal
(Dhyan Prem)

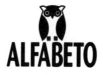

Publicado em 2016 pela Editora Alfabeto

Supervisão geral: Edmilson Duran
Diagramação: Décio Lopes
Capa: Diagramando Serviços Editoriais
Revisão de texto: Luciana Papale
Ilustrações de: Dharma Li e Rafael Nunes Cerveglieri

DADOS INTERNACIONAIS DE CATALOGAÇÃO NA PUBLICAÇÃO

Leal, Otávio

Tantra – Da Sexualidade à Iluminação / Otávio Leal | 2ª Edição | São Paulo | Editora Alfabeto, 2019.

ISBN: 978-85-98307-36-7

1. Tantra 2. Cultura Hindu 3. Tantrismo 4. Sexualidade   I. Título.

Todos os direitos reservados. Proibida a reprodução total ou parcial desta obra sem a expressa autorização por escrito da editora ou do autor, seja quais forem os meios empregados, com exceção de resenhas literárias que podem reproduzir algumas partes do livro, desde que citada a fonte.

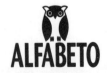

EDITORA ALFABETO
Rua Protocolo, 394 | CEP 04254-030
São Paulo/SP | E-mail: editorial@editoraalfabeto.com.br
Tel: (11) 2351-4720
www.editoraalfabeto.com.br

Sumário

Agradecimentos 7

Prefácio 9

Tantra – Expansão e Libertação 11

Drávidas – Origem Tântrica e Práticas Tribais 25

Shakti – O Poder Feminino 29

Diksha – Iniciação ao Tantra 41

Kundalini-Shakti – A Mãe Serpente Cósmica 63

Chakras, Kundalini e Nadis – Uma visão prática e profunda 73

Mudrás apoio à meditação – Gestos magnéticos e de poder 91

Os Bandhas, Travas da consciência e Pranayamas introdutórios ... 97

Pranayamas e Swara Yoga 109

Mitos, Egrégoras e Deuses – Do Hinduísmo e do Tantra 135

Ética e Comportamento Tântrico 171

A Alimentação do Yoga segundo o professor Oberom 179

Chakra Púja Mantrificando a Shakti – Técnica do Giro Tântrico 185

Maha Maithuna Shakti – Portal para o Êxtase 195

Kundalini, Ajña Chakra e "Vajroli" 249

Dança Sagrada Tântrica 257

Massagem Tântrica (Prana Pratista) 273

Os Ritos do Tantra Tibetano (Yoga Tântrico) 291

Sadhaná de Tantra (prática) e magia tântrica mântrica 297

Yantra – A Geometria Sagrada 303

Ritual de Benção e Aproximação da Tradição Tântrica e Hindu.............313

Epílogo...315

Glossário...317

Bibliografia..320

Agradecimentos

Somos a metade de um continente que se rompeu há muito tempo
Vim cruzando os oceanos... Lentamente
Movido a correnteza e vento.
Agora, que vamos nos unindo
Sinto os ajustes dos nossos litorais
E estremeço!
Onde eu findo – aí é o teu começo.

Latner

As luzes na escuridão, aos mestres, irmãos e amigos – Gratidão Eterna!

Gratidão eterna à Larissa Ananda, Paula Padma Prem, Diana Prem Zeenat e Karuna Ananda, sóis da minha existência, eternas irmãs e frutos de amor.

Profunda gratidão aos mestres Osho, Pema Chodroll, Monja Coen, Padma Santen, Djayana, Dalai Lama e Ramana Maharshi. Todos vocês apontaram em direção à única Verdade Suprema.

Gratidão à Diana Prem Zeenat que me fez olhar "Quem Sou", olhando como você vê "Quem É".

Muitos são os gurus que roubam o discípulo de sua riqueza, mas raro é o guru que elimina as aflições do discípulo.[*]

---

[*] *Textos do Kula-Arnava Tantra.*

Agradeço a Armando Austregésilo, Marianita, Cici e Katalina Fernandez Mera, que me colocaram no meu (não) caminho sem aflições.

É um verdadeiro guru aquele que, pelo contato, flui a suprema bem-aventurança (ânanda-felicidade). Só a este, e a nenhum outro, deve o homem de inteligência escolher como seu guru.[*]

A gratidão ao caminho do Tantra me foi transmitida por ti, professor Dattatreya (a 1ª iniciação), Levi Leonel, professor Edmundo Pelizard Filho (iniciação como sacerdote na tradição Nath), Ananda Ram (iniciação no Aghori Tantra), Georg Feuerstein e Harish Johari (conhecimento), Gerson D´Addio, Pedro Kupfer e Juliana (Krishna Priyah) – o Yoga levado a sério.

Aos milhares de alunos da Escola Humaniversidade, um centro de iluminação, liberdade e formação de alguns dos melhores terapeutas, yogues, naturopatas e ativistas quânticos do Planeta Terra, e a todos os mestres da tradição tântrica.

Gratidão de amor gentil.

Amor e Vigor

Otávio Leal (Dhyan Prem)

O coração da Mãe Terra bate em meu peito, ouço sua voz.

A fonte da totalidade da vida me fortalece,
me põe a serviço da consciência e da preservação.

Minha família é toda a humanidade,
e os animais são meus irmãos.

Prefácio

Fui apresentada ao Tantra em 2006, por meio da prática do *Chakra Púja*. Naquele momento eu não podia imaginar o quanto minha vida iria ser preenchida por uma energia que jamais havia conhecido. Fui envolta pelas tramas do Tantra, e foram elas que me levaram para uma existência que se inunda de amor.

Lembro-me da minha primeira experiência, o despertar de novas sensações, o medo do meu corpo, de se entregar para o novo e a magia de perceber que ele era um templo onde infinitas sensações se alojavam e se escondiam. Sentia um tremor de receio, de euforia e de prazer. Ao mesmo tempo que uma parte de mim se entregava, a outra me censurava.

Depois dessa experiência fiquei sem entender muitas coisas, eu tinha um corpo que pulsava de vida e uma mente que me enlouquecia com questionamentos sem respostas.

As próximas experiências com o Tantra foram espetaculares (não consigo achar outra definição), porque todas as sensações se afloravam. Sentia meu corpo tendo contrações involuntárias, a respiração estava sempre presente e cada parte do meu corpo transbordava de vitalidade quando recebia um toque amoroso.

Estava envolvida com um sentimento que hoje chamo de "mais que amor". Após algumas sessões tive a honra de receber o toque do meu Guru (Otávio), e foi neste momento que conheci o estado de êxtase, não em sua definição filosófica ou literária, mas, sim, como um estado de Ser.

Desfrutei de um estado de totalidade, de união, de um completo vazio, mas repleto de vida, de grandeza. A mesma grandeza do todo era minha também. Todo o amor que eu senti que pulsava no Universo pulsava em mim também.

Não existia separação entre eu, o Guru, o ambiente ou Deus. Era tudo uma coisa só, que se alimentava do mesmo silêncio, do mesmo vazio. Um vazio que durou milésimos de segundos, mas que ficou para sempre...

Após meu estado de *Ananda* resolvi que minha vida seria guiada pelo amor, e que somente ele me direcionaria. Devolveria ao Universo durante minha existência tudo o que ele me deu em milésimos de segundos pelas mãos do Tantra.

Espero que as palavras deste livro façam você alcançar esse esplêndido sentido de vida. Que o Tantra lhe de plenitude de uma vida em êxtase.

Sou grata a ti, Otávio Leal, por estar sempre ao meu lado, lembrando-me e relembrando-me com seu amor e suas palavras de conhecimento, o ser amoroso que sempre posso ser.

Amor... eterna gratidão!

Meu companheiro...

Amor e silêncio...

Larissa Ananda
Atriz, terapeuta, yogue e
professora da Humaniversidade.

Capítulo 1

Tantra – Expansão e Libertação

... O homem ocupado o vê como uma perda de tempo,
do tempo que seria melhor empregado em outra atividade;
o homem dotado de saúde pensa que não precisa dele;
o homem não conformista ou não convencional
abomina a própria ideia de seguir algo que exija a sua fidelidade e devoção;
o jovem pensa que o Yoga é para os velhos
e os luxuriosos não concebem a ideia de levar uma vida simples,
ao passo que muitos opinam que o Yoga e a vida moderna
são contraditórios e não podem se combinar.

Shri Yogendra

No Ocidente, o Tantra é procurado principalmente por seus aspectos estéticos, mágicos, sexuais e levianos. São comuns fotos de posições sexuais, massagens superficiais e manuais de sexo tântrico serem confundidos com a totalidade e a riqueza dessa tradição. Na verdade, a sexualidade é somente uma parte dessa filosofia de extrema profundidade, tão mal estudada e pouco praticada.

Tantra, na realidade, é um estilo de vida pleno, são técnicas de saúde, de vitalidade e de flexibilidade. Fazem parte do amálgama tântrico o abençoado yoga, os mantras (sons), yantras (símbolos) e chakras (centros de energia). Muito do que hoje é revelado sobre esse tema é pouco profundo, sendo somente a casca deste *Gupta-vidyá* – ciência secreta tão poderosa em desenvolver o potencial humano e sua plenitude.

No íntimo, é uma escola que facilita a busca pelo autoconhecimento e o amadurecimento saudável, propõe as transformações dos nossos limites, o aquietamento da mente e dos desejos do ego e procura o reconhecimento da nossa iluminação. A aceitação de que nosso *Purusha*, algo semelhante ao conceito do self junguiano, já é iluminado e liberto (o seu ser já é livre e perfeito como É), mas precisa ser reconhecido por detrás da confusão da mente e do ego.

A palavra Tantra tem uma definição profunda, assim como são densas suas práticas e filosofia. *Tan* é interpretado por expansão, crescimento, cordão (tantu) e *Tra* significa alavanca ou ferramenta. Também pode ser descrito como tecer, tecido, urdidura. Tecer a própria vida. Expandir a consciência.

Assim, temos uma metodologia (principalmente prática), que expande a percepção de Si mesmo ou amplia a sabedoria interior e exterior que conduzem à vida plena. Para isso, o Tantra utiliza todos os corpos ou os elementos do ser: corpo, mente, emoções, sexualidade, sombras e consciência.

Ao contrário da maioria das escolas espiritualistas, essa aceita o corpo físico, sua sexualidade e o mundo material e ilusório (samsara), como manifestações da existência que devem ser respeitadas e vividas na sua totalidade.

O corpo é uma miniatura do Universo, um templo divino. No Tantra, o corpo é visto como majestoso e não há, *a priori*, os conceitos de bem ou do mal, o que faz dessa prática uma tradição alógica, irracional e incompreensível aos que têm a visão de Descartes, aos racionalistas, aos que buscam respostas em suas mentes e dogmas aceitos sem investigação.

> O Tantra é, portanto, o ocultismo na sua acepção suprema.
> Suas práticas permitem o relacionamento com o oculto, à possibilidade de atuar, de defender, de curar.
> Tantra não é leite para crianças, pois é uma bebida extraordinariamente forte e exige homens com uma formação, com uma disposição não só física como psíquica, capaz de suportar a dose.
> É por excelência o caminho do poder, da força, da energia. É magia operativa. A transformação do homem profundamente adormecido, mecânico, em verdadeiro homem.
>
> *Mestre de Budismo da Terra Pura, Bispo Murilo Nunes Azevedo*

No Yoga tântrico encontramos técnicas para a boa forma física, flexibilidade e saúde emocional, mental e, é claro, corporal (a maior parte dos estilos de Yoga é de origem tântrica). A paz na meditação (*dhyana*), o aquietamento nos mantras, a magia nos yantras (símbolos de poder), o êxtase no maithuna (ato sexual tântrico) são alguns exemplos de suas práticas.

Mesmo que muitas vezes somente buscado por seus aspectos sexuais e orgásticos, o objetivo maior do caminho tântrico é sem dúvida a Iluminação (*bodhi*) e a libertação (*moksha*) do sofrimento (*duhkha*).

O ápice do Tantra é o reconhecer do Si Mesmo, utilizando o mundo material e o corpo físico para esse reconhecimento. Nada é negado. Tudo é um trampolim para a plenitude. Porém, perceba, de nada adianta ter todo tipo de satisfação externa se não olharmos para quem somos.

Viver somente buscando um trabalho – muitas vezes limitado, antiético e antiecológico –, ganhar dinheiro, ter uniões sem amor ou sem profundidade e "construir" uma família são os objetivos do *Paçu*, o "homem comum", inconsciente, limitado, chamado pelo iluminado Gurdjieff de "sonâmbulo". A pessoa que se satisfaz com uma cerveja – ou outras drogas –, em assistir televisão, ligar-se às redes sociais, ou quando seu time de futebol ganha um campeonato, se apega a valores temporais, transitórios, passageiros, absolutamente efêmeros, e dificilmente encontra algo que a fascine na senda tântrica ou em qualquer caminho espiritual.

> Depois da iluminação, estando a mente livre de todo obscurecimento, nem o prazer nem a dor podem diminuir nossa liberdade interior. Somos a pura Consciência e permanecemos unidos à Origem de todas as coisas. É isso que as tradições do Yoga hindu chamam de "realização de Si Mesmo".
>
> *Georg Feuerstein*

O Si Mesmo, no Tantra, é conhecido por *Purusha* – o imortal. Os Iluminados apontam o reconhecimento do *Purusha* como o objetivo maior da vida. Jung chama esse reconhecimento de plenitude; ser você mesmo. O mestre Ramana Maharshi diz: "todos devem buscar a iluminação, como um homem que está com os cabelos ardendo em chamas busca as águas de um rio para apagar o fogo que o queima, de forma urgente e com todos seus esforços."

Esse é o objetivo que remete ao motivo de se trilhar o caminho tântrico, e isso deve ser sempre lembrado.

Você está disposto a praticar a via tântrica com que dedicação, tempo e disciplina?

O Tantra é uma tradição iniciática, portanto, os livros não devem substituir o mestre, o guru, um guia competente e, principalmente, uma iniciação – *parampara*, que é um ritual que transmite a força e a egrégora[1] tântrica ao discípulo.

Um iniciado ou mestre tântrico é chamado de *siddha*, um praticante homem chama-se *sádhaka* e uma mulher é uma *sádhika*.

Nesta obra limito-me a escrever somente sobre algumas partes técnicas e filosóficas do gigantesco universo do Tantra, que possam lhe apontar caminhos e trazer felicidade (não só prazer).

Aqui você poderá realizar práticas muito poderosas, assim, leia atentamente cada capítulo antes de realizá-las.

Espero de coração que este livro possa ser um caminho, pois dizem os taoistas: "Onde há uma vontade, há um caminho."

Uma filosofia antiga

A origem do Tantra é milenar e se mistura à origem do xamanismo arcaico, dos sistemas tribais, das práticas e da espiritualidade hinduístas, assim como das culturas politeístas (neolíticas 8.000 a.C) – daí o grande número de divindades tântricas, pois esse foi o estilo de vida de vários povos.

A mulher, valorizada e representada pela Deusa, é conhecida principalmente por *Shakti*, energia criadora, a matéria, o feminino sagrado. Seu complemento é *Shiva*, o espírito, masculino, a existência. Shiva e Shakti são o próprio Universo.

A mãe Divina ou a Deusa, no Tantra, manifesta-se como o transcendental, a Energia Universal e Cósmica que está "além" de todos os mundos (*loka*). A mãe universal que está presente em todo o universo gerado ou manifestado. A mãe individual que está em cada ser vivo como energia pura.

Muitos processos e práticas tântricas existem na Índia há milênios, e são difundidos em boa parte do Planeta. Sua técnica é útil a toda humanidade que busca uma espiritualidade lógica, libertária, prazerosa e plena. O exemplo maior disso é o Yoga, de origem tântrica, com suas posturas físicas, respiratórios, meditativas, que hoje é elogiado até pela ciência e pela medicina.

---

1 *Egrégora: palavra latina que significa união, junção, uma corrente gregária e, segundo escolas iniciáticas, uma assembleia de personalidades terrestres e supraterrestres, constituindo uma unidade hierárquica e movida por um ideal. Também é conhecida como uma parte do inconsciente coletivo. Quanto mais antiga uma tradição, maior a egrégora.*

Tantra é sinônimo de liberdade e saúde, é um caminho, um dharma, um modo de vida absolutamente delicioso, energético, dinâmico. A vida em si não tem um sentido, cabe a nós darmos um direcionamento a ela, sendo o Tantra um caminho de profundidade inimaginável e pleno.

A meditação tântrica, que inclusive inspirou as práticas do budismo, principalmente o Zen Budismo é, em minha opinião, o ápice de todas as tradições transpessoais e uma das poucas do Planeta que não tem as mãos sujas de sangue em guerras, terrorismo, inquisições, intolerância ou qualquer outra forma de egoísmo, tampouco tem necessidade de ser exclusiva.

Quanto ao homem tântrico do passado (o homem tribal, anterior à civilização), sem os avanços tecnológicos de hoje, ele se assemelha ao homem moderno, com desejos de segurança, sexo, felicidade, paz, fartura, etc. Seu espírito (*Purusha*), sua mente e psique, pouco ou nada se modificaram nos últimos 100.000 anos (Homo Sapiens). Qualquer membro de uma tribo, por exemplo, dos pataxós ou apaches, tem qualidades morais e de compaixão mais pronunciadas que a maior parte dos políticos e supostos líderes mundiais atuais.

Há progressos científicos, mas isso não trouxe paz, saúde, justiça social e felicidade ou, melhor dizendo, trouxe, sim, mas somente a uma minoria.

O homem moderno, "civilizado" se tornou uma (senão única) criatura feia, falsa e corrupta. É claro que não são todos, quando digo "o homem" me refiro à grata parte do Planeta. Os animais, por exemplo, são o que são: lindos, plenos, totais. E o ser humano?

O Tantra aponta caminhos que conduzem à felicidade (não confunda com prazer), para a saúde mental e física, e nos permite questionamentos transformadores: Quem sou eu? Qual meu caminho (dharma)? De onde vim e para onde vou? Por que eu? Qual é o motivo das dificuldades e dos sofrimentos? Para que o apego? Por que tantas injustiças?

Concluindo, essa filosofia é para todos que querem sair da mesmice, do autoengano, da absoluta falta de percepção de si mesmo e do mundo que o cerca.

Pierre Weil, Jean-Yves Leroup e Roberto Crema falam da doença do homem moderno: a normose, a patologia da normalidade que cobra um preço muito alto de quem se vende a ela: depressão, melancolia, tristeza. A senda tântrica cura a normose.

O texto a seguir, escrito por Pedro Kupfer sobre o Tantra, sua origem e suas distorções, é profundo e esclarecedor. Reflita sobre ele:

Algumas pessoas têm me procurado solicitando informações sobre "aulas de Tantra". Como não sei exatamente o que elas entendem por Tantra, fico me perguntando como poderia ajudá-las a encontrar o que buscam, ou a evitar as armadilhas em que se arriscam a cair.

Para começar, vamos dizer o que o Tantra não é. Tantra não é um *guru* mequetrefe, prometendo orgasmos múltiplos e iluminação, e cobrando mundos e fundos por isso. Tantra não é uma prostituta com nome de deusa oferecendo seus serviços na internet. Não é um grupo de alienados carentes se excitando e se alisando em nome da hiperconsciência. Não é sacanagem, nem infidelidade institucionalizada. Tantra não tem nada a ver com "soltar a franga". Tantra não é tara.

Não creio que essa tenha sido uma distorção temporal, mas cultural, que aconteceu aqui no Ocidente quando esses ensinamentos sagrados mudaram de contexto, embora hoje em dia haja distorções destes ensinamentos também na Índia. Ao tirar esse tipo de prática do seu contexto original para adaptá-la ao gosto ocidental, corre-se o perigo de reduzir a busca da própria essência a um artigo de consumo, um "produto". Surgem assim adaptações, versões diluídas, para tornar o produto mais palatável e, consequentemente, mais vendável.

Aquilo que os clones tupiniquins de Osho chamam de Tantra, não é o Tantra (por favor, veja o esclarecimento no fim deste texto, antes de se ofender e interromper a leitura. Obrigado!). Os cursos de Tantra associados à sensualidade, técnicas sexuais e promessas de iluminação por meio da excitação sexual têm como objetivo sustentar a forma de vida de certos autodenominados "mestres", que buscam satisfazer seus próprios desvios sexuais e desejos de manipular pessoas, ganhando um dinheirinho de quebra.

Então, o que significa essa palavrinha de seis letras?

Tantra é o nome de um vasto leque de ensinamentos práticos que têm como objetivo, dentro da espiritualidade hindu, de expandir a consciência e libertar a energia primal do ser humano, chamada *kundalini*. O princípio comum a todos os caminhos práticos do Tantra é que as experiências do mundo material podem ser usadas como alavanca para conquistar a iluminação, já que é a manifestação de outra realidade, sutil e superior, que está conectada com a nossa própria natureza.

Nesse contexto, a visão do Tantra associada ao êxtase sexual é pateticamente superficial e parcial se comparada com a verdadeira tradição. O Tantra não é hedonista nem orgástico. Seu objetivo é o despertar da força potencial no homem.

Um colega, professor de Yoga, comentou recentemente que apenas 10% dos textos tântricos tratariam sobre sexo. Pessoalmente, acho esse número demasiado elevado. Dos muitos *shastras* que consegui garimpar na Índia, em sânscrito e em inglês, não têm sequer um que trate em detalhe da sexualidade. Algumas técnicas sexuais, como a reabsorção seminal após a ejaculação (*vajroli*), são descritas, por exemplo, no *Hatha Yoga Pradípika*.

A única obra hindu que conheço que trata explicitamente sobre sexualidade e de como aumentar a performance na cama, é o *Kama Sutra*, que não é um *shastra* tântrico e que, por sinal, fala muito mais sobre ética do que você poderia pensar sem ter a obra em mãos.

Embora existam diversas vertentes dessa tradição, todas têm o mesmo objetivo e usam as mesmas ferramentas para atingi-lo: *mantras* (sons de poder), *yantras* e *mandalas* (diagramas sagrados sobre os quais se exerce a concentração), *chakras* (centros da força vital), práticas de iniciação e purificação e um sistema ético que une e protege o grupo de praticantes. Essa lista de práticas é incompleta, pois os métodos dessa tradição incluem um espectro muito amplo de crenças e técnicas.

Tantra significa literalmente *tecido, urdidura*; pode ser traduzido como "espargir o conhecimento" ou "a maneira certa de se fazer qualquer coisa", tratado, autoridade, estender, multiplicar, continuar.

Também designa o encordoamento do *sitar* ou outro instrumento musical. É o nome de um movimento filosófico que compartilha suas principais premissas com a filosofia do Yoga, herança e patrimônio da cultura dos rios Indus e Sarasvati. O culto da Grande Mãe está presente na Índia desde o Neolítico (8.000 a.C.), mas os mesmos símbolos que o tantrismo utiliza hoje remontam ao Paleolítico (20.000 a.C.) e estiveram sempre presentes ao longo do continente eurasiano.

O Tantra assimilou e organizou os rituais da *Magna Mater*, transformando-os num método de emancipação que busca na psique humana a manifestação da própria força da Shakti. Esse movimento teve uma forte influência sobre a religião, a ética, a arte e a literatura indianas, havendo ressurgido com inusitada força entre 400 e 600 d.C., quando chegou a transformar-se numa moda que acabou por influenciar nos modos de pensar e de agir da sociedade indiana medieval. Aqui ela se afirma, populariza e estende ainda mais, dando origem a um grande número de correntes e manifestações filosóficas, religiosas, mágicas e artísticas, algumas antagônicas.

> Não se trata de uma religião nova, senão de uma nova caracterização de fatos que pertencem ao hinduísmo comum, mas que, às vezes, só se apresentam precisamente em suas formas tântricas. Percebe-se o selo do tantrismo na mitologia e na cosmogonia, mas, principalmente, no ritual. O gérmen se remonta com frequência aos Vedas, especialmente ao *Atharva Veda*, que pode considerar-se um hinário pré-tântrico.
>
> Jean Renou, *El Hinduísmo*

O Tantra não pertence à tradição ortodoxa hindu, já que não existe um *darshana* com esse nome. Sua visão do mundo é herança e síntese da Índia aborígene e da Índia védica, muito mais antiga do que imaginaram os estudiosos ocidentais do século 19. É uma forma de ver a vida e cada um de seus aspectos.

Há diferentes linhas do tantrismo: do *Dakshinachara*, linha da "mão direita", ou tantrismo branco, que se justapõe por "rituais de compensação", ao *Vámachara*, corrente da "mão esquerda", ou tantrismo negro, corrente na qual se destaca a escola *Kaula*, fundada por *Matsyedranatha,* por volta de 900 d.C.

O tantrismo negro se caracteriza pelos rituais de transgressão, como *opañchamakara* (os cinco m), no qual o praticante utiliza a ingestão de bebidas embriagantes, carnes e o coito ritual como meios de chegar à sacralidade. Podemos identificar alguns desses rasgos no *Rig Veda*, nas libações cerimoniais do *soma* e nos rituais sexuais. No ritual de compensação do *Dakshinachara*, o vinho é substituído por água, a carne por coco seco, o coito pelo culto a Shakti, etc.

O *Yogini Tantra* diz:

> Madya, o vinho, é o conhecimento intoxicante do *parabrahman* adquirido através do Yoga, que isola o praticante do mundo exterior. *Mamsa* não é a carne, mas o gesto em que o *sádhaka* consagra todos seus atos à Shakti. *Matsya*, o peixe, é o conhecimento *sáttvico* pelo qual o adorador sente compaixão pelo prazer e a dor de todos os seres. *Mudrá*, o cereal tostado, simboliza a renúncia a todas as formas do mal, que conduzem a novos condicionamentos. *Maithuna* é a união da *Kundalini-Shakti* com Shiva no corpo do adorador.

E em *S. B. Lal Mukherjí – ensaio em Shakti y Shakta*, de Sir John Woodroffe:

> Um dos artigos de fé do povo védico era, portanto, que a união sexual conduzia à bem-aventurança do além e devia cumprir-se com verdadeiro espírito religioso para assegurar o bem-estar espiritual, censurando-se severamente a lascívia.

A visão cosmogônica do Tantra, com suas perguntas essenciais, evidencia uma atitude especulativa sobre a antropogênese que a vincula ao *Samkhya*. A cosmogonia se caracteriza pela união dos opostos: isto é, se trata de uma *coincidência oppositorum*, conjunção dos opostos que se complementam. Essa ideia não é original do Tantra: existiu em outras cosmovisões ao longo da história da humanidade; mas o tantrismo recupera para si esse princípio, muito mais antigo que ele próprio.

Esses dois princípios em *coincidência oppositorum* são Shiva e Shakti. Os *rishis*, sábios ascetas do alvorecer do pensamento hindu, chamaram Brahman ou Shiva de "o princípio primordial". Tudo existe em função dele, tudo é reflexo e evidência da sua realidade. Não há noção de criação do mundo nem há Deus: no plano macrocósmico, Shiva é, parafraseando Aristóteles, o "motor imóvel do mundo". É o Princípio Imutável e Eterno, nem ativo nem criador. Ele não faz nada: apenas é. Sua manifestação é Shakti, palavra que significa *energia* e, por extensão, esposa. Shakti é a *Prakriti*, a *Natureza* do *Samkhya*, a energia criadora que provoca a manifestação do Universo.

Shiva é inabalável: a ele pertencem o Ser e a Consciência; à Shakti correspondem o movimento, a mutabilidade e a geração. Esses dois princípios se representam na iconografia do tantrismo unidos no *viparíta maithuna*: Shiva aparece deitado ou sentado, imóvel, enquanto Shakti está sempre sobre ele, ativa no ato da manifestação.

Esse modo de pensamento não é religioso, dogmático ou doutrinário, mas estritamente especulativo. Dessa maneira, o Tantra, assim como o *Samkhya*, se aparta de outras visões que incluem os conceitos de criação, divindade, origem do mundo, etc.

Contudo, o Tantra possui certa semelhança com algumas formas de panteísmo: "O que está aqui, está em toda parte; o que não está aqui, não está em parte alguma". Daí provém o culto à Natureza e à feminilidade. Para o Tantra, o mundo tangível é bem real: ilusório é pensar que o Ser (Shiva) intervenha ativamente no Universo manifestado.

Agora, vamos falar um pouco sobre a parte do Tantra que se ocupa do sexo ritual. A incompreensão do Tantra e o simbolismo que o transmite colaboraram para considerá-lo repulsivo, vergonhoso e digno de escárnio. A preocupação daquele que condena o Tantra é fruto da sua própria obsessão com a questão sexual, que o leva a querer cortar a liberdade dos demais. Nesse sentido, o tantrismo é totalmente natural, e a sua abordagem do sexo não é patológica, mas absolutamente sadia, de uma espontaneidade difícil de aceitar para os padrões da "decência" cristã.

Maithuna, o ritual sexual, não tem nada a ver com pornografia ou licenciosidade, muito pelo contrário, é um instrumento que revela a dimensão divinal da natureza humana. Entretanto, nos últimos tempos, têm surgido mestres inescrupulosos que vendem sexo como se fosse superconsciência, o que acaba por divulgar e tornar conhecidas no Ocidente unicamente as formas mais vulgares e degradadas do Tantra.

> O maithuna é a técnica tântrica que mais fascina os ocidentais que, com demasiada frequência, confundem-na com uma indulgência para com os apetites sexuais, em vez de vê-la como meio para dominá-los.
>
> *Daniel Goleman*

Enquanto alguns buscam a elevação por meio da repressão ou da eliminação do desejo sexual e suas raízes (*samskaras*), para o tantrismo, a sua utilização é condição básica. O homem deve evoluir executando as mesmas ações que causam a sua perdição. Assim, afirma o *Kularnava Tantra*: "Quando caímos no chão, é com o auxílio do chão que nos levantamos".

Pelo próprio fato de não se tratar de um ato profano, mas de um rito, no qual os participantes não são mais seres humanos senão que estão "desprendidos", como deuses, a união sexual não participa mais do nível kármico. Os textos tântricos repetem com frequência o adágio: "pelos mesmos atos que fazem com que muitos homens se queimem no inferno durante milhões de anos, o yogin obtém a salvação eterna". (...) O jogo erótico se realiza num plano transfisiológico, porque nunca tem fim. Durante o maithuna, o yogin e sua *náyiká* incorporam uma "condição divina", no sentido de que não somente experimentam a beatitude, senão que podem contemplar diretamente a realidade última.

Mircea Eliade

Um esclarecimento a eventuais leitores desatentos: quando escrevo "clones tupiniquins de Osho", não estou, de maneira alguma, querendo ofender Osho ou seus discípulos. Um clone é uma cópia. No dicionário encontramos a seguinte definição de clone: "[...] o que aparenta ser a cópia de uma forma original." Tupiniquim, ainda segundo o dicionário, significa: "[...] indígena pertencente ao grupo dos tupiniquins; uso: informal, jocoso ou pejorativo." Um "clone tupiniquim", portanto, é um imitador que não chega aos pés do original; uma cópia malfeita, chinfrin, um imitador barato, um autodidata aspirante a "mestre" de sexo tântrico. Conheço algumas pessoas desse naipe que, por exemplo, promovem cursos de "nudismo consciente" e outras palhaçadas. Minhas desculpas se o tom de algumas seções deste texto ofende pessoas que consideram que o Tantra seja mesmo uma terapia sexual. Na dúvida, perguntem ao Dalai Lama, um tântrico da melhor estirpe. Namastê!

O Tantra, portanto, como podemos observar nas sábias palavras de Pedro Kupfer, não é voltado só ao prazer comum, orgástico, mas, sim, ao encontro do êxtase masculino e feminino, conhecido como *Ananda Mahasukha*. É uma prática que não apresenta nenhuma contraindicação, apesar de alguns livros escritos por leigos afirmarem isso. Pelo contrário, visa muita saúde, bem-estar, alegria, consciência e muito amor-próprio.

Por meio de métodos práticos e técnicos, como posturas físicas (ásanas e yoga), respirações, concentrações, cuidados com a alimentação e um universo de técnicas que se utiliza na vida como um todo de forma plena, verdadeira e libertária, o Tantra busca o reconhecimento do *Purusha* (consciência, essência, espírito). É a união de *Purusha* com *Prakriti* (matéria).

Como modo de vida prático não há energia gasta no "por que", mas, sim, no "como"; em vez de se preocupar com o motivo do sofrimento, busca-se uma maneira de ser feliz, uma filosofia comportamental que o estimula a descobrir quem você é como ser pleno, maduro, liberto (do ego), livre, energético e, dentro do possível, autossuficiente. Encontramos várias linhas de Yoga e escolas filosóficas comportamentais de origem tântrica. O praticante busca um modo de vida que ofereça a transcendência, a realização, a arte-celebração e, principalmente, o desenvolvimento de seus potenciais. Ele sacraliza tudo da existência: homens, animais, natureza, dança, música, alimentos, ciclos naturais, coisas simples do cotidiano e também o sexo, que tem como base o amor, a vitalidade e o compartilhamento.

Filosofia que ensina tudo que é natural no ser humano: o contato com a natureza, a descoberta do seu ser por meio do amor e do respeito ao próximo, a exaltação do companheiro em nível de deus/deusa.

O yogue belga André Van Lysebeth assevera que: "Tantra é um corpo de doutrinas e, principalmente, de práticas milenares ou instrumento de expansão do campo da consciência comum, para alcançar a supraconsciente raiz do ser e receptáculo de poderes desconhecidos que o Tantra quer despertar e utilizar. Pode ainda designar doutrina mística e mágica, ou obra nela inspirada".

Para o místico e yogue Harish Johari, "O Tantra é como um belo rosário com suas inúmeras contas. Um instrumento único, que permite a busca da expansão do físico, do mental e da vida espiritual do homem e da mulher".

O Tantra é autêntico e abrange uma variedade de doutrinas, crenças, condutas e atitudes. Para que se pratique de forma consciente, é necessário observar os tópicos abaixo que caracterizam um iniciado ou praticante, levando em conta que, sem iniciação, mantra e outros itens citados, não se pode dizer que exista a sua prática.

O que se segue é uma descrição simplificada em onze pontos, segundo Georg Feuerstein, que caracterizam a maior parte das escolas do tantrismo.

1. Iniciação e discipulado espiritual com um adepto qualificado (guru).

2. Convicção de que a mente e a matéria são manifestações de uma realidade espiritual mais elevada, que é nossa própria natureza onipresente.

3. Convicção de que a realidade espiritual (*nirvana*) não é diferente da esfera empírica da existência (*samsara*), mas inerente a ela.

4. Convicção de que é possível atingir um estado permanente de iluminação, mantendo-se ainda no estado corporificado.

5. Meta de alcançar a liberação/iluminação por meio do despertar do poder espiritual – Kundalini-Shakti – que permanece latente no corpo e na mente humana.

6. Convicção de que nascemos muitas vezes, e que esse ciclo é interrompido somente no momento da iluminação, e que a sucessão de renascimentos é determinada pela qualidade moral de nossas vidas pela ação do carma.

7. Certeza de que estamos vivendo na Era Negra (*kali yuga*) e que, consequentemente, deveríamos valer-nos de todas as ajudas possíveis no caminho espiritual, incluindo-se práticas consideradas degradadas pela moral convencional.

8. Confiança na eficiência mágica dos rituais, baseados na noção metafísica de que o microcosmo (o corpo humano) é um fiel reflexo do macrocosmo (o Universo).

9. Consciência de que a iluminação espiritual é acompanhada de, ou permite acessar, amplo leque de poderes psíquicos e certo interesse na exploração desses poderes, tanto para propósitos espirituais quanto para materiais.

10. Compreensão de que a energia sexual é um importante reservatório de força que deve ser usada sabiamente para desencadear o processo espiritual, ao invés de bloqueá-lo pela descarga orgástica.

11. A ênfase na experiência de primeira mão e na pura experimentação, em vez da confiança no conhecimento deduzido.

Cito também, a auspiciosa definição que o Iluminado Osho nos dá a respeito do Tantra nos seus textos mais maduros:

O tantrismo é uma busca experimental que visa eliminar o sentido ilusório e conflitual de ser um ego. Separado, a fim de nos conduzir à consciência de nossa verdadeira realidade, que é eterna as nossas energias físicas, sexuais e mentais, ensinando-nos a ver o caráter sagrado de toda a vida.

O Tantra é ciência pura. Você pode transformar a si mesmo, e essa transformação precisa de uma metodologia científica. As centenas de técnicas tântricas constituem a ciência da transformação.

O Tantra diz que não se pode mudar um homem, a menos que se dê a ele técnicas autênticas para mudar. Apenas pela pregação, nada é alterado.

Tantra é o grande ensinamento. Pequenos ensinamentos dizem a você o que fazer e o que não fazer. Eles lhe dão os "10 Mandamentos". Um grande ensinamento não lhe dá mandamento. Ele não cuida do que você faz. Ele cuida do que é, do seu centro, da sua consciência.

O Tantra diz para aceitar o que você é. Você é um grande mistério de energia multidimensional; aceite isso e mova-se com toda a energia, com profunda sensibilidade, atenção, amor e compreensão. Mova-se assim e então cada desejo torna-se uma ajuda para sua iluminação, então este próprio mundo é Nirvana, este próprio corpo é templo – um Templo Sagrado.

Osho

Capítulo 2

Drávidas – Origem Tântrica e Práticas Tribais

As origens do Tantra, segundo ouvi de *sadhus* em viagens à Índia, vêm do período Paleolítico, assim como a evolução do homem tribal, e se afirmam no Neolítico, no culto à Deusa Mãe, entre os drávidas ou dravídicos, em cidades como Harappa e Mohenjo Dharo, conhecidas como grandes centros populacionais das suas épocas.

Essa filosofia se assemelha às culturas primitivas, ligadas à terra, às leis naturais, sazonais, aos rituais de oferendas aos deuses e ao reconhecimento do mundo espiritual. O cotidiano se baseava no momento presente, no silêncio que é facilmente percebido e vivenciado pelo isolamento da época (rarefação demográfica). A religião (que não tinha esse nome e nem a proposta de hoje) era a natureza, e o necessário à vida era fornecido por ela e fundamentado nos mistérios dos elementos Terra, Fogo, Água e Ar.

Os povos tribais viviam cercados de animais e de vegetação abundante, em geral eles preservavam a natureza, porque dela dependiam. Quando iniciaram a transição do sistema tribal para o civilizatório, começaram a produzir e a comercializar, fabricando instrumentos e domesticando animais (ovelhas, cabras) até o aparecimento da agricultura. Surgiram, assim, as primeiras aldeias, que mais tarde se transformaram em cidades. Os drávidas que praticavam o Tantra fabricavam peças de esteatite ou argila, com figuras de animais e divindades, como o selo de *Pashupati* que faz alusão ao deus Shiva e ao significado de senhor dos animais (*pati* = senhor, *pashu* = animais), em que um homem sentado de pernas cruzadas está rodeado por um tigre, um rinoceronte, um elefante e um búfalo.

Drávida é o nome de um povo que floresceu ao longo do Rio Indo e do Rio Sarasvati, numa área hoje desértica, no atual Paquistão, que nos revela a cultura do Vale do Indo, berço do Tantra, sendo uma das mais antigas culturas espiritualistas e transpessoais. Alguns estudiosos dizem que essa filosofia só foi criada no século 6, pois a palavra *Tantra* foi amplamente divulgada nessa época, mas para provar tal erro, lembremo-nos de que a palavra *sexo* (do latim *sexus* = separação, divisão), só surgiu em meados do século 12 e, nem por isso, a partir de então as pessoas começaram a praticá-lo.

Os dravidas eram predominantemente baixos, morenos e de cabelos lisos, tinham uma cultura principalmente matriarcal, centrada na mulher e nas suas potencialidades de reprodução da vida. A cultura do Vale do Indo não deixou textos sagrados ou religiosos. O que se especula é que seu idioma pode ter sido incorporado ao sânscrito, "escrita dos deuses", como é conhecida segundo histórias mitológicas, e que, provavelmente, tenha sido a língua mãe de muitos outros idiomas, além de ser utlizada para práticas de mantra e de todos os nomes de posições físicas e exercícios de respiração encontrados neste livro e nos vários estilos de yoga, hoje famosos em todo o Planeta.

Essa civilização do Vale do Indo foi a maior e mais extensa das civilizações pré-clássicas. A antiga Harappa dominava cerca de 130 mil quilômetros quadrados. Cidade cuidadosamente planejada, bem dividida, com largas ruas orientadas na direção do vento, casas ordenadas, construídas de tijolos cozidos com o mesmo traçado. O arqueólogo inglês Sir Mortimer escreveu a respeito dessa civilização:

> Nada do que foi pesquisado do Egito Antigo ou da Mesopotâmia, ou de qualquer lugar da Ásia, pode ser comparado com os banhos da excelente arquitetura e as casas espaçosas dos cidadãos de Mohenjo-Daro. Enquanto que em outros locais era empregado muito dinheiro para construção de templos magníficos para cultuar deuses e túmulos para reis, o povo tinha de se contentar com casas feitas de terra. No vale do Indo, as mais belas estruturas são as que se erguem para a comodidade do povo.

Todas as casas possuíam banheiros, salas de banhos, de visitas e de meditações. As salas de banhos eram revestidas de tijolos cozidos, impermeabilizados com gipsita. A água escorria por uma calha na base da parede e dali para valas cobertas, construídas nas ruas. Esse sistema inovador de encanamento, que incluía vasos sanitários, era mais do que uma conveniência: ele ajudou a reduzir doenças entre os 400 mil harapenses.

Os historiadores descobriram ainda uma medicina adiantada e naturalista que inspirou o sistema Ayurvédico, com suas visões psicológicas do homem, tais como massagens, fitoterapia, aromaterapia, *tatwas,* etc.

Cada drávida desempenhava seu papel, seu dharma ou missão na vida. Cuidando do corpo e da saúde, expressavam sua forma de vida na arte e cultivavam a energia de Shakti, que representa a grande mãe, designada também como *kundalini*, a energia da vida. Não guerreavam, pois não havia vestígio algum de armamentos. Nos milênios de tirania, de insegurança e de religiões uma conclusão é surpreendente ao constatarmos no Vale do Indo a preocupação pelo destino das pessoas, quando no resto do mundo até hoje se faz tão pouco caso disso.

A mulher era venerada enquanto Deusa, pois a sabedoria da mãe natureza está intimamente ligada à mulher, aos ciclos da Lua e com o ciclo hormonal e gestacional.

O culto à feminilidade pelo poder de produzir e plantar evidenciava o aumento populacional; é a partir daí que a sociedade conhecida por dravídica começou a entrar em declínio.

É árdua a tarefa de identificar todas as causas, origens, datas e até mesmo o que determinou o fim desse sistema social pré-clássico, um gigantesco Império de mais de um milhão de quilômetros quadrados, caracterizado por uma organização de poder central, não tirânico, unificado, no entanto, podemos destacar quatro possíveis causas de seu desaparecimento:

1. Mudanças progressivas do clima que se tornou muito quente e seco.

2. Desgaste do solo, devido a séculos de agricultura, deixando a terra árida e estéril.

3. Desmatamento sistemático das florestas em busca de madeira, principalmente para alimentar os fornos das inúmeras olarias, além de granjear espaço para a própria agricultura, provocando o aparecimento de áreas desertas.

4. Sucessivas inundações catastróficas – possível causa das várias reconstruções de cidades, a exemplo de Mohenjo-Daro, e ainda devido a diversas etnias que habitavam a mesma região que contribuiu para o surgimento de novos ritos, religiões e línguas.

A história do desenvolvimento e a entrada da era moderna também são fortes fatores que podem ter contribuído para o desaparecimento dessa cultura, porém não houve sistematicamente guerras, invasões ou total destruição. Em todo o Planeta, as seculares ou milenares culturas tribais foram, aos poucos, sendo substituídas (à força em sua maioria), pela provável "civilização". No Brasil, até no seu suposto descobrimento (invasão bárbara de portugueses, holandeses e franceses), vigorava os sistemas tribais.

Atualmente, o Tantra está incorporado por muitas correntes iniciáticas e místicas práticas. Ele encerra em si mesmo muitos dos conhecimentos necessários à consciência do ser e, por reunir muitas ciências, extrai a essência de cada uma delas, permitindo que o praticante tenha as mais profundas experiências. Algumas Escolas Gnósticas e Teosóficas apontam os rituais e técnicas tântricas como originários da Lemúria e de Atlântida, aspecto esse rejeitado por mim, por experiência própria, por haver tantas descobertas atuais sobre o povo drávida e por tudo o que me foi transmitido por mestres no Himalaia e na Índia.

Capítulo 3

Shakti – O Poder Feminino

Na tradição tântrica reverencia-se Shakti, princípio universal de energia, que representa o poder e a criação personificados sob a forma feminina. A Shakti é a Mãe Universal e não pode se separar do princípio básico masculino que é *Shaktiman*, ou, de acordo com o Tantrismo, Shiva.

O Tantra estuda várias áreas da vida. É uma maneira integral, holística de viver. Dentro das práticas tântricas temos a alquimia, a psicologia dos Budas, o yoga em suas múltiplas divisões, a astrologia, a matemática, a geometria, as mais diferentes técnicas de meditações, a magia (*yantras*), massagem (*prana pratistha*), a gemoterapia, a medicina sagrada, maithuna (ato sexual sagrado), e muito mais. O Tantra recorre à verdade da experiência, à sensação, à certeza obtida a partir daquilo que é palpável. Suas técnicas funcionam há milhares de anos porque seus praticantes sentem o caminho da plenitude, da ruptura do ciclo de repetições e da reencarnação (*samsara*); seu trabalho é prático, busca o real e percebe que é parte integrante de toda a forma de vida no Universo. Não há separação nem a dualidade de certo/errado, bom/mal, moral/imoral, etc. A prática tântrica traz ao buscador consciência plena do momento presente, ou seja, viver o aqui e agora. No aprendizado da tradição e da atividade tântrica, deve-se buscar o auxílio de um Mestre ou Guru que é um ser realizado que lhe passará instruções de como trabalhar com esses aspectos. Esse mestre deve ter experimentado, na prática, os ensinamentos que irá transmitir (vide capítulo 4 – Iniciação Diksha).

É de suma importância que o praticante caminhe rumo ao reconhecimento do ser, à conduta interior daquele que o pratica. Ela possibilita compreender qual o nosso dharma (caminhos sociais) neste mundo, permite a consciência do corpo e da mente, dos sentidos físicos e, para isso, utiliza seus múltiplos elementos. Ele nos fornece meios de liberar a consciência por meio das mais diferentes técnicas: os conceitos de karma (ação) e de dharma, o yoga, os mantras, o conhecimento sobre os mudrás (gestos simbólicos), chakras (centros energéticos) e a kundalini.

As linhagens tântricas principais estão relacionadas com as divindades, cujos respectivos rituais são:

- *Shaivas* = Adoradores de Shiva.
- *Vaishinavas* = Adoradores de Vishnu.
- *Shaktas* = Adoradores de Shakti ou energia feminina.

Esses grupos dividem-se em várias subseitas.

Nos estudos tântricos há a analogia entre o homem e o todo e, principalmente, entre a união do masculino (*Purusha* ou Shiva, consciência cósmica) e o feminino (*Prakriti* ou Shakti – força da natureza), um não existiria sem o outro. É a união de energia e consciência, Shakti e Shiva, além da elevação sexual, buscando a inseparabilidade dessas duas energias. O desejo do tântrico é atingir a integração das polaridades por meio das práticas ativas, tornar-se Shiva-Shakti unidos em um só. Tantra é uma tradição viva que tem como um dos seus objetivos "a descoberta do mistério da mulher". Nos rituais, cada mulher é tida como uma duplicata do feminino maior e torna-se uma reencarnação da energia cósmica, simbolizando a essência básica da realidade.

Shakti é a senhora de todas as manifestações da vida e seu poder é o do primeiro movimento no ventre materno, dos ciclos repetitivos do Universo manifesto. O poder de Shakti com o Absoluto ou o Todo é identificado nela como a biunidade divina dos princípios feminino e masculino.

Dentro de nosso corpo existe uma enorme reserva de força latente esperando ser despertada, tal reserva chama-se *Kundalini-Shakti* e deve ser ativada para finalmente se unificar a consciência cósmica, que é Shiva. Quando kundalini está adormecida no homem comum, este só está consciente de suas limitações sociais e materiais. Quando desperta, o homem dissolve-se no imensurável, não se limitando somente a suas percepções, mas, sim, à consciência de Shiva e, principalmente, a de Shakti – o poder feminino.

A mulher cria o Universo, é o próprio corpo deste Universo.
A mulher é o suporte dos três mundos, é a essência do nosso corpo.
Não existe outra felicidade senão a que procura a mulher.
Não existe outro caminho senão o que a mulher pode nos mostrar.
Nunca existiu ou existirá hoje, ontem ou amanhã outro destino que não seja a mulher.
Nem outro reino, peregrinação, oração, fórmula mágica ou outra plenitude que aquelas que a mulher proporciona.

(Shaktisangama – Tantra)

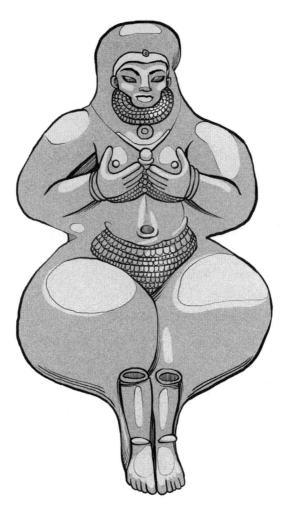

Deusa mãe – Shakti

Outra originalidade do Tantra é que tudo no Universo é inteligente e ordenado, assim, existem diversos métodos para satisfazer às necessidades de cada indivíduo que tem a liberdade (dentro do possível) de seguir a senda tântrica, buscando que o autoconhecimento se torne conhecimento universal. Há milhares de anos que os mestres, filósofos e místicos têm pesquisado e praticado esta técnica, a fim de aperfeiçoá-la, buscando nessa filosofia respostas aos anseios de cada um deles em cada época, sem, é claro, deixar de lado a busca pela iluminação em todas as suas partes, e assim, buscar o prazer maior em tudo o que fazemos no dia a dia.

Há três linhas principais no tantrismo que são: o *Dakshinachara*, da mão direita (escola purista), *Vámachara* da mão esquerda (escola contestadora), e algumas escolas do caminho do meio, que não admitem extremos. Buda, de certa forma, ensinava este caminho: exercitar-se, dormir, trabalhar, etc., nem muito, nem pouco. Ficar no centro. Eu também aponto nessa direção.

Finalizando, o Tantra é o culto à felicidade, à saúde, à plenitude e à mulher, ao contrário de muitos outros caminhos, de cultos ao masculino, cheios de misérias, dores, remorsos e culpas, e a eterna busca de um paraíso no além. É o paraíso no agora, porque não existe absolutamente nada que não seja o agora, o presente. (Se não concorda com isso, eu o desafio a sair do agora, agora. Sair do presente, agora! Agora, agora, agora, agora...).

Quando se iniciam as práticas tântricas, a vida se torna mais meditativa e bela. Essa perspectiva nos leva de onde estamos para onde podemos estar. É o reconhecimento da Alma (*Atma*), é a percepção ampliada e sensibilizada, que se abre para um mundo maior, um mundo de cuidar e amar; características essenciais do feminino.

Mantra Shakti – a ciência do som

Mantra é a vocalização de sons metafísicos e de poder, que no maithuna são utilizados como estimuladores dos chakras e de limpeza das nadis, despertando o poder afetivo, sexual e a força física.

Em meu livro *Mantra, a Metafísica do Som*, Ed. Isis, ensino mais de 500 sons tântricos. Aqui descrevo os principais para auxiliar sua prática, mas você poderá utilizar outros que conhecer, evitando somente misturar sons de outras tradições. Durante o ritual do maithuna é interessante que o casal pratique mantra a maior parte do tempo. Assim, não deixará a mente solta, viajando caoticamente ao passado e ao futuro.

Destaquei aqui alguns mantras que podem ser usados pelo casal.

- *Om Sri Gam* – força, poder; desperta a sexualidade e o desejo.
- *Om Sri Klim* – atua no afetivo; amor e compaixão.
- *Om Klim Krom* – felicidade e consciência.
- *Om Namah Shivaya* – estimula a energia masculina e o poder de Shiva.
- *Om Namah Shaktiaya* – estimula a energia feminina e o poder de Shakti.
- *Om Tat Sat* – reconhecimento de quem eu sou.
- *Om Shanti* – paz, recolhimento e aquietamento.
- *Om Klim Krishnaya Namah* – afetividade e força.

Pratique ainda o *Anáhata-Dhivani* – que é conhecido como som silencioso. Simplesmente observe os pensamentos e a mente. Aquiete-se.

Desejando, estimule os chakras do parceiro durante o ritual. Coloque as mãos em cada chakra de seu parceiro e entoe os *bijam-mantram* na ordem crescente de força (vide capítulo 6 – Chakras, Kundalini e Nadis).

- 1ª semana – *Lam, Vam, Ram, Yam, Ham, Om*, entoando somente uma vez cada som.
- 2ª semana – *Lam, Vam, Ram, Yam, Ham, Om* entoando oito ou cento e oito vezes o som de cada chakra. Exemplo: Toque no *múládhára* e repita *Lam* oito vezes, só passando então para o próximo.
- 3ª semana – *Om Lam, Om Vam, Om Ram, Om Yam, Om Ham, Om* da mesma forma que o anterior (essa é uma prática adiantada).

Outra prática é o *Gayatri Mantra*, que é absolutamente recomendado a quem é iniciado (*Parampara*) no Tantra, pois é considerado um dos mais completos e poderosos Sons de Poder.

Om bhur bhuvaha svaha
Tat savitur varenyam
Bhargo devasya dhimahi
Dhiyo yonah prachodayat [2]

---

2 *Sendo esse um mantra longo, consulte um praticante mântrico para aprender a pronúncia correta.*

Gayatri Mantra

Caso se perguntasse a um hindu praticante qual o mais sagrado de todos os mantras monossilábicos, ele indubitavelmente responderia: *Om*. Caso se perguntasse qual dos mantras compostos é o mais precioso, ele indicaria o *gayatri-mantra*. Todo dia, antes do nascer do Sol, milhões de hindus recitam esse mantra durante as abluções matinais. Especificamente, deve-se observar o *samdhyâ* (conjunção) desde um pouco antes do nascer do sol até o momento em que o disco solar se torna totalmente visível acima do horizonte. Os textos sagrados recomendam que o *gayatri* seja recitado o maior número de vezes possível durante esse curto período, a fim de que o adorador tenha uma vida longa e auspiciosa e, além disso, adquira conhecimento espiritual. Tipicamente, o brâmane segura uma vasilha d'água em sua mão direita e, aproximando-a do nariz, sopra sobre a água, primeiro com a narina direita e depois com a esquerda, repetindo o *gayatri* três vezes antes de derramar a água.

George Feuerstein

Um dos mais poderosos mantra, detentor de grande respeito e considerado o mantra da Iluminação, é o *Gayatri*, que pratico regularmente no Yoga e no Tantra. Conta-se que, na Índia, um jovem meditador chamado Manu buscava a Iluminação. Ele fazia todas as práticas de Yoga, mas não tinha o menor interesse em ler ou estudar os livros sagrados. Era perito em exercícios respiratórios, posições físicas, meditação e concentração, mas não desejava ler, e isso incomodava seus gurus.

Um dia, numa prática meditativa, Manu foi visitado pela deusa Indra, que já há muito tempo observava as práticas do jovem. Indra disse a Manu:

– Suas práticas de Yoga e sua busca pela Iluminação me despertam a compaixão por ti e te ajudarei em tua busca. Pede-me o que desejares.

Manu, assombrado pela presença de Indra, fez-lhe uma reverência, inclinando-se, e disse:

– Permite-me conhecer todos os mistérios dos textos sagrados sem que eu os leia ou estude, pois minha natureza é a de praticante, e não a das teorias especulativas contidas em livros.

Indra, perplexa, riu diante do pedido, e disse a Manu que seria impossível:

Manu, faça-me outro pedido, pois até hoje nenhum ser atingiu a Iluminação sem antes estudar os textos sagrados. É como um homem que queira, jogando pedras sobre o mar, aterrá-lo. Isso é impossível, como também é impossível conhecer os textos sem lê-los. Peça-me outra coisa, Manu.

Manu respondeu:

– Se é assim, nada desejo, pois somente a Iluminação é a minha meta. Não me interesso por nenhuma riqueza ou honra deste mundo.

Indra, feliz por reconhecer a humildade, seriedade e disciplina do jovem Manu, recuou em suas convicções e disse-lhe:

– Manu, por tua pureza e busca sincera, dou-te um mantra que, praticado, permitirá que alcances a Iluminação sem necessitar dominar texto algum.

E Indra ensinou o *Gayatri Mantra*:

Om Bhúr Bhuva Swáhá		*Om bhúr bhuvah svah (ou Suvah)*
Tat Savitur Varenyam	Ou	*Tat savithur varenyam*
Bhargo Devasya Dhimahi		*Bhargo devasya dhimahi*
Dhyo Yo Nah Prachodayat.		*Dhyo yo nah pracodayât*

O *Gayatri* é, portanto, o Mantra da Iluminação, considerado por vários sábios o mais completo e poderoso que podemos praticar. Ele é total – atua desde os aspectos mais sutis do ser até a matéria.

> Finalmente, cada um de nós alcança níveis elevados de desenvolvimento espiritual, enquanto, na Terra, realiza um serviço para o Planeta e seus habitantes. A humanidade tem um destino guiado pelos Grandes Seres. E, individualmente, nós podemos escolher compartilhar da Obra voltada para esse destino. Quando tais escolhas são feitas, torna-se mais fácil para a humanidade como um todo progredir. Como essas escolhas são feitas ao longo dos séculos, algum dia toda a humanidade alcançará uma "massa crítica" espiritual e será transformada para sempre. O mantra de *Gayatri* desempenha um importante papel oferecido pela deusa para a elevação espiritual de toda a espécie. Quer os seus objetivos sejam pessoais, quer sejam altruístas, esse mantra pode ser de grande benefício.
>
> *David Frawley*

Uma prática adiantada de meditação é a união do mantra com o yantra do *Gayatri*, formando o *Gayatri yantra* que se refere à Iluminação.

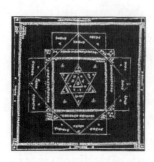 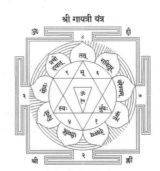

Para praticar o *Gayatri*, sente-se com a coluna ereta e com o yantra colocado à altura de seu rosto, iluminado pela chama de uma vela. Visualize o centro do símbolo, evitando piscar enquanto mentaliza ou vocaliza esse mantra.

Mantra Om – mãe de todos os sons

Om: meditando só sobre esse som, a mente funde-se nele para passar por dentro do *éter* da pura consciência.

Nada Bindu Upanishad.

A sílaba *Om* é o som primordial do Universo, o princípio, meio e fim. Segundo o *Mandukya Upanishad*, "*Om* é aquele que existe, que existiu e existirá sempre". O *Om* é tudo: está, ao mesmo tempo, dentro e fora de tudo. É chamado na Índia por *mátriká mantra*, o som original, mãe de todos os sons. É o mais conhecido de todos os *bija mantra*, capaz de tocar a essência de *Ishwara*, o Supremo e infinito. Entoado corretamente, tem o poder de estimular os vários corpos de Shiva. Poucos, ao pronunciar ou escutar o mantra *Om*, conseguem ficar indiferentes.

Om é o símbolo de vários ramos de Yoga e do Tantra. No Ocidente é moda entre buscadores o uso de adesivos, camisetas e fotos do *Om*, no desenho que parece o número 30 (ॐ). *Om* é uma sílaba constituída por três letras: A, U e M. Essas três letras representam os três estados de consciência humana: sono, sonho e vigília. A letra *A* se relaciona com o estado desperto, quando se começa o som. *U* representa todo estado sutil, o sonho; e *M* todo o mundo causal, já que tudo se dissolve no *M*, no sono profundo. O *Om* grafado (ॐ) é um yantra (símbolo). Somente ao ser vocalizado torna-se um mantra.

Dentro do símbolo há ainda os cinco elementos do Universo – Terra, Fogo, Ar, Água e Éter.

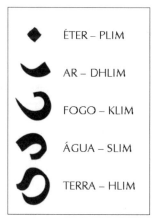
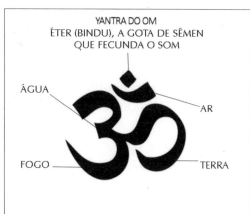

Conforme o erudito hindu Pranavopanishad, o *A* é *nirman* (criação de tudo), é Brahma, o criador e a Terra. *U* é *shiti* (conservação do Universo), é Vishnu, o preservador. O espaço *M* é *pralaya* (transformação do Universo), é Shiva, o destruidor e a iluminação. Sendo o som mais completo, sua prática é absolutamente adequada ao maithuna.

O significado do símbolo *Om* segundo mestre Dayananda

Om é uma palavra muito bonita de uma sílaba. Na Kathopanishad é dito: *Sarve veda yatpadamamananti tapamsi sarvani ca yadvadanti yadicchanto brahmacarya caranti tatte padam sagrahena bravimyomityetat.*

Os Vedas falam sobre aquele objetivo: para conhecê-lo as pessoas entregam-se a uma vida de estudo e disciplina. Aquele, eu lhes direi resumidamente. Aquele é *Om*. Então, desejando isso, as pessoas entregam-se a uma vida estudiosa, contemplativa e disciplinada, sacrificando muito. E o que é isso? *Om*. Você não pode ser mais sucinto.

Seu significado linguístico em sânscrito, é *avati* ou *rakshati*. Rakshati significa aquilo que protege, sustenta. Portanto, aquilo que sustenta tudo é *Om* e o que sustenta tudo é o que nós podemos ver como a ordem. Podemos ir mais adiante; esta ordem é a realidade de tudo. A própria ordem é uma realidade. E então, a essência da própria ordem é *Om*. Isso significa que *Om* é o nome do Senhor que permeia o seu ser, que preserva tudo no mundo, na forma de *niyati*, a forma da ordem que sustenta. Vamos ver como:

Quando dizemos que a ordem está por trás de tudo, isso não quer dizer "atrás" de alguma coisa que está aqui. É a própria coisa. Isso é um copo. O que o faz ser um copo? Qual é o material do copo? Por que ele aparece nessa forma particular? Por que ele não tem outra forma? Por que esse material, aço inoxidável, não enferruja? Por que outro aço enferruja – aquele que é ferro-gusa? Isso tudo é ordem e essa forma é conservada pela ordem. É a ordem que faz uma coisa como ela é. O fato de cadeira ser cadeira é por causa da ordem. Tudo que está aqui é permeado por essa ordem. E essa ordem é Íshvara.

O que você vê é o objeto, e o fato de você poder ver é a ordem. No próprio objeto há ordem, por isso, você não está buscando "atrás" do objeto para encontrar a ordem. Hoje isso é um copo de aço, amanhã você poderá chamá-lo de um copo de aço, portanto, isso está em ordem. Se amanhã não for copo de aço, ainda assim estará em ordem. Isto também é visto. Hoje vemos a forma de uma flor, amanhã descobriremos que a flor se foi e há um fruto, isso também é ordem. Ordem significa a maneira como as coisas são como são. Tudo o que existe é mantido pela ordem chamada *niyati*. Esse *niyati* é Ishvara, o Senhor.

Práticas do mantra *Om* – As sete formas tântricas

Vocalizações

A respiração deve ser profunda e sempre regular. O mantra se faz na expiração, sem tremor de voz. A nota musical deve ser a mais natural possível, mas, para isso, é preciso relaxar o corpo ao máximo. O som começa com a boca aberta, mantendo a língua próxima do palato mole (fundo do céu da boca) e a garganta relaxada. O som vem do centro do crânio, fazendo vibrar a garganta e o peito. Tente levar a língua mais para trás, mantendo a boca aberta e o som se transformará num "O". Ainda sem fechar a boca, a língua prende a passagem de ar que, ao sair pelas narinas, faz o som tornar-se um "M", vibrando intensamente no crânio. Utilize as mãos para sentir a vibração passando do peito para a testa.

Outra maneira de entoar o mantra é começar pela letra "O", emitindo seu som com a boca bem aberta e a musculatura do rosto completamente relaxada. Depois, deve-se emitir um "M" prolongado e ir baixando o tom de voz até sumir por completo.

O aperfeiçoamento das vocalizações depende da persistência. Dessa maneira se desenvolvem também muitos poderes psíquicos.

Há ainda sete formas de pronunciar o mantra *Om*, que poderão ser aprendidas com yogues e praticantes tântricos. A seguir estão algumas dicas que podem facilitar as pesquisas e a consulta de praticantes.

- 1ª prática: repetição do som *Om – Om – Om – Om – Om...* por muito tempo. Estimula a concentração e a meditação.

- 2ª prática: *Ooommm* (contínuo). Estimula os poderes psíquicos dos tântricos (*sidhis*).

- 3ª prática: *Óm*. Dar ênfase à letra "Ó". Fornece grande vibração na caixa craniana para o estímulo do *ajña chakra*.

- 4ª prática: *Om*. É um sopro com o *Om* (soltando-se o ar). Pode-se enviar mentalmente esse som para qualquer pessoa, animal ou objeto com a intenção de harmonia.

- 5ª prática: *Ohmmmmmm*. Inicia-se com a boca fechada, concentra-se no "M" contínuo. Recarrega as energias.

- 6ª prática: *Àaâòoôùuûmmm* (com todos os fonemas). Efeito global atua desenvolvendo e energizando todos os corpos, nadis e chakras.

- 7ª prática: *Õõõõmmmm...* Esse *Om* contínuo é o mais poderoso, o único que não se pode fazer estando sozinho, mas, sim, em grupo, pois quando uma pessoa termina a outra começa.

Durante suas práticas de maithuna, escolha um ou dois mantras, no máximo, e uma prática do som *Om*.

Capítulo 4

Diksha – Iniciação ao Tantra

O Tantra é estritamente uma tradição iniciatória, o que significa que seus ensinamentos secretos e sagrados são passados de mestre para discípulo, na antiga forma de transmissão oral. Nesse aspecto, o Tantra é bastante diferente do neotantrismo, que é também, com muita frequência, praticado e promulgado por entusiastas que não foram iniciados adequadamente, mas que adquiriram nos livros boa parte de seu conhecimento. Mas como o Mahabharata afirmou muito tempo atrás, os livros são um fardo enquanto não conhecemos a realidade por trás de suas palavras. Nenhuma quantidade de aprendizado intelectual é libertadora. O Yoga-Shikha-Upanishad até mesmo fala do "embuste dos livros didáticos" (*shastra-jala*). O Vina-Shikha-Tantra assinala que os livros são fáceis de comprar, mas as regras para a prática real são difíceis de obter. Sem conhecimento de execução correta das práticas tântricas, porém, especialmente a recitação mantra, pode haver pouca esperança de sucesso. É também verdade, todavia, que a tradição tântrica produziu um vasto número de textos. Obviamente, os *sádhakas* e *siddhas* que os compuseram devem ter sentido que a palavra escrita poderia ser útil a outros praticantes.

Em qualquer caso, as autoridades tântricas insistem que só aquela instrução recebida direto da boca do mestre é potencializada e pode trazer um genuíno crescimento interior. "Iniciação" declara o próprio Shiva no Mantra-Yoga--Samhita, "é a raiz de toda vitória". Ele continua: "Ó Deusa! Aquele que é destituído de iniciação pode não ter nenhum sucesso e nenhum destino afortunado. Portanto, deveria se empenhar em buscar a iniciação de um mestre (qualificado)".

Georg Feuerstein

A maior parte do amálgama tântrico de práticas de yoga e de rituais são *Gupta Vidyá* – linguagem e transmissão secretas, passadas em iniciação por mestres que são experientes em suas práticas, e não por teóricos ou curiosos. Tantra sem iniciação não é Tantra.

Iniciação é um ritual metafísico no qual é "colocado", insuflado no discípulo, alguma tradição mística ou transpessoal. É a transmissão espiritual outorgada pelo Guru Shiva-Samhita.

Apenas o conhecimento comunicado pela boca do guru é produto da libertação; do contrário ele é infrutífero, fraco, e a causa de muita aflição.

Aquele que faz um esforço para agradar o guru (por meio de sua dedicação à autodisciplina e ao serviço) recebe o conhecimento (secreto). No devido curso, ele obterá também o fruto desse conhecimento.

O guru, sem dúvida, é pai, mãe, divindade (deva). Portanto, todo mundo deveria segui-lo em ações, pensamentos e discurso.

Pela graça do guru é possível se obter tudo de auspicioso. Deve-se então sempre seguir um guru, ou então não haverá nenhum benefício.

No cristianismo, o batismo é considerado como uma iniciação de origem essênia que é chamada de *kabôl* – transmissão. Jesus foi iniciado por João Batista, um iniciador de buscadores essênios. Em todas as culturas místicas há rituais iniciáticos. Normalmente só se é permitido uma iniciação religiosa. Eu, por exemplo, como sacerdote tântrico (*Budismo Madhyamika Tantrayama*), faço retiro com padres, mas não posso comungar (segundo eles), pois não se tem mais essa iniciação ao fazer uma conversão (*parâvritti*) do cristianismo ao budismo e ao Tantra.

Minha primeira iniciação no Tantra

O primeiro livro de Yoga que tive em mãos foi dado a mim por minha *Maha-Shakti*, minha mãe, e se chamava *Yoga e Saúde*. Eu tinha não mais que quinze anos, e não só me interessei de coração pelo assunto como comecei a praticá-lo. Mas eu queria conhecer mais, queria saber tudo sobre a Índia e, é claro, realizar práticas tântricas. Percorri várias escolas secretas (não tão secretas assim) como a Eubiose, Teosofia, Gnose e Rosa-Cruz, – algumas, aliás, não recomendavam o Tantra –, em busca das iniciações e dos mestres.

No início da década de 1980, estudei massoterapia com o pioneiro e mestre nessa arte, Armando Austregésilo, na A.M.O.R. – Associação de Massagem Oriental. Armando, além de massoterapeuta é professor de Yoga e conduzia práticas maravilhosas e, a seu conselho, fui procurar o Yoga tântrico do Professor DeRose, *Swasthya Yoga*. Fiquei fascinado pelos belos movimentos, a filosofia libertária, prazerosa e todo o Tantra.

Aprendi em escolas ocultistas um Yoga fragmentado com práticas de simples *pranayamas* e meia dúzia de mantras.

Simultaneamente às práticas do *Swasthya*, iniciei minha peregrinação por livros de várias espécies, desde grandes textos até bobagens especulativas sobre o Tantra. Queria algo mais que a técnica. Queria a iniciação. Já havia esgotado a necessidade de compreensão intelectual. Precisava sentir o toque do mestre (ou por que não da mestra?).

Partindo desse princípio fui, ansiosamente, atrás de um mestre e até encontrei vários deles, que conheciam partes, fragmentos de práticas tântricas, misturadas com Taoísmo, Rosa-Cruz, Gnose, Magia, etc. Mas todas elas eram realizadas a sós, sem a presença da mulher, sem o sexo tântrico e, quando esse era mencionado, era para a retenção, ou a sublimação total da sexualidade, tornando o discípulo um celibatário. Não era o que eu desejava – não era mesmo. Já havia lido a respeito, em livros sérios, e uma das máximas do Tantra é Shiva sem Shakti é *Shava* – o homem sem a mulher é um cadáver.

Depois de muito procurar e treinar as artes marciais (kung-fu, karatê-do e Kenjutsu), para ser o discípulo que todo mestre procura – sério, saudável, de bem com a vida e sabendo a difícil arte da abordagem ao guru –, fui devidamente iniciado no Tantra. O que passei tentarei descrever com palavras, mas o que senti é impossível de se transmitir!

O nome do mestre era Dattatreya, eu o conheci num local afastado, envolvido pela natureza, e lindos discípulos (em todos os sentidos) estavam junto dele. O local era inspirador: boa música, perfumes, incensos, tapetes hindus, flores, obras de arte, etc.

Dattatreya, com aproximadamente sessenta anos, vestia-se de maneira alegre e elegante. Falava de maneira objetiva, forte, mas por trás daquelas palavras sentia amor e carinho. Entramos em um quarto decorado com incenso, velas, esculturas de Shiva e uma cama baixa. Depois de me explicar teoricamente o que faria, apresentou-me sua Shakti (parceira) que se sentou à minha frente e, passo a passo, durante horas, foi me apresentando o Giro Tântrico – *Chakra Púja*. Nós íamos girando no sentido horário e Dattatreya ia me sugerindo movimentos, pensamentos de amor a serem transmitidos com as mãos por mim para minha parceira, mantras, sequências de toques, beijos, abraços, mordidas, etc. E ela, delicadamente, ia me dizendo se os movimentos estavam prazerosos ou não. Ela era uma iniciadora na arte do amor. Uma *Devadasi*, "serva dos Deuses", como é conhecida na Índia. A cortesã do sagrado que domina a dança, yoga e rituais, e que me ensinou muito da arte do Maithuna, principalmente como fazer amor de forma absolutamente prazerosa ao casal, mas especialmente à mulher.

Ao final da prática, tinha alcançado aquilo que vários místicos, santos e monges atingiram: a iluminação. Passageira, sim, um *bija samadhi*, mas um estado de felicidade que até hoje me alegra quando me lembro desse casal mestre/mestra e de suas bênçãos e iniciações, estado que antes nunca havia atingido em várias outras práticas meditativas que, inclusive, se tornaram "sem graça". É como dançar sozinho e, como amantes abraçados, os dois se tornarem um. A união mística que a Devadasi me proporcionou foi um dos momentos mais celebrativos da minha vida.

Não só no Tantra a mulher é a grande iniciadora, mas também em tradições místicas fortíssimas na China, na Arábia, na Índia, nas culturas tribais, etc.

Todos os seres humanos vêm de uma *yoni* (vagina). O Hevajra Tantra ensina: "Aquele que é conhecedor dos Tantras deve honrar todas as mulheres a fim de alcançar a libertação", e o Kaularahasya afirma: "A mulher faz a iniciação através da mesma yoni da qual, numa vida anterior, o homem nasceu. A mulher inicia com os mesmos seios que, em uma vida anterior, o homem sugou. A mulher inicia com aquela mesma boca que no passado acalmou gentilmente o homem. A mulher é a iniciadora suprema".

Depois de receber de maneira prática os ensinamentos e as técnicas tântricas, e alguns dos seus segredos, fui iniciado no maithuna, passo a passo, da maneira que transmito nos capítulos seguintes.

Após minha iniciação, durante anos iniciei algumas poucas Shaktis nessa técnica, várias delas reconheceram a iluminação do momento e entraram em profundo êxtase. Estes depoimentos ilustram um pouco desses sentimentos:

As oportunidades são únicas e não podemos desperdiçá-las por medo do desconhecido ou por insegurança. O Tantra aconteceu na minha vida e eu poderia ter mil motivos para não me aprofundar, poderia dizer que era loucura sentir prazer com alguém a quem não estava ligado sentimentalmente comigo. Posso até dizer que fui uma privilegiada! Mudou muito minha vida, era como se eu tivesse me libertado e ao mesmo tempo nascido novamente.

O Tantra me deixou mais mulher e mais segura, e com mais tesão, com certeza sim. Todo aquele ritual, luz de velas, incenso, música, deixava-me muito relaxada, quando eu girava o meu útero dançava, o meu corpo todo sentia, era um tesão apenas com um toque suave.

Não tem carícia melhor quando você se entrega, relaxa.

É muito difícil fazer um relato sobre o Tantra, é muito sensual, não dá para colocar em palavras, só relembrar.

Bom, o que eu posso dizer é que foi muito bom sentir prazer, sem me culpar, um prazer mais energético do que físico, é ter sensações carnais de forma imaginária, e sensações reais, é como se conhecer com a alma em um mundo particular, privado e único.

(Alessandra – Chandra Neelama)

Sentei-me... e girei.

Girei enquanto o toque, o cheiro e o som inundavam meus sentidos, fazendo com que eu me entregasse para simplesmente... sentir.

O toque irradiava amor e ultrapassava cada camada de pele... ultrapassava cada parte do meu corpo, tocava minha alma.

A cada giro, um momento, uma plena descoberta de sentir-me única, amada, e reconhecer-me completa... esbanjando luz e brincando com essa doçura.

(Samadhi Devi)

Fascinante a experiência que tive através do giro.

Logo nos primeiros instantes percebi que algo estava acontecendo, meu corpo inteiro vibrava intensamente, podia sentir ondulações em minha barriga, aos poucos os pensamentos desapareciam e davam lugar a uma Paz indescritível, ou parecia estar flutuando, mas alguma coisa em mim podia observar tudo isso. De repente senti uma pressão muito forte na cabeça e certa tontura. Ao abrir os olhos o tudo e o nada estavam presentes. Era como se eu tivesse sonhando e o sonho era real. Podia ver tudo ao meu redor e mesmo assim a Sensação prevalecia, eu estava em pleno êxtase, não havia limitações, o Amor e Eu éramos uma coisa só.

(Andrea Prem)

No passado, eu convidava pessoas para a realização da técnica sentindo quando as mesmas estavam preparadas: "Quando o discípulo está pronto o mestre aparece". Por representar Shiva, eu só iniciava Shaktis, inclusive, de uma prática do Giro Tântrico e posterior relacionamento pessoal com Raquel, nasceu minha filha, Amanda.

Atualmente inicio milhares de pessoas em Reiki, Chi-Kung, Sannyas (budista ou tântrico), que passam a ser chamadas por seus nomes religiosos, e raramente as introduzo no Tantra, mas quando o faço, é motivo sempre de alegria atingir o êxtase a dois. Ministro também regularmente, com Diana Prem Zeenat e Larissa Ananda, cursos teóricos de Maithuna e Giro Tântrico.

Após minha iniciação com Dattatreya e sua Shakti, como não poderia deixar de ser, segui com uma parceira, Gisele, rumo à Mãe-Índia, a fim de buscar outras iniciações com mestres sérios e não aqueles Gurus-estrelas que vivem na Índia para serem adorados por discípulos que só querem saber de teorias e não da prática.

O Tantra é secreto na própria Índia, e quando algum ocidental desinformado pergunta pelo mesmo, normalmente é visto como alguém que só quer sexo, um curioso, um achador e não um buscador sério.

Procurei o mais secreto de todos os Tantras: o *aghori*, que trabalha com o desapego e com práticas realmente fortes.

Aghori, o não terrível, é um dos muitos nomes de Shiva aqui representado por sua face destruidora.

Essa escola renuncia a todas as convenções e valores sociais criados pela "sociedade humana". É uma renúncia para valer. Olha-se a liberdade como caminho maior na vida (adoro isso). Olha-se para a própria sombra e para a sombra social. Não votam, pagam os impostos, se casam, não consideram ninguém como estando no comando, as "autoridades" sociais são consideradas ilegítimas e seus membros impotentes, e não líderes. As leis são vistas como injustas e absolutamente idiotas.

Aghori não é permissividade, é a transformação, a força da escuridão em luz, da opaca personalidade individual ao ápice do absoluto. Quando se chega ao absoluto, a renúncia deixa de existir, pois não há mais o que renunciar. O aghori penetra tão fundo na escuridão, em todas as coisas com que o comum dos mortais não ousaria sequer sonhar que, ao sair, sai na luz.

(Texto da tradição aghori)

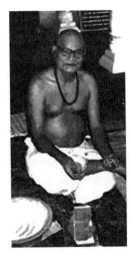
Ananda Ram

Fui iniciado em *Varanasi* à beira do Rio Ganges pelo mestre Ananda Ram Baba. Após recitarmos alguns mantras e posturas tântricas e sermos sondados sobre nossa linhagem e mestres anteriores, ficamos horas com o guru que ativou todos os nossos chakras, despertando um calor interno nunca antes sentido (kundalini) com o *Kripá-guru*, o toque do mestre que transmite toda a tradição desde Shiva-Shankara, que hoje eu retransmito a discípulos.

> Os gurus são tão numerosos quanto lamparinas em cada casa. Mas, ó, Deusa, difícil é encontrar um guru que ilumine tudo como o sol.
> Gurus versados nos Vedas, livros didáticos e assim por diante são numerosos. Difícil é encontrar um guru que seja proficiente na Verdade Suprema.
> Gurus que conhecem mantras triviais e infusões de ervas são numerosos. Mas difícil é encontrar aqui na terra um que conheça os mantras descritos nos Nigamas, Ágamas e livros didáticos.
> São numerosos os gurus que furtam as riquezas dos seus discípulos. Mas, ó Deusa, difícil é achar um guru que elimine o sofrimento dos discípulos.
> Numerosos aqui na terra são aqueles que almejam classe social, padrão de vida e família. Mas aquele que é desprovido de todas as preocupações é um guru difícil de achar.
> Um homem inteligente deveria escolher um guru por cujo contato a bem-aventurança suprema é atingida, e somente um guru assim e nenhum outro.
> Ó, Amado, aquele cuja visão é estável sem objetivo, cuja mente é (igualmente firme) sem apoio, e cuja respiração é estável sem esforço é um guru.

> Aquele que realmente conhece a classificação dos princípios da existência (*tatwa*), desde Shiva até o elemento Terra, é considerado um guru supremo. Ó, Amado, aquele que realmente conhece a identidade do corpo (*pinda*) e do macrocosmo (*Brahma-anda*), (o segredo sobre) a cabeça, e o número de ossos e pelos é um guru, e nenhum outro.
>
> Aquele que é versado nas 84 posturas diferentes, tais como na postura de lótus, e que conhece o yoga oito vezes é considerado um guru supremo.

Também fui iniciado no Tantra *Kaula* (kaulismo) que é uma escola com milhares de iniciados e centenas de escrituras que tem sua transmissão (*santati*) baseada no despertar de Kundalini-Shakti.

A iniciação que recebi na Índia foi de uma iniciadora feminina (*yogini-kaula*) dentro de um templo esculpido na caverna.

A escola kaula, segundo George Feuerstein, "é a síntese das escolas da mão esquerda (*vama-marga*) e da mão direita (*dakshina-marga*)". Concordo plenamente com ele.

> Ó, Deusa! O *kaula* é o mais secreto dos segredos, a essência da essência, o mais elevado do elevado, dado diretamente por Shiva e transmitido de um ouvido a outro.
>
> *(Kula-ArnavaTantra)*

Quando você viajar à Índia ou encontrar um guru sério, procure receber a mágica iniciação *Nyâsa* – rito de apalpação que é realizado nas florestas e consiste em ter todo o corpo tocado ou apalpado como um "templo do Divino" (*dehanyâsa*). É uma técnica absolutamente deliciosa. O giro tântrico, conhecido na Índia por *Chakra Púja Nyâsa Devanyâsa*, tem origem nessa iniciação.

Dattatreya me dizia que: "A iniciação nos dá o tão sonhado livre-arbítrio da *Bradigênese* (frear o ritmo de um acontecimento), *Taquigênese* (acelerar o ritmo de um acontecimento) e *Gestaltgênese* (aproveitar, por meio da plena consciência, todos os momentos da vida)".

Não necessariamente concordo com isso, mais coloco essa questão ao leitor. Quanto você tem de controle sobre sua vida? O que é destino, o que é livre-arbítrio na sua existência? O que posso dizer aqui é, relaxe no que você não pode mudar e seja dedicado e um guerreiro no que pode e sabe modificar.

As iniciações tântricas se dividem em vários itens:

Guru sevá [3]

Quando há interesse pelo Tantra, é o discípulo (*chêla*) que se mostra receptivo. O candidato ingressa nessa fase e recebe uma iniciação tântrica que busca dilacerar o Ego Social e dar um pequeno *samadhi* de kundalini. Sabendo aproveitá-la, terá contato na iniciação com alguma técnica profunda de *Samyama* (meditação e equilíbrio corporal; pois se toca muito o corpo). A técnica do giro tântrico (*chakra púja*) se encaixa nessa iniciação que, como todas, muda sensivelmente a vida do discípulo e mostra uma liberdade de valores sociais e "pseudo" morais inimagináveis.

Se o aspirante pratica com regularidade as técnicas, passa a ser aceito como discípulo e o mestre começa a lhe passar ensinamentos da próxima etapa que se chama *Santati*.

Santati – A transmissão

É a comunicação oral. Uma iniciação usada principalmente no Tantra, no xamanismo, no yoga iniciático e na kabbalah.

Nesta fase há técnicas mais avançadas que na anterior; trabalha-se intensamente a kundalini e os chakras, ativando-os e despertando os seus poderes (*sidhis*) e ainda buscando a iluminação temporal ou não (*samadhi*).

Atharva-veda kripá guru

Quem gosta de práticas que nada fazem sentir, estarão fora dessa iniciação, pois aqui há o objetivo de atingir um alto grau de hiperconsciência. Esta iniciação pode ser realizada em três níveis:

- KRIYÁ-DÎKSHÂ: é um toque simples, uma bênção recebida por ritual que qualquer pessoa pode receber de seu mestre. Essa iniciação pode ser solicitada a mim pessoalmente em encontros com a verdade (*sat-sang*).

- SPARSHA-DÎKSHÂ: é um toque iniciático poderoso, que transforma o discípulo em retransmissor do Tantra, podendo iniciar e preparar

---

3 *Existem outros nomes e terminologias de práticas tântricas.*

outros alunos. Nessa iniciação, normalmente, cria-se vínculos de amor entre o mestre e o discípulo. É uma iniciação secreta que, embora definida simbolicamente como um derramamento de óleo sobre a cabeça, sabemos que ela representa a própria iniciação, pois é feita na fronte de quem recebe – *chakra ajña*.

- TANTRA KRIPÁ: é um toque indescritível e secreto que desperta chakras e kundalini pela libido. Esse toque é pouco utilizado no Ocidente devido a bloqueios ao corpo, e sua transmissão foi interrompida no passado em quase todas as tradições, restando hoje poucos mestres que ainda a mantém. Isso faz dessa iniciação uma oportunidade rara, possível somente àqueles que têm coragem e audácia bem acima do comum.

Sempre ensino que sem coragem nessa vida, "nada feito". A vida é uma grande aventura. Tudo ou nada.

Quando o discípulo recebe essa iniciação (*shâktika*) o mestre desperta sua consciência da iluminação ou lhe fornece técnicas para práticas (*ânavîdîkshâ*). Dentro das iniciações tântricas modernas, temos a entrega do *neo-sannyas* que, diferentemente do antigo *sannyas* hindu, no qual o iniciado renunciava a todos os seus bens, família, paixões, como fez Buda, e vivia nas montanhas meditando, o neotantra aponta na direção do iniciado poder viver e fazer tudo o que este mundo oferece, até para perceber que mesmo tendo tudo, se não descobrir quem se é, nada adianta, nada é suficiente.

Nesse tipo de iniciação, há uma mudança de nome que simboliza abandonar o passado e renascer no agora.

Somente alguém que reconheceu o "final das buscas pelo si mesmo" é que pode se iniciar no *Sannyas*.

1. *Kriyá-vai-diksha* – Iniciação por meio de todas as atividades rituais para todos os discípulos comuns; isso em geral coincide com o *Kriyá-diksha*.

2. *Varna-mani-diksha* – Iniciação consistindo em colocar as letras do alfabeto sânscrito no corpo do discípulo e assim despertar nele o poder do som, e que conduz ao despertar do poder da Consciência.

3. *Kala-atma-diksha* – Iniciação que consiste em o mestre colocar as *Kalas* (formas sutis de energia) no corpo do discípulo, despertando assim o seu poder.

4. *Vedha-maya-diksha* – Iniciação por "penetração", na qual o guru concentra sua mente no poder serpentino do discípulo (*Kundalini-Shakti*), despertando no centro psicoenergético na base da espinha e o conduz a salvo para o centro no topo da cabeça, concedendo assim ao discípulo o dom da libertação. Segundo o *Kula-Amava-Tantra*, "penetração" (*vedha*) pode fazer com que o discípulo experimente bem-aventurança intensa, tremor corporal, sensação de rodopio, de renascimento, de sono profundo súbito ou de desfalecimento.

Quando eu tinha pouco mais de vinte anos, contrariando todo o bom senso e as recomendações de meus professores de Yoga e de Tantra da época, resolvi, por conta própria, ter uma experiência com essa energia. Corri atrás do *samadhi* e, por aproximadamente um ano, praticava várias vezes ao dia Yoga tântrico, artes marciais, longas meditações, jejuns, monodietas de frutas, estímulo dos *bija* das pétalas dos chakras, o giro tântrico – *chakra púja* – com várias ou duas parceiras, limpezas e purificações físicas e, um dia, para aprofundar, pratiquei *Viparita Karani* (posição de Yoga invertida sobre os ombros) dentro de um pequeno riacho em Visconde de Mauá. Tive uma experiência inesquecível. Um calor intenso saiu da minha região pélvica, subindo pela minha coluna, lembro-me de algo parecido com um desmaio e de sensações muito gostosas. Ria muito e reconheci pela primeira vez que sou o "observador" de tudo, não só do meu corpo como da minha mente, de minhas emoções e de meus sentimentos. Sentia-me parte da existência e qualquer ideia de um "eu social" desaparecera por completo. As reações físicas é que não foram interessantes: vômito, náuseas, dores no corpo, diarreia e febre. Meu amigo, Roberto Arantes, trouxe-me de volta a São Paulo, onde me tratei com ayurvédica e tive a supervisão terapêutica de um mestre de Tantra. Assim, em tudo o que ensino neste livro, tomo o cuidado de não estimular em você, leitor, o exagero e a irresponsabilidade que tive um dia.

Na visão de Georg Feuerstein, do Tantra e na minha, há três tipos de discípulos que buscam a iniciação (*Diksha*) na tradição:

Ao avaliar a aptidão (*yogayata*) dos seus discípulos, os iniciados tântricos distinguem os três seguintes tipos de disposição, ou temperamento (*bhava*):

1. O *Pashu-bhava* (caráter bestial) é o resultado da forte integração de *rajas* e *tamas* (as qualidades dinâmicas e iniciais da natureza), com quase completa ausência de *sattva* (fator de lucidez). Essa combinação produz

traços indesejáveis como ilusão (*bhranti*), irritação (*tandra*) e indolência (*alasya*), embora nem todo indivíduo desse tipo vá necessariamente manifestar essas tendências. Segundo a *Kula-Arnava-Tantra*, o *pashu* está atado por oito laços (*pasha*), a saber: desprezo, dúvida, medo, autoconsciência, (*lajja*) aversão, família, costume e casta. Não seria difícil aplicar todos esses conceitos a um contexto ocidental contemporâneo.

A imaturidade psicológica responsável por esses traços desclassifica os praticantes do temperamento "bestial" para certos rituais e práticas. Espera-se que eles adotem uma abordagem mais convencional à vida espiritual e sejam excluídos particularmente do ritual das "cinco substâncias" (*panca-tatwa*). Segundo Kaula-Avali-Nirnaya, elas nem mentalmente deveriam participar desse ritual. Em vez disso, deveriam fazer o máximo esforço para servir o guru a fim de purificar seus traços inauspiciosos. O temperamento "bestial" não é explicado de modo uniforme nos Tantras, presumivelmente, porque muitos, se não a maioria dos praticantes, caem nessa categoria. Com frequência o termo *pachu* refere-se a adeptos que praticam o Tantra de maneira mais tradicional, ou seja, tratado a "cinco substância" – carne, peixe, vinho, grão e intercurso sexual – literalmente, em vez de figurativamente. Em lugar do intercurso sagrado real com mulheres iniciadas, os praticantes masculinos fazem oferendas de dois tipos de flores representando os órgãos sexuais masculinos e femininos,, respectivamente.

2. O *Vira-bhava* (caráter heroico) é o produto da integração de *rajas* e *sattva* predominante, com interferência mínima de *tama*. Segundo o *Mahanirvana-Tantra*, os praticantes com esse temperamento só são adequados à prática do Tantra. Essas escrituras negam inclusive a existência dos outros dois temperamentos da Idade das Trevas, mas isto faz pouco sentido, uma vez que as características do temperamento "bestial" parecem dispersas.

3. O *Divya-bhava* (caráter divino) é também o produto da interação de *rajas* e *sattva*, mas com a qualidade predominante da última. Os que têm essa característica à moda divina são muito raros, especialmente na *Kali-yuga*. A diferença entre esse caráter e o temperamento heroico parece ser o grau, com o último sendo mais dinâmico, o que combina com a abordagem tântrica.

O Tantra é a trilha do herói espiritual (*Vira*), que é definido assim: "Como ele está livre da paixão, do orgulho, da aflição, da raiva, da inveja e da ilusão, e como está bem afastado de *rajas* e *tamas* (isto é, as qualidades de agitação e inércia), ele é chamado de 'herói'."

A iniciação

Certas técnicas rituais vão nos permitir agir sobre as energias latentes presentes no ser humano e, desse modo, transformá-lo, fazer dele o veículo da transmissão de certos poderes, elevá-lo a um plano superior na hierarquia dos seres, torná-lo uma espécie de semideus ou de super-homem mais próximo do mundo invisível aos espíritos. É esse o papel da iniciação. Tal processo de transformação do ser humano é longo e difícil, é por isso que a iniciação só pode se fazer por graus.

O *pashu* (o homem animal) irá se tornar primeiro um *sádhaka* (aprendiz), depois um *vira* (herói) ou adepto, ou seja, um ser que pode dominar e ultrapassar as aparências do mundo material. O grau seguinte é o de *siddha* (realizado), chamado também entre os tântricos de o estágio de *kaula* (membro do grupo), palavra que corresponde ao título de "companheiro" na iniciação maçônica, no qual também se encontra o grau de aprendiz. O *kaula* atingiu o "estado de verdade". É só então que se desfazem as barreiras entre o humano e o divino, e que o adepto pode ser considerado *divya* (divinizado). Na linguagem dos mistérios greco-romanos, chamava-se de "herói" o adepto, o iniciado. Os graus superiores provavelmente eram mantidos secretos. Essa transformação concerne ao ser humano inteiro. E o próprio corpo, que é transfigurado com todas as suas energias funcionais, assim como na concepção cristã, é o homem inteiro, físico e mental, que deve ressuscitar transfigurado dentre os mortos.

A iniciação é a passagem de um estado de ser para outro. É uma espécie de morte, uma "morte ativa", da qual nasce uma pessoa diferente. Há sempre, portanto, um rito funerário nos ritos de iniciação. Esse ritual sobreviveu nas cerimônias de ordenação dos padres católicos.

Apenas um iniciado pode transmitir poderes a outro iniciado. Isso é essencial para que a transmissão iniciatória seja válida. É por essa razão que não se pode restabelecer uma tradição interrompida. A iniciação é a transmissão real de uma Shakti, de um poder, transmissão que toma a forma de uma iluminação. A continuidade da transmissão de uma chama que acende outra. Os iniciados formam grupos de homens diferentes dos outros. Esses grupos são denominados *Kula* (famílias) no tantrismo, daí o nome *Kaula* (membro da família ou "companheiros").

> O corpo físico do iniciador é uma imagem de Shiva; os serviços que lhe são prestados são equivalentes à veneração ao deus. Serviço significa submissão corporal, mental e verbal, a oferta de tudo o que se possui, até de seu corpo, ao preceptor. O discípulo deve servir-lhe a comida, só pegando a sua depois, com a permissão dele... A língua do preceptor é como um sexo que derrama o suco vital dos mantras no receptáculo que são as orelhas para o aprendiz. Cada membro do preceptor, dos pés à cabeça é, com efeito, como um sexo, uma língua. Para satisfazê-lo, o discípulo deve massagear seus pés, levar-lhe as sandálias, lavá-lo, oferecer-lhe alimento e dinheiro, e todas as outras práticas que possa trazer contentamento.
>
> *(Shiva Purana, Vidyeshvara Samhita).*

Ritos de iniciação por Alain Daniélou

Os ritos de iniciação são explicados, minuciosamente nos Purunas shivaístas e nos Tantras. O discípulo deve venerar sem reticências o seu preceptor de acordo com seus meios. Pode oferecer a seu mestre elefantes, cavalos, carros, joias, terras, casas, ornamentos, roupas e ganhos diversos.

> O preceptor fará o discípulo tomar um banho para aprender a controlar suas aptidões. O aprendiz permanecerá com ele e servirá em um primeiro período de prova que durará um ano. Depois de um dia favorável de acordo com os astros, o preceptor conduzirá então o aluno a um lugar sagrado para praticar os primeiros ritos de iniciação. Podendo ser em praias, margens de um rio, um templo ou um lugar purificado na própria casa do mestre.
>
> *(Linga Purana.).*

O templo de Shiva é sempre o mundo natural, a floresta, a montanha. Os santuários são apenas monumentos em honra ao Deus. Não são lugares onde se reúnem os fiéis nem onde se praticam os ritos que concernem à vida ordinária dos homens; iniciações, casamentos, funerais, etc. Os ritos iniciatórios realizam-se, de preferência, na floresta ou à margem dos rios e dos lagos.

Diferentes aspectos de Shiva ordenarão o aprendiz para um local ao sul do diagrama, onde este deverá dormir numa cama de ervas dharma. De manhã, um rito de oferenda (*Homa*) deve ser realizado com a manteiga purificada, repetindo-se cento e oito vezes o mantra de aghori (*AUM Hamsah*) que afasta o medo e pelo qual se pode ser purificado dos sonhos nefastos.

(Linga Purana).

Em seguida, ocorre o banho ritual, que precedia, para os mistérios de Elêusis, a fase considerada como a mais misteriosa das iniciações. Segundo Plutarco, antes de sua realização havia uma abstinência durante dez dias de qualquer relação sexual. A mesma regra é aplicada na Índia.

Quando o discípulo toma um banho ritual em jejum, deve se preparar com cuidado e se vestir com um tecido adequado (sem costura) enrolado na parte inferior do corpo e um xale sobre os ombros. (Linga Purana).

Não longe do altar onde foi consagrado o yantra, o preceptor vem sentar-se numa almofada de ervas dharma. O discípulo deverá estar sentado de frente para o Norte, o preceptor para o Leste. O preceptor tocará levemente nos olhos do noviço, depois irá fechá-los com uma tira de seda repetindo certas fórmulas. (Shiva Purana, Vâyaviya Samhita).

O noviço é então conduzido ao interior da área de iniciação, cuidadosamente marcada no chão. A entrada situada a Oeste é a melhor para os discípulos de todas as castas, mas em particular para os da casta real, os *kshatriyas*. O noviço deve dar três voltas em torno da imagem fálica e, segundo seus meios, oferecer ao Deus uma porção de flores misturadas com ouro, ou apenas ouro, na falta de flores, recitando o hino a Rudra (*Rudráidnyaya*). Depois meditará sobre Shiva, repetindo apenas o *prânava*, a sílaba AUM. (Linga Purana).

Do mesmo modo, no rito dionisíaco, o iniciado tem a cabeça encoberta e deixa-se guiar pelo oficiante. Uma cesta cheia de frutas e de objetos simbólicos, entre os quais se unem em forma de falo, é colocada na cabeça do noviço. O cenário é um jardim onde se ergue um ídolo de Dioniso. Mas é um Dioniso que tem caracteres de Priapo e em primeiro lugar itifalismo. (H. Jeanmaire, Dionysos).

A venda que cegava o discípulo é tirada. Fazem então que se acomode num assento de ervas dharma, com o rosto voltado para o Sul. Após o quê, acontece o rito de consagração dos princípios dos cinco elementos. O preceptor coloca a mão na cabeça do noviço, enquanto este repete o mantra com o qual lançou flores sobre o deus. Borrifa-o com água consagrada a Shiva e aplica cinzas em sua cabeça, repetindo o mantra de aghori, depois venera o noviço com perfumes e outros ingredientes. (Linga Purana).

O preceptor tira o discípulo de sua casta, depois o integra ao grupo dos companheiros de *Rudra*. Com uma só mão, o preceptor entra então no corpo do discípulo com o rito da saída da respiração (*prana – nigamas*).

Os ritos de adoração devem ser realizados na ordem: *samprok-sharia* (molhar), *tádana* (apertar), *harana* (tirar), *samvada* (unir), e *vik-shepa* (rejeitar). Em seguida vêm os ritos de inseminação arcanjo de gestação (*garbhadhârana*) e de dar à luz (*janana*).

O rito solar do conhecimento e da dissolução deve ser realizado primeiro com o mantra de *Ishâna*, acompanhado pela sílaba mágica *hrimj* representando o órgão feminino, a yoni. O rito termina com os ritos de *uddhâra* (levantar), *prokshana* (molhar) e *tádana* (apertar), com o mantra de *aghori*, concluindo com o som mágico *phatl*. Durante todo o rito, o preceptor deve guiar o discípulo, segurando seu pulso. O preceptor, em seguida, verte água santa sobre o noviço, que é doravante um companheiro de Shiva. A iniciação acontece na presença de Shiva, do fogo e do preceptor. Após a iniciação, o discípulo deve agir segundo as instruções do preceptor. (Linga Purana).

O preceptor, depois de secar o corpo do aluno, pegará cinza com as duas mãos e a passará no corpo do discípulo, repetindo o nome de Shiva. Murmurará então o mantra de Shiva em seu ouvido. Depois, diante do fogo sagrado, repetirão juntos a fórmula da iniciação. O discípulo deverá, em seguida, morar perto do mestre, servi-lo em tudo, executar todos os seus pedidos. Doravante é chamado de *samaya* (integrado). O mestre lhe dá então um Linga de Shiva. Prende um cordão sagrado na mecha de cabelos que parte do alto da cabeça do discípulo, que permanece em pé, e deixa pendurado esse cordão até seus pés, depois bate em seu peito, ata-o com o cordão, bate em sua cabeça, manda-o sentar e lhe dá para comer arroz consagrado. Durante a noite, o discípulo deve dormir numa cama de ervas coberta com um lençol novo (não lavado) e consagrado. Pela manhã, o discípulo deve informar ao mestre se sonhou. O cordão sagrado então é desfeito e pende da mecha como na véspera. A veneração do *adhara* (o centro na base da coluna vertebral) é então efetuada com os ritos de penetração em todas as espécies de seres vivos, deuses, animais, pássaros e homens. Em seguida, são realizados os ritos do novo nascimento. O preceptor purificará o corpo do discípulo das impurezas deixadas pelo contato sensual, liberando-o dos três tipos de ligação. Ao atrair para si a alma do discípulo, como o fizera anteriormente, deposita-a em sua própria alma. Após ter levado a tesoura, o preceptor cortará a mecha sagrada do discípulo e seu corão sagrado, queimando-os no fogo consagrado a Shiva. Depois disso, restituirá sua consciência individual ao corpo do discípulo. Após fazer o discípulo se sentar, obterá de Shiva a autorização para ensinar-lhe o conhecimento shivaísta. Faz com que repita então o triplo mantra: *Aum, Hrim, Shivaya Namah Hrim Aum*. (Shiva Purana, Vâyaviya Samhita).

O vigésimo capítulo do *Shiva Purana* trata da iniciação do discípulo à categoria de preceptor. Para ser iniciado como *Pashupati* (amigo dos animais), o discípulo deverá, após ter recebido os ensinamentos do preceptor, levar durante certo período a vida de monge errante.

Partirá então em peregrinação, mendigando o alimento.

Depois de ter realizado o rito de ablução, de sacrifício e os outros ritos do Sol, o discípulo observará os ritos do banho de Shiva, do banho de cinzas e da veneração do deus. (Linga Purana).

No quarto dia depois da lua cheia, ele apagará o fogo e reunirá, cuidadosamente, as cinzas. Raspará os cabelos e todos os pelos do corpo. Pegará então um bocado de barro e passará em todo o corpo, da cabeça aos pés com os olhos fixos no Sol. Depois, tomará um banho e cobrirá todo o seu corpo de cinzas. (Shiva Purana, Kailâsa Samhita).

Em seguida, manterá seus cabelos hirsutos ou os raspará completamente, ou conservará só uma mecha. Em princípio, permanecerá sempre nu. No entanto, se preferir, também poderá usar uma veste cor de açafrão ou uma vestimenta de casca de árvore. Tomará um bastão de peregrino e trará um cordão como cinto. (Shiva Purana, Vâyaviya Samhita).

Fonte: Shiva e Dionísio – Alain Daniélou, Editora Martins Fontes

Tradição Nath e seu fundador

No ano de 2013, após 30 anos de prática de Yoga e de Tantra, recebi minha iniciação maior da escola Nath do guru Vrajra Nath, linhagem xamânica poderosa do Tantra, e passei a usar o nome religioso Danda Nath.

A palavra sânscrita *Natha* é o nome próprio de um *siddha* da tradição iniciática tântrica e hindu, e significa literalmente "senhor, protetor de refúgio". O termo sânscrito relacionado *Adi Natha* é Senhor e sinônimo de Shiva, Mahadeva ou Maheshvara, e além desses conceitos supramentais, tem a Suprema Realidade Absoluta como base de apoio de todos os aspectos e manifestações da consciência.

Segundo essa tradição, a lenda atribui a origem do Tantra a Dattatreya, um yogue semi-mitológico e o autor presumido do *jivanmukta-gita* "canção da alma liberada". Matsyendranath é creditado com a autoria do *kaulajnana-nirnaya*, um volumoso Tantra do nono século que lida com assuntos místicos e mágicos e ocupa uma importante posição na linhagem tântrica hindu, e também no budismo tibetano *vajrayana*.

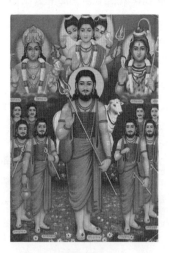

Datattreya

Os Tantras budista e hindu, apesar de terem muitas similaridades quando vistos de fora, têm, certamente, claras distinções, O Tantra budista é sempre parte da escola de budismo *vajrayana* e se espalhou a partir do norte da Índia, principalmente do Tibet. Também teve certa influência no budismo chinês e japonês (notavelmente, shingon).

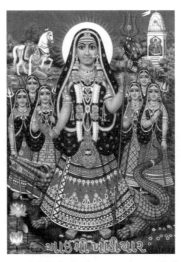

Khodiyar – Divindade de cura da tradição Nath

A tradição Nath é um heterodoxo *siddha*, que contém muitas subseitas. Foi fundada por Matsyendranath e desenvolvida pela Gorakshanath. Esses dois indivíduos também são reverenciados no budismo tibetano como *mahasiddhas* (grandes adeptos) e são creditados com grandes poderes e realização espiritual aperfeiçoada.

Natha Sampradaya

A *Natha Sampradaya* é uma evolução dos *Siddha* ou *Avadhuta Sampradaya*, uma antiga linhagem de mestres espirituais. Sua fundação é atribuída ao guru Dattatreya, que é considerado uma encarnação humana do deus Vishnu.

Uma história da origem dos ensinamentos Nath Matsyendranath é que ele foi engolido por um peixe e, dentro do peixe, ouviu os ensinamentos dados por Shiva para sua esposa Parvati. Segundo a lenda, a razão de Shiva transmitir um ensino no fundo do oceano era a de evitar ser ouvido por outros. Na forma de um peixe, Matsyendranath ouviu e absorveu os ensinamentos de Shiva. Foi Matsyendranath que ficou conhecido como o fundador de yogues conhecidos como Nath Sampradaya da qual eu pertenço.

Os dois discípulos mais importantes de Matsyendranath foram Caurangi e Gorakshanath. Este último veio a eclipsar o seu Mestre em importância em muitos dos ramos e subseitas da Nath Sampradaya. Ainda hoje, Gorakshanath é considerado por muitos e tem sido o mais influente dos mestres de uma tradição de Naths antigos. Ele também é famoso por ter escrito os primeiros livros que tratam de *Laya Yoga* e da Kundalini-Shakti.

Existem vários *ashrams* e templos na Índia dedicados a Gorakshanath. Muitos deles foram construídos em locais em que ele viveu e praticou meditação.

Uma moderna linhagem Natha, atualizada do *Sampradaya Adinath*, foi Shri Gurudeva Mahendranath (1911-1991), que recebeu, em 1953, do Satguru Lokanath, a iniciação do Himalaia. Em 1978, fundou a Ordem Internacional Nath, a fim de fazer o caminho Natha de vida disponível no Ocidente. Ele escreveu vários ensaios e artigos, alguns dos quais foram coletados como *Os Pergaminhos do Mahendranath*. Seu sucessor, Shri Kapilnath, continua a ensinar e iniciar os buscadores sinceros.

Iniciação Natha

Natha Sampradaya é uma escola iniciática da tradição Shivaísta. A participação no *Sampradaya* é sempre conferida por iniciação (*diksha*) por um guru.

A iniciação Natha em si é conduzida dentro de uma cerimônia formal, em que uma parte da consciência e da energia espiritual (Shakti) do guru é transmitida para o *shishya* (estudante). Ao neófito, agora um Nath, também é dado um novo nome com o qual apoiar a sua nova identidade. Essa transmissão ou "toque" do guru é simbolicamente fixada pela aplicação de cinzas em várias partes do corpo.

Sri Gurudeva Mahendranath escreveu:

> A passagem da sabedoria e do conhecimento ao longo das gerações se faz necessária com a mística de iniciação, na transmissão de iniciação do guru para novatos pelo toque, e pelo mantra. Nesse rito, o iniciador passa algo de si para o iniciado. Essa iniciação é o início da transformação do novo praticante Natha. Transmitida em uma linha ininterrupta por milhares de anos. Depois de receber a iniciação Nath, ninguém pode tirar isso de você, que nunca poderá renunciar a ela. Essa é a coisa mais permanente em uma vida impermanente.

O objetivo principal da Nath Siddha é conseguir a liberação (Iluminação) ou *jivan-mukti* durante sua vida atual. De acordo com um recente guru Nath, Sri Gurudeva Mahendranath, outro objetivo era evitar a reencarnação. Em *O Caminho da Magia do Tantra*, que escreveu sobre vários dos objetivos dos Naths, ele diz:

Nosso objetivo na vida é desfrutar da paz, liberdade e felicidade nesta vida, mas também para evitar o renascimento para este plano da Terra. Tudo isso não depende da benevolência divina, mas da forma como pensar e agir.

Shiva é considerado o originador da linhagem Natha, e é invocado como Âdinâtha ou "Senhor Primordial". O termo *Natha* significa "senhor" ou "mestre". É a mais antiga e tradicional linhagem tântrica e de yogues da Índia. Os seguidores dessa tradição secreta vivem nos Himalaias (exemplo, Babaji) e o criador do *Hatha Yoga*, Goraksha Natha foi um de seus mestres.

Sua iniciação envolve o contato com entidades que nos auxiliam e nos dá um Axé especial.

Tradição Tântrica Âdinâtha

Essa iniciação, que pode ser também chamada de benção da tradição, nos coloca em contato com entidades primordiais que auxiliam as práticas: mestres xamãs, guias espirituais (linhagem dos mestres) *Sadhus*, *Sidhis* (os que têm poderes mágicos) e tântricos seculares.

Aqueles que buscam a benção e a iniciação dessa linhagem poderosa do Tantra o fazem pela proteção (uma garantia de iniciação), pela magia operativa e para suas práticas do Tantra e Yoga, pois ambos estão ligados à origem do Shivaísmo.

Os mestres são magos de uma tradição que ensina a magia pura e atuante, operando diretamente com seres da natureza e sem os valores egóicos ou simplistas do ocultismo ocidental. Essa tradição atua também nas práticas de mantra, massagem tântrica, maithuna (ato sexual tântrico) e yoga (*sadhana*).

Início da tradição: Dattatreya (três cabeças – Brahma, Vishnu e Shiva) encarnação de Shiva (veio a esse mundo como Primeiro Guru do Yoga e do Tantra).

Dattatreya teve várias encarnações e manifestações sendo uma delas a de Sai Baba (o antigo) e outra de Matsyendranath – Maha Siddha, venerado no Tibete e Índia como *Maha-Guru*, o grande Guru. Também temos na linhagem o mestre Goraksha Natha, que criou o *Hatha Yoga*.

Linhagem do Tantra e Natha Yogues – Sampradaya

Sampradaya no hinduísmo é uma tradição disciplinar de sucessão aceita por muitas escolas, grupos ou linhagens de guru (chamadas *parampara*) que serve como canal espiritual e que encerra uma filosofia comum. Ao receber a iniciação *(driska)* por um *parampara* de um guru vivo, o discípulo automaticamente pertence a seu próprio *sampradaya*. Somente pela iniciação é que se pode se tornar um membro de um *sampradaya*; descartando a possibilidade de se obter esse mérito por nascimento ou dinastia.

Capítulo 5

Kundalini-Shakti
A Mãe Serpente Cósmica

A kundalini é o poder da consciência (*Cit-Shakti*) e, como tal, é a força superinteligente que sustenta o corpo e a mente, tendo como instrumento de mediação a força vital (prana) a qual tem uma relação direta com a respiração e é acessível por meio dela.

Georg Feuerstein

Assim como Adi Sesa (O Senhor das Serpentes) sustenta a terra com todas as montanhas e florestas, assim também kundalini é a base de todas as práticas de Yoga.

Hatha Yoga Pradipika

Acima do nó reside uma espiral que possui imenso poder. Essa espiral poderosa é a causa para a limitação dos ignorantes e para a liberação dos yogues.

Hatha Yoga Pradipika

A evolução de Kundalini-Shakti através da coluna é uma das metas maiores do Tantra.

Kundalini, a que tem a energia em forma de *kundala*, significa espiral, energia sustentadora da vida, força vital presente em todos os seres, poder que dá vida ao Universo. Tudo é energia, diz a ciência, e tudo é um mar de energia kundalini, aponta o Tantra. A palavra *kundalini* vem do sânscrito *kundol*, que significa espiral ou enrolada, e está adormecida no homem comum (*paçu*), na base da espinha dorsal. Para que o indivíduo possa ter uma vida consciente e prazerosa é necessário que essa energia seja ativada, reconhecida e elevada até o alto da cabeça. Geralmente aparece representada por uma serpente adormecida e que precisa ser despertada: seus movimentos espiralados e sua postura (enrolada em si mesma) são típicos desse animal. Sua energia é ígnea, enquanto dorme está congelada; um fogo morto. Quando o praticante a desperta, sua força é tão grande que correntes tântricas a consideram "a mãe divina que alimenta seus filhos".

No Ocidente, Freud a chamou de *libido* – energia do desejo de qualquer espécie –, e Reich a conhecia como *orgone* – energia do prazer.

O escritor Sir John Woodroffe no recomendado livro *El Poder Serpentino*, Ed. Kier, descreve: "Em síntese, kundalini é a representação corporal individual do grande poder cósmico, que cria e sustenta o Universo. Quando essa Shakti individual, que se manifesta como a consciência pessoal (*jíva*), se absorve na consciência do Shiva supremo, o mundo se dissolve para esse jíva, e se obtêm a liberação".

O despertar, o estímulo ascendente do Kundalini Yoga é uma forma dessa fusão do indivíduo na consciência universal, ou união dos dois, que é a finalidade de todos os sistemas de Yoga na Índia.

Samael Aun Weor (gnóstico) dá a seguinte explicação mística:

> Kundalini é a serpente ígnea dos nossos mágicos poderes. Essa serpente sagrada dormia dentro de nós, enroscada três vezes e meia em todos os chakras. É o fogo de Pentecostes, a Grande Mãe Divina. Seu santuário é o coração. (...) os fogos do coração controlam a ascensão da Serpente Sagrada pelo canal medular, e a kundalini necessita subir até o cérebro, para depois chegar ao Santuário do Coração. Deve ser despertada pelo maithuna (ato sexual sagrado), pela concentração e pela meditação, por vontade, devoção, compreensão e com mantras sagrados.

O estudo Yoga Pro a define como:

> Kundalini é a detentora da força, o suporte e o poder que move não apenas o indivíduo, mas também o Universo. Macrocosmicamente, ela é Shakti, Prakriti, a manifestação do poder de Shiva. Na escala humana é a energia, o motor, a causa do movimento e da vida do indivíduo. O despertar dessa força conduz à iluminação. A kundalini representa-se no homem como uma serpente adormecida, enrolada três vezes e meia em torno do *shivalingam* (o falo, símbolo do poder gerador masculino), obstruindo com a sua cabeça a entrada da *sushumná nadi*, o canal mais importante dos que veiculam os alentos vitais, situada na base da coluna vertebral, no chakra chamado *múládhára*.

Mesmo aqueles que não sabem o que é kundalini, mas realizam qualquer trabalho prático, estão atuando para elevação da mesma. Exemplo disso é um cristão que faz uma oração e sente a presença do "Espírito Santo", cujo símbolo é uma pomba, o feminino, que representa kundalini. Note como a auréola na cabeça dos santos se assemelha à figura de Shiva ejaculando pela cabeça. Ambas representam kundalini.

O ideal é a sua ativação por um processo lento, gradativo, que exige persistência e práticas constantes. O Yoga é abençoado nessa questão.

Definições clássicas de Kundalini

Kundalini significa de forma serpentínea ou enroscada, e provém do sânscrito *kundala*, que significa espiral. Essa forma curiosa de representar a kundalini mostra seu estado potencial, ou seja, ela não está ativa e precisa ser desenvolvida para produzir atividade constante nos chakras.

A kundalini não é exatamente uma energia, é um aspecto da consciência universal, com e sem atributos. Sem atributos (*Nirguna*), ela é a própria consciência pura, e com atributos (*Saguna*) é a personificação de Shakti, a energia primordial. Observando a natureza, podemos perceber algo que aparentemente é uma constante, nada é absolutamente consciente ou inconsciente.

Quando a kundalini está ativa, ela sobe perfurando e diluindo o elemento de cada chakra, provocando fenômenos de purificação dos sentidos. Essas perfurações são denominadas *bheda* (perfurar). Existe uma série de percepções, mas citaremos apenas as quatro mais importantes: *bindu bheda* desenvolve a faculdade de abrir as cortinas do *véu de maya* e perceber o Universo como ele é; *karna bheda* é a habilidade da audição sutil para a percepção da harmonia das esferas; *shudda vidyábheda* é o conhecimento puro, sem inferência; para *bhakti bheda* – é a devoção soberana, onde não tem devoto, deus ou mundo, existe apenas a unidade com tudo que existe.

André DeRose

A grande Deusa Kundalini, a força espiritual, dorme na base (*múládhára*) na forma de uma serpente enroscada três vezes e meia. Enquanto ela está dormindo no corpo, o homem permanece ignorante como um animal; apesar de fazer inúmeros exercícios de Yoga, o conhecimento não ocorre.

Gheranda Samhita

Ela (Kundalini), a Encantadora do mundo, brilha como um relâmpago; seu doce murmúrio se parece com o zumbido indistinto de um enxame de abelhas loucamente enamoradas.

Satchackra – Nirupana

A Kundalini, na visão de Ken Wilber

De acordo com a disciplina da Kundalini Yoga (e totalmente independente de confirmação da psicologia ocidental), a humanidade contém de fato todos os níveis mais elevados de consciência como um potencial genuíno, um potencial conhecido em termos genéricos como "energia kundalini", que parece jazer dormente, adormecido, no inconsciente (o inconsciente essencial) de todos os homens e mulheres. E o estado mais baixo da kundalini – o estado no qual ela inicialmente dorme, aguardando chegar a níveis mais altos – é sempre representado por uma serpente (chamado, aliás, de "a energia da serpente"), enrolada na base da coluna vertebral humana, o "chakra" inferior. Isso significa simplesmente que o potencial humano para a consciência mais elevada começa no ponto mais baixo do seu ser, no primeiro chakra, o centro dos impulsos materiais, pleromáticos, alimentares, de sobrevivência básica (o primeiro chakra representa alimento e matéria física). A partir desse estado inferior (chakra), a energia da serpente (a consciência propriamente dita) evolui ou desperta para centros de conscientização sucessivamente mais elevados, movendo-se precisamente pelos níveis do Grande Ninho do Ser, do estado material ou natural mais baixo em direção ao centro do cérebro-mente, até os estados verdadeiramente superconscientes. Desse ponto de vista, a evolução da consciência é a evolução para cima da energia da serpente e, de acordo com os textos da tradição kundalini, essa energia, em seu ponto de partida primitivo, é exatamente representada pelo ouroboros, a serpente do Éden. Além disso, a serpente-ouroboros não é vista como um simples símbolo arbitrário, mas como uma representação literal da forma verdadeira do estado inferior do inconsciente essencial, uma forma vivamente desvelada nas disciplinas meditativas da Kundalini Yoga e universalmente reconhecida por todas as disciplinas semelhantes – uma afirmação que considero, em geral, perfeitamente sustentável.

Ken Wilber

Ao ser desperta, a kundalini se expande por meio das nadis (*nadi* vem de *nad*, e significa movimento, corrente). As nadis são canais que conduzem a energia pelo corpo, o que inclui os meridianos (conhecidos pela acupuntura), os vasos, os nervos, as artérias, os músculos e as veias. Daí a importância de ter o corpo muito bem limpo seja no físico ou no sutil.

O yogue Gopi Krishna descreve assim o despertar de kundalini:

> De repente, com um rugido semelhante ao de uma catarata, senti uma corrente de luz líquida penetrando no meu cérebro – através da medula espinhal. Eu não estava em absoluto preparado para esse acontecimento e fui completamente pego de surpresa; mas, recuperando instantaneamente o autocontrole, continuei sentado na mesma postura e com a mente voltada para o objeto de concentração. A iluminação foi ficando cada vez mais brilhante, o rugido cada vez mais forte, eu me senti como se estivesse balançando e depois percebi-me saindo do corpo, completamente envolvido por um halo de luz.
>
> Um clarão imensamente abrasador brota no corpo. Kundalini adormecida, aquecida por esse calor, desperta. Tal como uma serpente tocada por uma vareta, ela se levanta sibilando, como se entrasse em sua toca e se introduz na *brahmanádí* (*sushumná* canal na coluna vertebral que alimenta os chakras).
>
> *Hatha Yoga Pradipika*

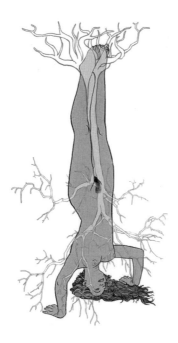

Kundalini, o poder serpentino e os chakras

Texto de Pedro Kupfer

O Yoga vê o homem como um reflexo do macrocosmo. A energia criadora que engendra o Universo, manifesta-se no homem, que não está separado nem é diferente dela. O nome dessa energia é *kundalini*. A nossa consciência individual é apenas uma das suas dimensões, pois energia e consciência não são coisas separadas. A ciência concorda com o Yoga em que o Universo é um verdadeiro mar de energia. Eles diferem, entretanto, quanto ao significado dessa constatação. O Yoga diz que ela possui implicações pessoais profundas. Se a matéria é de fato vibração, então o corpo humano, que faz parte do mundo material, também é feito de energia. Consciência e energia estão intimamente ligadas, sendo dois aspectos da mesma realidade.

O corpo humano não é apenas matéria inconsciente ou uma carcaça habitada por uma alma etérica, mas uma realidade vibratória animada pela mesma consciência que anima a própria mente. Por isso, deveríamos deixar de vê-lo como algo diferente do nosso ser "invisível". Pense no seu corpo como um receptáculo de energia cósmica, um aglomerado de átomos conscientes, construído à imagem do macrocosmo. A consciência vibra em cada uma das suas células, o prana está presente em todos seus tecidos. Quando corpo e mente se unem, a consciência do corpo sutil começa a se revelar.

O Yoga afirma: você é a própria existência. Toda divisão do tipo corpo-mente, carne-espírito, etc., é pura especulação. A diversidade aparece dentro da Unidade, sem se separar dela. A existência é uma continuidade que se estende desde o princípio da Consciência (*Purusha*) até o aspecto mais denso da matéria. O microcosmo reflete o macrocosmo: o infinitamente grande é igual ao infinitamente pequeno. É sabido que o homem utiliza menos de dez por cento da capacidade do seu cérebro. O Yoga é um caminho para desenvolver os outros noventa por cento e penetrar em dimensões desconhecidas do nosso ser.

O despertar da kundalini produz um calor muito intenso. A sua ascensão através dos chakras, num processo sistemático e gradual, desenvolve poderes latentes. O processo consta de duas etapas: na primeira, o yogue procederá à saturação prânica do organismo por meio dos exercícios, a segunda é o despertar em si. A técnica consiste em concentrar o prana em *ida e pingala nadi*, levando essa energia para o *múládhára chakra*. O yogue faz com que o prana chegue até onde reside a kundalini, cessando esta então de circular pelas duas nadis e se concentrando na entrada da *sushumná*, que está bloqueada pelo primeiro nó, o *brahmagranthi*.

Transposto esse obstáculo, acontece o despertar e desenvolvem-se os fenômenos subsequentes: ascensão pela *sushumná nadi*, penetração e ativação dos centros de força e *samadhi*, que acontece quando a serpente chega ao sétimo chakra, chamado *sahásrara*, no alto da cabeça:

> Um clarão intensamente abrasador brota no corpo. Kundalini adormecida, aquecida por esse abrasamento, desperta. Tal como uma serpente tocada por uma vara, ela se levanta sibilando; como se entrasse em sua toca, introduz-se na *brahmanádí* (*sushumná*).
>
> *Hatha Yoga Pradipika*

Os chakras são os centros de captação, armazenamento e distribuição de energia no corpo. Literalmente, chakra significa roda, disco ou círculo. Também recebem o nome de *padmas* ou *lótus*. Existem milhares de centros de força distribuídos pelo corpo, porém, para efeito da prática, nos ocuparemos apenas dos sete principais, que se encontram ao longo da coluna vertebral e na cabeça, que são: *múládhára, swádhisthána, manipura, anáhata, vishuddha, ajña* e *sahásrara chakra*, e estão unidos entre si pelas nadis, os canais de circulação da energia, como se fossem pérolas de um colar.

A aparência desses chakras é circular, brilhante, como pequenos CDs, de quatro ou cinco dedos de largura, que giram vertiginosamente. O elemento que corresponde a cada chakra determina a sua cor. Cada um tem um *bija mantra*, isto é, um som semente, ao qual respondem quando são devidamente estimulados. Eles são representados com um número definido de pétalas, sobre as quais aparecem inscritos fonemas do alfabeto sânscrito, os *bijas* menores, que simbolizam as manifestações sonoras do tipo de energia de cada chakra. Dessa forma, cada fonema estimula uma pétala definida de um chakra. Esse é o motivo pelo qual o sânscrito é considerado língua sagrada: o seu potencial vibratório produz efeitos em todos os níveis.

Cada chakra tem igualmente uma deidade e uma Shakti, com diferentes nomes, atributos, emblemas, etc. Isso não significa que existam no corpo sutil pequenas imagens de deusas e deuses cheios de braços e cabeças e armados até os dentes, assim como não há neles diagramas geométricos ou animais imaginários. São símbolos das propensões e latências *samskáricas* associadas a cada centro. Esses símbolos falam diretamente à mente subconsciente e não precisam ser "interpretados". A única coisa a fazer é observar-se frente a eles e às emoções que despertam.

Quando você visualiza, por exemplo, uma Shakti carregando uma caveira cheia de sangue ou uma espada na mão, deve prestar atenção à reação que essa imagem provoca na sua consciência. Isso tem por objetivo detectar seus condicionamentos para poder trabalhar sobre eles. Fique atento a esses detalhes. Observe-se atentamente o tempo todo, porém, com mais cuidado ainda enquanto acompanha a construção mental dessa parte dos chakras. Compare essas vivências e seus resultados, e veja como elas mudam de chakra para chakra. Se em algum momento você percebe que um símbolo destes provoca uma reação como medo ou surpresa... atenção! Pode ser sinal de que poderá ter uma revelação sobre si próprio nos próximos minutos. Observe-se. Observe-se o tempo todo.

Entretanto, a experiência com essas imagens só pode ser aproveitada devidamente quando o praticante consegue um bom grau de auto--observação. Se você for iniciante, pule a descrição das deidades e trabalhe apenas sobre os símbolos geométricos e as cores dos *tatwas*, que já são por si só muito poderosos. Existe uma analogia entre os chakras e os diversos plexos do corpo físico, mas é um erro querer identificá-los com as partes da anatomia humana.

Ao meditar nos chakras, você não deve prestar atenção ao corpo físico, mas ao corpo sutil, no espaço interior. Pense neles como redemoinhos com o centro mais claro que as extremidades, girando vertiginosamente em ambos os sentidos. Você poderá perguntar: "em ambos os sentidos? Como assim?" Assim mesmo. Os chakras giram em ambos os sentidos. E giram muito rapidamente.

O processo respiratório não é apenas inspirar ou expirar. Os chakras não giram só para a direita ou só para a esquerda. O Universo é expansão e recolhimento, em todos os planos. Quando se medita sobre um chakra, uma das coisas que se precisa fazer é ver qual é o movimento dominante nele, se horário ou anti-horário. O movimento horário faz com que o chakra projete energia para fora. O anti-horário é para captar energia do ambiente. Isso é fácil de conseguir com um pouquinho de prática e usando a intuição. Raramente falha.

Como acabar definitivamente com a dúvida sobre o sentido do giro? *Yata Brahmande tata pindade*: assim como é no Universo, assim também é no ser. O mesmo exemplo que se usa na física para explicar o fluxo dos campos magnéticos, aplica-se perfeitamente ao movimento dos chakras.

Faça assim: feche o punho da sua mão direita e deixe o polegar para cima. Com uma caneta, desenhe uma flecha na gema do polegar e uma flecha nos lados visíveis dos dedos indicador e mínimo, com as pontas voltadas em direção às unhas.

Lembre-se de que a energia sempre circula desde o punho para as pontas dos dedos. O polegar simboliza a energia que entra ou sai do chakra. Vamos checar, por exemplo, em que sentido está girando neste momento seu *swádhisthána chakra*. Feche os olhos e concentre-se no chakra.

Observe-o, respirando profundamente durante alguns instantes. Concentre-se no sentido do giro. Se o chakra estiver girando em sentido horário (ou seja, se estiver girando no mesmo sentido que os ponteiros do relógio, quando se olha de frente para ele), você apoia o punho com o lado do dedo mínimo voltado para o seu ventre.

O giro do chakra coincide com o sentido da seta que você desenhou no dedo mínimo. Repare que a energia está saindo, conforme indica a seta do seu dedo polegar. Se for ao contrário, se o seu chakra estiver captando energia do ambiente, ele tenderá a girar em sentido anti-horário. Nesse caso, observe a seta desenhada no seu dedo indicador e volte o polegar em direção ao seu ventre. Isso vai lhe dar a pauta do movimento predominante. Mas não esqueça que eles giram em ambos os sentidos.

Faça o seguinte experimento: encha um aquário com água limpa. Prepare separadamente dois copos de água tingida com anilina da mesma cor: um deve ser de cor bem intensa, enquanto o outro deve ter uma cor mais clara. Jogue ambos os líquidos coloridos ao mesmo tempo no aquário e observe. O que você vê? Quando as águas se misturam, dá a nítida sensação de que a cor mais forte está "entrando" na cor mais clara. Mas, em verdade, o que acontece é que as partículas de água mais clara também estão "entrando" na água mais escura. Da mesma forma, quando você vê um chakra girando, apenas percebe o movimento aparente dele, aquele que prevalece. Os chakras sempre giram em ambos os sentidos, mas sempre predomina um.

(Gratidão a Pedro Kupfer por este texto e pelas demais citações em todo o livro)

Capítulo 6

Chakras, Kundalini e Nadis
(Uma visão prática e profunda)

Tudo é energia. Corpo ou corpos, mente, emoções, consciência e o próprio *Purusha* – o Si mesmo. Os planetas, as galáxias, o Universo, as nossas moléculas, os átomos, nossos ossos, nossa carne... enfim, tudo é consciência e energia. Você que agora lê essas páginas também é consciência e energia.

Chakras são canais de armazenamento, captação e distribuição de energias físicas e psíquicas. A palavra sânscrita *chakra* pode ser traduzida por círculo, roda ou *padma* (lótus). Seu formato visto somente por paranormais, médiuns, *sadhus* e yogues lembra um CD girando em altíssima velocidade, e em nosso corpo existem milhares desses centros, sendo que no estudo do hindu Tantra são sete os chakras principais e os que também vão ser estudados aqui e estimulados. Note que o tântrico os estimula e não os equilibra como é comum se fazer no Ocidente.

Os chakras são definidos ainda como centros físicos, psicofísicos e energéticos do corpo, e têm de quatro a cinco dedos de largura. Os seres humanos contêm de cinco (visão tibetana) a sete chakras principais, ou que são estimulados em práticas espiritualistas. Escolas chinesas de Qi Gong falam em centenas de pequenos chakras como, por exemplo, nas palmas das mãos. Nos seres vivos eles estão em constante atividade, embora sua presença não seja percebida conscientemente por não meditadores ou praticantes transpessoais.

Localizados dentro e fora do corpo (duplo etérico), os chacras são diferentes da kundalini, que é a energia da vida que os ativam e se movimenta dentro do corpo.

Normalmente os chakras não apresentam mais do que cinco centímetros de diâmetro. Com a prática de mantras, de yoga ou de meditação, eles aumentam de tamanho e sua luz se expande. Cada um tem uma cor,

74 | Tantra – Maithuna Sexo Tântrico

mantras e elemento que o estimula, seu movimento é ininterrupto. Eles estão associados às glândulas do corpo físico e funcionam como centros de captação, contenção e distribuição de energia para todo o corpo.

As representações pictóricas (símbolo ou *yantra*) desses centros de energia são formadas por figuras geométricas e por pétalas. São pelos chakras que transitam e se movem as energias sutis do corpo.

Cada um dos sete chakras (visão tântrica hindu) principais tem uma série de elementos:

- Um *bija mantra*. Som semente que o estimula. Esse som atua na raiz ou no centro dos chakras fazendo-os vibrar. O ocultismo ocidental se utiliza muito dessa prática.

- Uma série de *bijas mantra* em suas pétalas. Esses sons são considerados secretos por praticantes tântricos adiantados, devido a força dos mesmos em estimular poderosamente os chakras e elevar coluna acima a energia kundalini (libido, orgone). Todos os estudos e práticas dos *bijam* vêm das escolas tântricas, e esses sons estão na língua sagrada sânscrita. No Tibet, por exemplo, utilizam-se outros sons e mantras e trabalham-se apenas com os cinco chakras.

- Uma deidade é uma Shakti (energia transpessoal e física) que é um poder específico de cada um, além de uma energia que pode ser chamada de divindade regente. Um elemento da natureza, cores, *tatwas* os sete chakras principais, visão hindu, estão localizados ao longo da coluna vertebral, dispostos verticalmente, e cada chakra tem funções específicas mediante o recebimento de energias internas e externas. Temos nesses centros "nós" que impedem a subida descontrolada da kundalini: um fica no *múládhára* (*brahmagranthi*), outro no *vishnudha* (*vishnugranthi*) e o último no *ajña chakra* (*rudragranthi*). Eles são conhecidos como *Granthis*, e quando são rompidos, a energia se eleva. Com esses "nós" nos chakras é muito difícil alguém fazer bobagem com kundalini, de toda forma, sempre aconselhamos que vá devagar em suas práticas tântricas.

André DeRose define assim os *Granthis*:

Granthi significa nó. Os *granthis* são válvulas de segurança naturais, ao longo da *sushumná nada*, que estão relacionados diretamente aos três estágios de desenvolvimento para a ascensão da energia kundalini.

O primeiro está localizado no *múládhára chakra* (*brahmagranthi*), o segundo no *anáhata chakra* (*vishnugranthi*) e o terceiro *no ajña chakra* (*rudragranthi*). O *Brahmagranthi* relaciona-se com o físico e os *vrittis* da sensorialidade; o nó seguinte, *Vishnugranthi*, com o emocional e as instabilidades dos laços afetivos; o último, *Rudragranthi*, com a mente. Todos estão diretamente relacionados às tendências subconscientes latentes, denominadas *vasanás*. Ao se elevar, essa energia põe em atividade vórtices cujas raízes se encontram ao longo da coluna vertebral, produzindo atividade nestes centros, bem como levando a percepção a incursões em diversos planos de consciência. Chakra significa roda, eles são centros reguladores, distribuidores e armazenadores de força do corpo sutil. Ao todo, são sete chakras principais: *múládhára, swádhisthána, manipura, anáhata, vishuddha, ajña* e *sahásrara*.

Os chakras da parte inferior do corpo estão associados à matéria, são o *múládhára*, o *swádhisthána* e o *manipura*. O Médio, ou Intermediário é o *anáhata*, regente aos sentimentos mais profundos, do amor (não confunda amor com apego). Os Superiores são o *vishuddha*, o *ajña* e o *sahásrara*, que estão associados ao mental e à iluminação. Sua rotatividade obedece ao sentido horário ou anti-horário, dependendo da qualidade energética de cada indivíduo.

Há muitas práticas que fazem o chakra girar em sentido horário ou de dentro para fora, ou anti-horário, de fora para dentro. A priori não se deve misturar essas práticas. Essa regra tem, assim como tudo na vida, exceções.

O Tantra, as práticas mântricas e seu Yoga trabalham para que os chakras se movimentem de forma veloz. Para isso, é necessário ter consciência e adotar práticas que os estimulem, por meio do método interno ou externo.

- MÉTODO INTERNO: por meio desse método, despertamos a kundalini com a prática de Yoga, mantras, Karatê-do, Tai-chi, Qi Gong, Iai-dô, Aikido e artes marciais que envolvam paz e meditação (as outras acabam desequilibrando todos os chakras, e as violentas – ou voltadas ao ego –, as competições buscando agredir o "adversário", acabam com todos os corpos sutis, nada trazendo de útil ao praticante e menos ainda ao já tão violento Planeta) ou maithuna. As escolas tântricas trabalham mais com os métodos internos, e exclusivamente com os chakras girando em sentido horário.

- MÉTODO EXTERNO: consiste no recebimento de passe magnético ou espírita, de massagens, como a indiana ou shiatsu, na aplicação de acupuntura, moxabustão, imposição de mãos, Reiki, geoterapia (pedras) ou cromoterapia (cores), dentre outros métodos.

Os dois métodos contribuem para o estímulo de todos os chakras, proporcionando melhor disposição física e mental aos praticantes.

É importante mantê-los em equilíbrio, utilizando técnicas corporais (yoga, tai-chi, dança), técnicas mentais (mantras), alimentação equilibrada e não violenta. Os chakras influenciam e são influenciados também pelo corpo físico, daí a necessidade desses cuidados.

Como vimos até aqui, todos os chakras possuem qualidades energéticas próprias que, em desequilíbrio, produzem determinadas doenças ou, do contrário, em situação de equilíbrio, conferem ao nosso organismo inúmeros benefícios. Contudo, o sexto chakra pode ser mais estimulado que os demais pelo mantra *Om*, pois possui uma força que ajuda e atrai a subida da kundalini.

Chakra movimentando-se em sentido horário

Quando em rotação horária, o movimento é dextrogiro (destro), para direita e se caracteriza por:

- Possuir força centrífuga (coloca energia para fora).
- Ser menos suscetível a influências externas.
- Não carregar miasmas energéticos nem ter contato com o chamado "baixo-astral".
- É estimulado nas práticas de Yoga, Qi Gong, Tantra, Karatê-dô, Aikido.
- Ser um polo irradiador (de dentro para fora).
- Quem tem os chakras em rotação horária é conhecido nos meios ocultistas como pessoa de "corpo fechado".

Chakra sentido anti-horário

Quando em rotação anti-horária o movimento é sinistrogiro, para a esquerda, com as seguintes características:

- Possui força centrípeta (para dentro, energia de captação).
- Capta energia externa, mantendo o corpo astral "aberto".
- Estimula a mediunidade e a sensitividade.

- Amplia a sensibilidade ao ambiente.
- Promove a aptidão para fazer diagnósticos precisos, quando se trata de um bom médium, tem poder de captação (carrega miasmas).

Observe que, quando o chakra gira em sentido anti-horário, perder-se energia. E quem perde muita energia pode sobreviver da energia alheia, por meio de uma relação de dependência chamada na metafísica de "vampirismo".

Conhecendo os chakras

A maior parte dos ensinamentos aqui contidos é a título de estudo e de curiosidade. Você deve praticar a ativação dos chakras e não conhecê-los só teoricamente.

Leonardo Boff ensina que, falar, ler e pensar sobre o divino não lhe dá a experiência do divino. Digo que ler (e se faz muito isso), falar e pensar sobre chakras não lhe dá a experiência do mesmo.

Múládhára chakra (chakra kundalíneo)

- Significado do nome: fundação ou suporte da base.
- Nome ocidental: chakra básico.
- Localização: localizado nos órgãos genitais e na pélvis, relacionado com as gônadas (glândulas sexuais), governa o sistema reprodutor. Esse Centro anima o corpo físico. É a vontade, o poder e o instinto de sobrevivência, a base da montanha, a ligação com a terra. Concentra a maior parte da energia kundalini, que uma vez despertadas e controladas progridem coluna acima, seguindo um padrão geométrico similar ao apresentado na dupla hélice das moléculas de DNA, que contêm o código da vida.
- Regula: a sobrevivência, a alimentação, o conhecimento, a autorrealização, os valores (segurança financeira, situações materiais), o sexo (procriação), longevidade e prazer.
- Cor: vermelho em brasa para tonificar. É a cor mais quente e densa. Aquece e estimula a circulação. Estimula o fluido da medula espinhal e o sistema nervoso simpático; energiza o fígado, estimulando os nervos e os músculos. Vitaliza e organiza o corpo físico. Violeta, azul ou rosa para sedar a energia do chakra.

- Mantra: *Lam* (concentrando-se nos genitais).
- Elemento: Terra – o mais denso dos elementos. É a mistura dos elementos Água, Fogo, Ar e Éter.
- Fase da vida: desde a união do espermatozoide com o óvulo, até sete ou oito anos.
- Funções: é o chakra onde nasce e reside a energia kundalínica, que se movimenta em espiral, pelas nadis *ida* e *pingala*, e distribui por todo o corpo do indivíduo o impulso de vida: é também um dos centros eróticos do ser, principalmente do homem.
- Orixás regentes: Nanã, Yorimá e Oxumarê.

Swádhisthána chakra

- Significado do nome: lugar-morada do ser ou o "fundamento de si próprio".
- Nome em português: chakra esplênico umbilical.
- Localização: localizado na lombar e abaixo do umbigo no nível do púbis, está relacionado com as glândulas suprarrenais, regendo a coluna vertebral e os rins. *As suprarrenais* são constituídas por uma medula interna, coberta por um extrato chamado córtex e são responsáveis pela produção de adrenalina. Rege os rins, o sistema reprodutor e circulatório e a bexiga. As energias tais quais: a paixão, a expansão, a sensualidade e a criatividade são manifestadas por esse chakra.
- Regula: a sedução e a atração, a criatividade e o relacionamento.
- Cor: laranja – a que tonifica; é uma cor acolhedora e estimula a alegria. A cor laranja é social e traz otimismo, expansividade e equilíbrio emocional. Traz confiança, automotivação e senso de comunidade. O azul ou o verde servem para sedar.
- Mantra: *Vam* (concentrando-se abaixo do umbigo).
- Elemento: Água – forma circular – três quartos da Terra são cobertos de água, três quartos do peso de uma pessoa são de água – a essência da vida. Os sons da água ampliam a vibração desse chakra, permitindo um fluxo sem obstruções.
- Fase da vida: de 8 a 14 anos.

- Funções: energia de criatividade, purificação e impulso emocional; é o centro da procriação, manifesta-se sexualmente, mas sob o aspecto de sensação e prazer; fantasias e desejos sexuais. Nesse chakra inicia-se a expansão da personalidade.
- Orixás regentes: Exu e Ogum.

Manipura chakra

- Significado do nome: cidade das gemas ou cidade das pedras preciosas.
- Nome em português: chakra plexo solar.
- Localização: um pouco acima do umbigo. Rege o pâncreas, glândula que possui função exócrina e endócrina e que secreta o suco pancreático, cujas enzimas ajudam a digestão das proteínas, carboidratos e gorduras. A parte endócrina da glândula é formada por pequenos grupos de células chamadas *ilhotas de langerhan,* produtoras da insulina, que possuem um papel importante no controle do metabolismo da glicose. A área de influência desse chakra é o sistema digestivo: estômago, fígado e a vesícula biliar, além do sistema nervoso.
- Regula: as escolhas, dentro do possível, do que você quer. Individualidade, poder pessoal, como você se vê, sua identidade no mundo.
- Cor: amarelo dourado para tonificar. É ativador dos nervos motores, exercendo influência no sistema nervoso. Estimula bílis e possui ação vermífuga, diminui a função do baço, porém estimula a função do pâncreas, fígado e vesícula biliar. Fortalece as articulações, o sistema digestivo e linfático. É regenerador dos tecidos, acelerando o processo de cicatrização. Intensifica a função peristáltica e o raciocínio lógico. Violeta, azul ou verde para sedar.
- Mantra: *Ram* – o principal ponto de concentração durante a produção desse som é o umbigo. Traz longevidade.
- Elemento: Fogo – auxilia a digestão e a absorção do alimento fornecendo a energia vital.
- Fase da vida: de 14 a 21 anos.
- Funções: desenvolvimento do ego e da identidade individual, impulso de liderança, praticidade, trabalho.
- Orixás regentes: Iansã e Xangô.

Anáhata chakra

- Significado do nome: intocado ou som não produzido (batidas do coração).
- Nome em português: chakra cardíaco.
- Localização: situa-se na região do tórax e está conectado com a glândula timo, responsável pelo funcionamento do sistema imunológico. É o chakra do coração, centro energético do amor.
  A elevação das energias do chakra do plexo solar até o coração acontece em indivíduos que estão desenvolvendo a capacidade de pensar e atuar em termos de coletividade.
- Regula: o amor, a compaixão, o perdão, a verdade e a gratidão.
- Cor: rosa – estimula o amor incondicional; e o verde – que é relaxante do sistema nervoso. A cor violeta seda esse centro.
- Mantra: *Yam*. A concentração, a repetição desse mantra deverá acontecer com a atenção voltada ao coração, desfazendo qualquer bloqueio na região cardíaca, proporcionando controle sobre o prana e a respiração.
- Elemento: Ar – auxilia o funcionamento dos pulmões e do coração.
- Fases da vida: 21 a 28 anos.
- Funções: intermedia os chakras superiores e inferiores, impulso de se ligar à verdade, ao amor, ao reequilíbrio, ao altruísmo e à compaixão. Esse chakra se expande em todas as direções e dimensões, como uma estrela de seis pontas.
- Orixás regentes: Oxum e Oxóssi (algumas escolas citam Xangô aqui).

Vishuddha chakra

- Significado do nome: puro ou centro da pureza.
- Nome em português: chakra laríngeo.
- Localização: sobre a garganta, comunica-se com a glândula tireoide que está relacionada ao crescimento e aos processos oxidativos, e com as paratireoides que controlam o metabolismo do cálcio. Esse chakra governa pulmões, brônquios e voz. Está ligado à inspiração, à comunicação e à expressão com o mundo.
- Regula: a comunicação interna e externa – esclarecimento que conduz ao estado divino, consciência e crenças (no que você acredita e se apega).

(Uma visão prática e profunda) | 81

- Cor: azul, atua como tranquilizante na aura e é regenerador celular. Traz quietude e paz mental, estimula a busca da verdade, inspiração, criatividade, compreensão, fé (confiança na existência) e está associada à gentileza, ao contentamento, à paciência e à serenidade. Turquesa estimula a comunicação em público. Para tonificar, laranja e violeta.
- Mantra: *Ham* – concentra-se na garganta.
- Elemento: Ar, prana, energia sutil, associado ao som.
- Fases da vida: 28 a 35 anos.
- Funções: autoconhecimento; felicidade. Segundo o *Satchackra Virupana*, (...) quem alcança o conhecimento mediante a concentração constante da consciência nesse loto, converte-se num grande sábio e encontra a paz. O indivíduo se eleva e se purifica de todos os carmas; morre-se para o passado e nasce-se novamente para a realização da unidade".
- Orixás regentes: Iansã, Oxumarê, Yori (Erês) e Ogum.

Ajña chakra

- Significado do nome: autoridade, poder, comando intuitivo.
- Nome em português: chakra do Terceiro Olho ou Frontal.
- Localização: entre as sobrancelhas, relaciona-se com a glândula pituitária.
- Regula: a intuição e a consciência. Capacidade de se observar sem julgamento.
- Cor: dourado para concentração; falta de memória e de confiança. Violeta que é tranquilizante, calmante e purificador. Clareia e limpa a corrente psíquica do corpo e da mente, afastando problemas de obsessão mental e psicose.
- Mantra: *Om*.
- Elemento: presença dos cinco elementos, com três *gunas* que são *manas* (mente), *buddhi* (intelecto), *ahankara* e *chitta* (o ato de ser – o ser).
- Fases da vida: 35 a 42 anos.
- Funções: austeridade, intuição, serenidade. É o chakra da Faculdade do conhecimento: *buddhi*: (conhecimento institucional), *ahankara* (o ser/self), *indriyas* (sentidos) e *manas* (mente). É representado por um triângulo branco simbolizando a *yoni* e, no meio, um *lingam*. No centro do chakra está o *yantra* do som *Om*, o melhor objeto de meditação.

"Meditando nesse centro, o praticante 'vê a luz'; como uma chama incandescente. Fulgurante como o Sol matutino, claramente brilhante, reluz entre o 'Céu e a Terra'." Satchackra Nirupana.

- Orixás regentes: Oxaguian, Iemanjá, Oxum, Oxalufan.

Sahásrara chakra

- Significado do nome: chakra das mil pétalas.
- Nome em português: chakra coronário.
- Localização: no topo da cabeça. É o portal da espiritualidade, do reconhecimento da existência de Deus em nós, no outro e em todo o Universo manifestado.
- Regula: o reconhecimento da Iluminação, o Si mesmo, individuação, é o *Purusha*.
- Mantra: *Sham* (simbólico).
- Elemento: todos os elementos, inclusive o éter, em suas manifestações mais sutis.
- Funções: iluminação, espiritualidade plena, manifestação do Divino. Segundo o Satchackra Nirupana: "O Lótus das mil pétalas é o mais brilhante e mais branco que a lua cheia, tem a sua cabeça apontada para baixo. Ele encanta. Seus filamentos estão coloridos pelas nuanças do Sol jovem. Seu corpo é luminoso, é aqui o objetivo final da kundalini após ativar os outros chakras. O indivíduo que atinge a consciência do sétimo chakra realiza os planos da irradiação (torna-se iluminado como o Sol), das vibrações primordiais, da supremacia sobre o prana, do intelecto positivo, da felicidade, da indolência."
- Orixás regentes: Orixá Orí ou Orixalá.

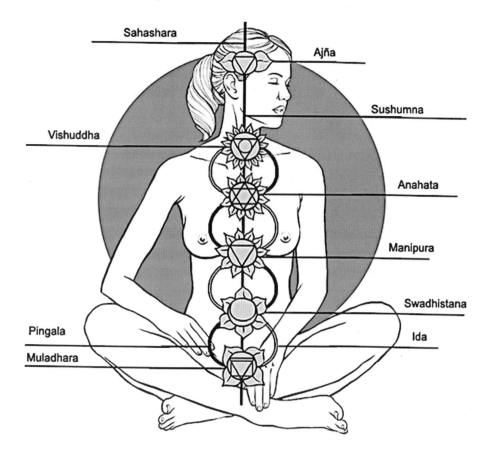

Mestre Osho, os praticantes de Yoga, e a minha própria experiência, apontam que o saber intelectual dos chakras não substitui o "conhecimento" prático. A experiência de ativar esses centros e manifestar kundalini é um dos objetivos maiores do caminho tântrico.

As correlações entre as meditações do Mestre Osho e os chakras são:

- *Ajña* – Shiva Netra e Vipassana.
- *Vishuddha* – Giberish e Chakra Sounds.
- *Anáhata* – Heart Chakra e Rosa Mística.
- *Manipura* – Chakra Breating e Mandala.
- *Swádhisthána* – Dinâmica e Kundalini.
- *Múládhára* – Dinâmica e Kundalini.

Obs.: essa relação é superficial e relativa. Osho em suas meditações estimula todos os centros no geral.

A saúde dos chakras

Nível de satisfação nas diversas áreas e setores da vida

Avaliação elaborada por Diana Prem Zeenat, mestre em terapias, Deeksha, minha irmã e inspiradora.

AUTOAVALIAÇÃO CONHECENDO-SE ENERGETICAMENTE E ASSUMINDO ALGUMAS RESPONSABILIDADES			
MÚLÁDHÁRA CHAKRA			
Saúde física/qualidade de vida: forma tradicional de definir saúde.	Ótimo	Regular	Péssimo
Alimentação saudável.			
Atividade física regular estimulante.			
Cuidados com o corpo (autoestima).			
Imagem pessoal (corpo e persona).			
Boa disposição, ação e motivação.			
Saúde do corpo.			
Bom-humor e prazer.			
Qualidade de vida corporal.			
Existe alguém especial com quem eu compartilho a vida sexual que idealizo? Prazer, intimidade e excitação.			
MÚLÁDHÁRA CHAKRA			
Saúde material, financeira e recursos: aborda os aspectos relativos a bens materiais e profissionais.	Ótimo	Regular	Péssimo
Relação com os valores (dinheiro).			
Equilíbrio no consumo.			
Prosperidade equilibrada, abundância e sucesso financeiro.			
Tenho criatividade para gerar valores?			
Administro meus investimentos e posses sem apego?			
Vivo a vida que vale a pena ser vivida?			
Invisto em conhecimento?			
Realizo viagens prazerosas?			

SWÁDHISTHÁNA CHAKRA			
Saúde amorosa: como manter paixão e harmonia no dia a dia saindo da rotina, superando as diferenças.	Ótimo	Regular	Péssimo
Pessoas amorosas e afetivas em minha vida.			
União e cumplicidade amorosa.			
Compreendo que eu tenho o meu jeito e o outro o dele estabelecendo respeito?			
Coloco limites preservando minha individualidade?			
Supero as crenças e conflitos com os outros?			
Na sexualidade, saio da rotina inovando sempre com criatividade?			
Disponho de tempo para meus relacionamentos?			
SWÁDHISTHÁNA CHAKRA			
Saúde familiar: avalie como está seu relacionamento com seus familiares.	Ótimo	Regular	Péssimo
Convivência harmoniosa.			
Cooperação, união e amorosidade.			
Integridade intelectual, respeito e aceitação da minha identidade.			
Coloco limites preservando a individualidade?			
Supero as crenças e os conflitos?			
MANIPURA CHAKRA			
Saúde do ego: brilho pessoal, carisma, ação e poder.	Ótimo	Regular	Péssimo
Fortaleço meus pontos fortes, qualidades e sei quais são?			
Administro meu tempo dando espaço para diversão?			
Hobbies e diversão.			
Supro meus desejos e necessidades?			
Faço coisas alegres, motivantes, agradáveis e divertidas?			
Existe consciência de que sou responsável por algumas escolhas que me causam dor ou prazer?			

86 | Tantra – Maithuna Sexo Tântrico

MANIPURA CHAKRA			
Saúde emocional: superação e maturidade ao lidar com os desafios emocionais. Como eu supero, controlo ou direciono minhas emoções.	Ótimo	Regular	Péssimo
Consigo superar meus pontos fracos ou meus limites?			
Como lido com o medo e a insegurança?			
Como trabalho com a raiva e a irritação?			
Sei administrar minha ansiedade?			
Lido bem com posse, apego e ciúmes?			
Sei lidar com controle e autoridade?			
Como é minha satisfação emocional?			
Como administro as crises?			
ANÁHATA CHAKRA			
Saúde social: o que tem sido feito de sua parte para melhorar e trazer paz e equilíbrio ao Planeta.	Ótimo	Regular	Péssimo
Coopero e contribuo com o meio social?			
Tenho realizado trabalhos filantrópicos com amor?			
Sou uma pessoa crítica?			
Faço escolhas que não afetam negativamente o meio ambiente e as pessoas?			
Compreendo as limitações alheias?			
Sou prestativo com as pessoas?			
Proporciono criatividade, lazer, alegria e diversão para o meio em que vivo?			
ANÁHATA CHAKRA			
Saúde sentimental: superação e maturidade ao lidar comigo mesmo.	Ótimo	Regular	Péssimo
Sou verdadeiro e autêntico?			
Sou amoroso comigo e com quem me cerca? Demonstro e expresso amor?			
Sou grato com os recursos materiais, intelectuais, emocionais e espirituais que tenho agora?			
Sou capaz de propiciar compaixão, compreensão, perdão, aceitação e amor por mim mesmo?			

VISHUDHA CHAKRA			
Saúde intelectual: a busca do conhecimento teórico e prático em relação àquilo que você deseja obter.	Ótimo	Regular	Péssimo
Mantenho-me atualizado?			
Faço novos cursos e leio bons livros?			
Aprendo com meus erros?			
Supero crenças limitantes e empobrecidas?			
Comunico-me com clareza e utilizo as ferramentas de comunicação adequadamente?			
AJÑA CHAKRA			
Saúde perceptiva e intuitiva: nível de identificação e aceitação de tudo como é. Realização e propósito.	Ótimo	Regular	Péssimo
Auto-observação.			
Percepção intuitiva.			
Sonhos premonitórios.			
Supero crenças limitantes e preconceituosas sobre religião ou outros temas?			
Observo os acontecimentos sem julgamento?			
Sou consciente de que a mente nem sempre é real?			
Aceito que tudo é o que deve ser?			
Quanto estou comprometido com meu propósito e missão?			
Utilizo meus dons e talentos a serviço do meio?			
Estou comprometido com minha realização pessoal e profissional?			
AJÑA CHAKRA			
Saúde espiritual: abrange os aspectos da fé, desenvolvimento e conexão com a consciência divina, com a plenitude e com a felicidade.	Ótimo	Regular	Péssimo
Silêncio.			
Meditação.			
Gratidão.			
Oração.			

Práticas espirituais.			
Quanto tempo eu dedico para minha espiritualidade?			
Quanto estou comprometido com felicidade e plenitude?			
ANÁLISE GERAL			
Quais são as áreas que devo colocar mais foco? Quais são as áreas que devem ser beneficiadas melhorando meu equilíbrio emocional e físico?			

Avaliação do nível de satisfação

NÍVEL DE SATISFAÇÃO	PORCENTAGEM
Saúde e Disposição.	
Recursos Financeiros.	
Relacionamento Amoroso.	
Família.	
Vida Social.	
Equilíbrio Emocional.	
Criatividade, Hobbies e Diversão.	
Plenitude e Felicidade.	
Contribuição Social.	
Desenvolvimento Intelectual.	
Realização e Propósito.	
Espiritualidade.	

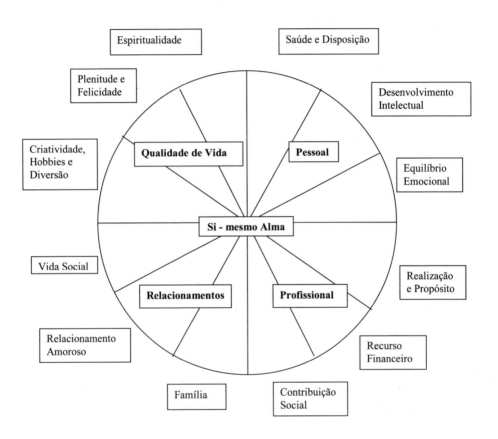

Capítulo 7

Mudrás, apoio à Meditação
Gestos magnéticos e de poder

Mudrás é uma combinação de movimentos físicos e sutis que alteram a disposição, atitude e percepção, e que aprofundam a atenção e a concentração.

Satyananda

No Yoga, os Mudrás são, antes de tudo, gestos especiais feitos com as mãos para conduzir de maneira específica a energia sutil ou força vital (prana do corpo). São empregados durante a meditação, a visualização, o controle da respiração e os rituais de adoração, bem como para fins terapêuticos na medicina tântrica. O mudrá mais comum é o gesto chamado *Ãnjali*, usado na Índia como cumprimento: unem-se as palmas das mãos em frente ao peito, com os dedos estendidos apontando para cima.

George Feuerstein

Mudrá é um gesto simbólico e mágico carregado de poder que usualmente é feito com as mãos. Literalmente, a palavra mudrá quer dizer "selo", "gesto" ou ainda "reflexo" de algo.

Os hindus místicos o chamam de gesto de poder, já que sua prática cria estados alterados de consciência, como elevação de kundalini e consciência do Si Mesmo e do Universo que nos cerca. Consciência aqui significa acordar do sono robótico em que muitos vivem.

O significado da palavra *mudrá* encontra-se no *Kularnava Tantra* e no *Nigranth Tantra*, segundo os quais *mud* = força de poder; êxtase (para fora) e êntase (para dentro); prazer, e *dra* (*dravay*) = controlar; manter; capacidade de manter.

| 91 |

No hinduísmo e em outras correntes metafísicas é comum o mestre tocar o discípulo com um mudrá como forma de iniciação ou um batismo. O nome desse toque no Tantra é *kripá guru* e transmite toda a força da tradição em questão do iniciador para o iniciado

Os mudrás aparecem em todas as tradições influenciadas pelo Tantra (budismo, hinduísmo, magia, teosofia, etc.). No Ocidente, é comum um gesto de oração ou uma prece em que se unem as duas mãos, palma com palma, o que na Índia se chama de *pronan mudrá*.

Mudrás sintonizam com as origens das tradições que queremos enfocar. Segundo o professor Humberto Gama, em seu livro *Mudrás – Gestos Magnéticos do Yoga* (Ed Vidya), "(...) o objetivo é a autenticidade, a receptividade. E para isso o mudrá trabalha profundamente no interior de cada ser humano."

Cada gesto ou selo produz uma infraestrutura psicofísica e predispõe o praticante a um estado interior. Os mestres são de opinião que o mudrá possui quatro "estados" ou "poderes" especiais e distintos, que são: *Identificação; Assimilação; Domínio* e *Desenvolvimento*.

Dentre os textos clássicos, encontramos no *Kulamava Tantra* a sua interpretação erudita: "O mudrá prepara o praticante para um estado interno de identificação em que este, concentrado e interiorizado no gesto, controla a força adquirida e a dirige para qualquer parte de seu corpo ou para fora dele."

Os mudrás atuam também, profundamente, em nosso sistema nervoso simpático e parassimpático, além dos terminais dos meridianos usados em medicina chinesa (*tsubos*).

Relação dos dedos com os mudrás

Quando indicamos que alguém deve "pensar na vida", o fazemos apontando ou levantando o dedo indicador (elemento Ar) para a cabeça.

E quando queremos nos referir a um gesto sexual, mostramos o dedo médio (elemento Fogo).

Utilizamos o dedo anular para unir os que se amam. Não por acaso essa união é o elemento Água, que diz respeito a nossas emoções e sentimentos.

Reis e rainhas de todos os tempos usavam anéis no dedo mínimo (elemento Terra) para simbolizar a prosperidade sobre a matéria.

O polegar (elemento Éter) é o dedo do espírito e representa a Alma. Quando uma situação está bem, costumamos levantar o polegar para representar o fato.

Ao praticarmos um mudrá com a mente concentrada (*manas mudrá*), podemos facilmente estimular os cinco elementos representados nos dedos.

ELEMENTO	DEDO
Terra	Mínimo
Água	Anular
Fogo	Médio
Ar	Indicador
Éter	Polegar

Principais mudrás do Tantra e do Hinduísmo

Shiva mudrá

Expressa respeito à ancestralidade, à sinceridade e à receptividade. É um gesto de silêncio e, ao fazê-lo, devemos imaginar que deste "cálice com as mãos" estamos disponíveis para receber todos os benefícios de uma prática (*sadhana*) de mantra. É um mudrá normalmente usado em inícios de rituais, práticas de Yoga, nos mantras de Shiva e em algumas escolas budistas.

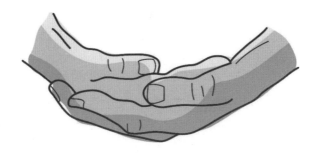

Yônilingam mudrá

Gesto principal do maithuna, o mais importante, que representa a fusão de energia entre Shiva (princípio masculino) e Shakti (princípio feminino). É o mais forte de todos os mudrás quando utilizado nas práticas tântricas. Deve ser utilizado com mantras tântricos, de Shiva e Shakti.

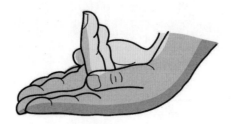

Ãnjali mudrá (Pronam mudrá)

Este é um gesto de cumprimento, de reverência, de saudação, de reflexão e de interiorização, por isso tem característica reflexológica forte. É o que usamos ao iniciar e terminar uma prática de escolas de mantra, Tantra e Yoga. No *Ãnjali mudrá jiva*, as mãos ficam na altura do peito. No *Pronam mudrá atmam* (alma), as mãos se elevam à altura do rosto.

Representa ainda a união (yoga) de todos os sentimentos dos praticantes. É usado no Tantra como um cumprimento associado ao mantra *Om Hara* ou *Hare Om*, que pode ser traduzido como "observe a totalidade em sua volta". No budismo, este gesto chama-se *Gasho* e representa uma saudação: "Todos são budhas, todos são Iluminados, eu saúdo toda a existência que é Buda."

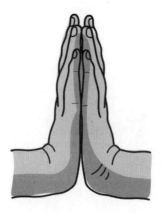

Jñanã mudrá

É o gesto da sabedoria. Serve para impedir que energias se dispersem nas práticas principalmente mântricas e do yoga. Ao se ligar o polegar com o indicador, fecha-se um circuito eletromagnético.

Nas práticas mântricas realizadas entre seis e dezoito horas (dia/sol), as palmas devem se voltar para cima (*mudrá surya*, ou sol). Na prática feita entre dezoito e seis horas (noite/lua), voltamos as palmas das mãos para baixo (*mudrá chandra*, ou lua). Este é um mudrá que pode ser utilizado com qualquer mantra e prática meditativa.

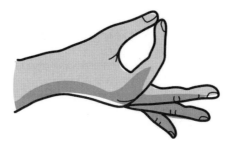

Trimurti mudrá

É a união das mãos em forma de pirâmide ou trindade divina (Brahma, Vishnu, Shiva); também chamado de gesto das "três faces".

Estimula os chakras *múládhára*, *anáhata* e *ajña*. Quando as mãos se voltam para baixo, em direção ao solo, denomina-se *trimurti mudrá prithivi* (Terra); se voltadas para cima, com os braços elevados, chama-se *trimurti mudrá vayu* (Ar).

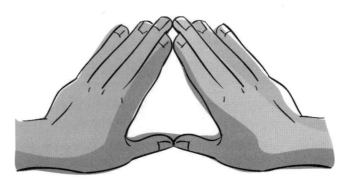

Trishula

O polegar fecha um circuito de força com o dedo indicador, formando um gesto de força. Os três dedos (indicador, médio e anular) simbolizam o tridente de Shiva, usado para destruir as correntes de inconsciência, egoísmo e ignorância sobre Si mesmo. É indicado com os mantras de Shiva.

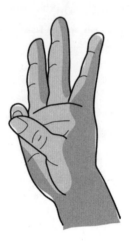

Pushpaputa mudrá (cesto de flores)

Expressa uma oferenda, devoção, e é também um símbolo de desapego.

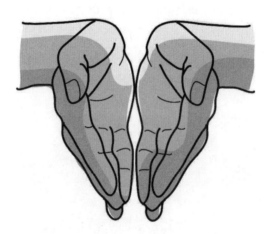

Capítulo 8

Os Bandhas, travas da consciência e Pranayamas introdutórios

O Tantra e sua parte prática, o *Hatha Yoga,* desenvolveram técnicas fora do contexto tradicional descrito no Yoga Sutra, de Patanjali. Visando gerar efeitos específicos nas funções orgânicas do praticante, essas técnicas psicofísicas se juntaram com os *ásanas* (posturas físicas) e *pranayamas* (respiratório) potencializando ambas e preparando o corpo do praticante para estados mais elevados, obtidos no controle da mente e que são chamados de *mudrás, bandhas* e *kriyás.* Neste capítulo abordaremos alguns *bandhas* e *pranayamas* que ajudam a dominá-los com os mais variados objetivos.

Bandha significa trava ou chave, o termo é aplicado a variadas contrações e relaxamentos musculares que influenciam os sistemas nervoso, vascular e glandular.

Nos exercícios de *pranayama,* a energia kundalini e os pranas se movimentam pelo corpo. Para não se perder energia e conduzir as práticas a seus objetivos desejados, devemos executar os *bandhas,* ou fechos (contrações de órgãos, glândulas e músculos), para atuarem sobre as energias mais sutis do corpo. Os bandhas vão ficando cada vez mais importantes para os praticantes adiantados, pois auxiliam no processo de elevação da kundalini. Treine-os muito, unidos aos *pranayamas,* pois eles são tão poderosos que muitas correntes espiritualistas e iniciáticas só as transmitem a seus discípulos depois de muitos anos de estudos. Com os *bandhas* você poderá sentir, desde as primeiras técnicas de *pranayamas,* os efeitos da kundalini sendo despertada e o corpo cheio de energia.

Técnicas de Bandha

1. Jalandhara Bandha (trava da garganta)

Técnica que consiste em contrair a garganta e colocar o queixo firmemente na direção do peito. Segundo o Gheranda-Samhita, ela fecha os dezesseis *adhara* (suporte, base ou ponto em que o yogue focaliza sua atenção). São eles: pulmões, joelhos, calcanhar, umbigos (*nabhi*), prepúcio, genitais, coração, pescoço, garganta (*kantha*), testa (*lalata*), palato (*talu*), narina (*nasa*), ponto entre as sobrancelhas (*bhru-madhya*), cabeça e a fissura bramica (*Brahma Randhra*) no centro do crânio. *Jalandhara* é praticado em várias fases de yoga e do maithuna.

2. Uddiyana Bandha (trava do abdômen)

É executada não pela contração dos músculos abdominais, mas pela expansão do tórax em apneia. Na sua maneira mais simples de execução, após expirar profundamente sem contração dos músculos abdominais, expanda a caixa torácica sugando o abdômen na direção da espinha dorsal, esse movimento abdominal e torácico é auxiliado pela diferença de pressão que ocorre na contração.

Dentro dos conceitos de fisiologia sutil, esse *bandha* é tido como intensificador do movimento prânico de *sushumná* (canal central). É também uma técnica que precisa ser dominada para se aprender outras a partir dela, como o *nauli*. Por reduzir a pressão intestinal, os efeitos mecânicos dessa redução podem incluir melhora da drenagem dos tecidos, alongamento e controle dos órgãos abdominais.

A técnica na prática consiste na elevação do diafragma e promove a pressão dos órgãos abdominais contra a coluna. Com isso, atua na região abdominal massageando vísceras e órgãos, auxiliando no movimento peristáltico do intestino abdominal, bombeia sangue para o coração, tonificando-o e concedendo ao praticante vigor, vitalidade e longevidade saudável. Para executá-lo, expire e comprima a barriga, puxando-a para dentro seguindo as instruções acima. Essa prática deve ser feita em pé ou sentado.

3. Mula Bandha (trava do assoalho pélvico e baixo ventre)

Consiste em uma forte contração do assoalho pélvico e do abdômen, mantendo a pressão do calcanhar esquerdo contra o períneo. Segundo o professor, Gerson D´Addio Silva, também estimula funções excretoras e reprodutivas, sendo descritas na literatura tradicional como auxiliares na longevidade e no despertar da kundalini. A prática do pompoarismo da sexualidade tântrica deriva dela.

Para executá-lo, contraia toda a região pélvica, como se estivesse segurando a urina. Esse movimento estimula diretamente a energia kundalini.

4. Jihva Bandha (trava da língua)

Técnica que consiste em colocar a ponta da língua no palato mole na parte de trás da boca, promovendo a retenção de energia. O praticante cola a língua no céu da boca e então a puxa para trás como que deslizando a língua até sentir a parte mais mole do palato.

Essa região no fundo da boca é a área descrita nos textos de Yoga como reunião (*sangam*), pois é ali que se unem as três principais nadis; segundo essa literatura, o *jihva bandha* impede que a energia descendente do *soma chakra* (acima do *ajña chakra*) saia pelo *lalana chakra* (centro da boca) e seja consumida pelo fogo gástrico no *manipura chakra*. Geralmente, a execução do *jihva bandha* é acompanhada por *bhrúmadhya drishti*, a fixação ocular entre as sobrancelhas. Acredita-se que o massageamento da língua, próximo do palato mole, ativa um ponto reflexológico via propagação da pressão intracraniana chamada *Lalana chakra*. Ele é um chakra menor composto por doze pétalas vermelhas de lótus, que funciona como um reservatório desse néctar, produzindo indiretamente a ativação das glândulas pineal e pituitária, as quais são responsáveis pela produção do néctar que aumenta a longevidade e o rejuvenescimento. Ativa *ajña* e *sahásrara*, desenvolvendo assim *siddhi*. Associa-se ao *bháva*, ao contentamento, ao domínio de si próprio, à raiva, à afeição, à pureza, ao alheamento, à agitação e ao apetite.

5. Bandha Traya

É a união dos *bandhas jalandhara, uddiyana* e *mula*, para assim inverter as energias do corpo. Pode ser executado com os pulmões cheios ou vazios, salvo algumas exceções que abordaremos oportunamente. Não use o *jihva bandha* no *bandha traya*, pois seu efeito seria perdido.

Fases da respiração
(as quatro etapas dos pranayamas)

A respiração é o meio pelo qual adquirimos e suprimos as necessidades celulares do organismo, por meio da troca gasosa com a atmosfera, inalamos e exalamos Nitrogênio, CO_2, O_2 e outros gases. É a ação que possibilita a vida humana, sem ela não há sobrevivência das células do corpo.

O yogue e o tântrico em 99% das técnicas usa o nariz, e em apenas 1% usa a boca, é bom lembrar que funcionando no automático respiramos utilizando a boca somente quando o coração acelera. Qualquer técnica yogue deve ser executada com o máximo de atenção, todas visam uma transformação quântica do corpo, preparando o mesmo para altas cargas elétricas recebidas na meditação e na iluminação.

A respiração possui quatro possibilidades; inspiração; apneia cheia; expiração e apneia vazia. Para sobreviver precisamos da primeira e da terceira apenas, e as retenções produzem estados alterados na mente consciente potencializando concentração por meio da estimulação ou do recolhimento dos sentidos e, dessa forma, a meditação e a iluminação.

As retenções não devem beirar o exagero para ter seu efeito, sem agressão ao sistema nervoso mediante intoxicação por CO_2.

1. PÚRAKA (INALAÇÃO): inspiração, inalação suave de ar, absorção de prana. Deve ser feita de maneira lenta, profunda, nasal e silenciosa "como se aspira a água pelo caule de um lótus", ensina André DeRose.

2. KUMBHAKA (RETENÇÃO DO AR OU APNEIA CHEIA): tradicionalmente *kumbhaka* é a retenção com ou sem ar nos pulmões. Aqui *kumbhaka* será tratado como apneia cheia e atua na respiração interna, eliminando a sensação de fadiga e, acalmando o coração, melhora o sistema imunológico. Sua prática constante permite saúde a todo o metabolismo.

No início, o praticante nunca deve reter o ar por mais de cinco segundos. Aos poucos vai aumentando e ultrapassando o tempo até chegar ao seu limite. Nesse ponto, ele começará a executar o *jalandhara bandha*.

Atenção: os hipertensos e cardíacos não devem fazer *kumbhakas* muito prolongados.

No Tantra sua prática deve ser realizada com o corpo imóvel e, normalmente, com concentração do *ajña chakra*.

3. RECHAKA (EXALAÇÃO): é a expiração (o ato de exalar), que deve ser feita pelo nariz, de maneira lenta, profunda, completa e silenciosa, sempre num tempo maior que do *púraka* (inspiração).

4. SHÚNYAKA OU SHÚNYA (RETENÇÃO SEM AR): é a permanência com os pulmões vazios. Nos textos tradicionais de Yoga pode também ser chamado de *kumbhaka*, mas seu nome distinto auxilia o praticante na memorização.

A respiração natural é realizada pelo nariz. Por meio dele o ar é filtrado e aquecido, tornando-se apto a penetrar no nosso organismo. Por isso, ao respirarmos pela boca nos expomos a impurezas e enfermidades que podem acarretar graves problemas. Um praticante de Tantra deve ter saúde. Por isso é importante que respire corretamente. Existem três tipos básicos de respiração: *adhama, madhyama* e *uttama*. A respiração *adhama* é inferior, abdominal e diafragmática; *madhyama* é o *pranayama médio*, que ocorre mais ou menos na altura dos intercostais, e *uttama* é o *pranayama superior*, na altura do tórax.

No Yoga vemos ensinamentos diferentes entre as linhas, isso se deve à existência de um tipo de yoga para cada ser vivo do Planeta, a união entre todos os corpos que nos formam na matéria. Mas, todos ensinam que, na respiração completa, movimentamos três grupos musculares; diafragma, intercostais e subclaviculares, a diferença entre as escolas é como isso será feito.

Algumas ensinam a movimentar cada grupo muscular separadamente, já outras, todos eles juntos, pela prática que tenho, digo que as duas maneiras têm seu valor terapêutico e como condutores para estados mais elevados de conciência. A segunda tem mais valor, agora, para treino do funcionamento pulmonar e sua potencialização, a primeira é muito eficiente.

A seguir conheceremos melhor cada um desses tipos de respiração.

Adhama Pranayama – Respiração abdominal

É a respiração realizada na parte baixa, ou abdominal, e que permite a entrada de uma quantidade maior de ar no nosso organismo. É alcançada sem esforço e ocorre naturalmente enquanto descansamos. Esse *pranayama* deve ser realizado sem que o tórax se movimente. Seu efeito é a tranquilização do sistema nervoso, além de beneficiar quem sofre de asma e de outras doenças que comprometem o aparelho respiratório e ainda estimular as vísceras e tonificar os músculos abdominais. Não estufe a barriga, ao contrário deixe-a relaxada.

Madhyama Pranayama – Respiração media

Respiração comandada pela musculatura intercostelar, que faz a elevação antero posterior da caixa torácica com movimento semelhante à alça de um balde. Nessa metodologia de trabalho o abdômen deve retrair não pelo seu movimento, mas por consequência da expansão dos intercostais.

Respirar dessa maneira facilita uma relação equilibrada com o Si mesmo (*self*) e com o mundo externo. Perceba o afastamento (distensão) das costelas, e a abertura do tórax em todas as direções – frente, lados e trás.

Uttama Pranayama – Respiração superior ou subclavicular

Após a fase anterior (*madhyama*) a caixa torácica completa sua expansão com elevação, inflando o peito onde ocorre elevação suave da clavícula pela respiração (de forma involuntária), é bom salientar que em todas as fases a coluna permanece imóvel, qualquer movimento ocorre pela falta de força da musculatura de sustentação da coluna e por exagero.

Respirar somente com o peito é uma maneira de se relacionar apenas com o mundo externo, e traz a sensação de "não estar nem aí para nada" ou estimula a vaidade exagerada.

Respiração Completa

Toda técnica respiratória e tântrica yogue é psicofísica, portanto deve ser feita com máxima atenção e mentalização, de preferência sobre as partes trabalhadas.

A respiração completa do ar preenche todo o organismo, levando prana para todos os órgãos e células do corpo. Para executá-la, inspire dilatando o abdômen e, sem mudar seu ritmo de inspiração lenta e contínua, dilate ligeiramente as costelas. Ainda inspirando, encha de ar a parte alta dos pulmões. Comece a expirar vagarosamente, soltando primeiro o ar que está retido na parte de cima dos pulmões, depois o que se encontra na parte média e, por fim, o da parte baixa dos pulmões. Coloque as mãos em cada área preenchida pelo ar para maior consciência. Saiba que essa técnica deve ser dominada com o tempo, por meio de muita prática.

A segunda forma de executar, descrita pelo Professor Gerson D´Addio Silva, consiste em fazer os movimentos descritos anteriormente juntos e de forma uniforme, na inspiração, expandindo as três partes, e ao expirar contraindo. É bom ressaltar que a respiração involuntária contrai a musculatura na inspiração, e na expiração a ação é passiva, ou seja, quando o ar entra, os músculos relaxados se contraem para fazer a entrada dele, e ao inspirar, os músculos relaxam para fazer sua saída.

Práticas de Pranayamas

Enquanto houver alento no corpo, haverá vida. Quando o alento parte, advém à morte. Por isso, é necessário restringi-lo por meio de práticas de *pranayamas*.

Hatha Yoga Pradipika

1ª Siga todas as instruções corretamente. Em caso de dúvida, releia o texto atentamente. Faça todos os *pranayamas* com absoluta atenção e concentração.

- A respiração deve ser, salvo exceções (*shítalí* e *sítkárí*), nasal, pois assim é que acontece a assimilação do prana corretamente.
- A coluna ereta (alinhamento postural) desobstrui as nadis (correntes energéticas) e é maior a quantidade de ar (prana) a entrar nos pulmões. Também é condição indispensável para evolução de kundalini.

- A respiração completa é a mais indicada basicamente em todos *pranayamas*.
- A respiração correta é a silenciosa, com poucas exceções, como o *bhástrika, kapalabhati* e *sopro ha*.
- A observação e a consciência são fundamentais em todas as práticas tântricas. Focalize.
- Respire lentamente. A respiração lenta é consciente, traz benefícios para a saúde, principalmente emocional e mental, ao contrário da respiração acelerada, que causa raiva, dispersão, problemas cardíacos e falta de consciência.
- Respire profundamente sem exageros, isso gera centralização, autocontrole, vitalidade e confiança. Já a respiração superficial traz consigo vários distúrbios psicológicos como ansiedade, angústia, medo, depressão.

2ª Execute os *pranayamas* sempre com as narinas desobstruídas e, de preferência, bem cedo. Assim, estará em harmonia com o despertar da natureza. O horário compreendido entre 23h e 4h não é adequado, visto haver pouco prana no ar. Mas se quiser praticar nesse período, visualize sempre um grande sol emitindo muita luz e muito prana para você.

3ª O aposento onde for fazer a prática deverá estar limpo e arejado. Se possível, acenda um incenso natural de boa qualidade antes, não o mantendo aceso durante o exercício. Os perfumes mais tradicionais do amálgama tântrico são: rosa, jasmim, sândalo, almíscar, tulsi ou mirra.

4ª Esteja só enquanto executa os *pranayamas*. Mas lembre-se: na impossibilidade de estar só, é melhor praticá-los entre a multidão do que deixar de fazê-los. O Tantra e suas práticas devem ser incorporadas em sua vida.

5ª Como todas as demais práticas, os *pranayamas* devem ser executados com os intestinos limpos e pouco alimento no estômago. Pode-se utilizar água, em pequena quantidade, durante, mas use sempre a mineral, pois a encanada é uma água sem vida, tratada com agentes químicos (cloro, flúor, etc.).

6ª Mantenha sempre os olhos fechados e visualize o *ajña chakra* (o ponto entre as sobrancelhas), isso fará com que a prática não tenha somente um efeito físico e energético, mas também meditativo.

7ª Evite forçar os pulmões. Conheça bem seus limites e nunca se exceda nas práticas.

8ª Banhe-se antes de praticar, nunca depois. Dê sempre um intervalo de pelo menos 60 minutos entre a prática e seu próximo banho. Muitos *pranayamas* têm o objetivo de aquecer o corpo, então não é saudável resfriá-lo em seguida.

9ª Tenha muita disciplina (*tapas*) e contentamento (*samtosha*) no decorrer das práticas. Se desejar, coloque uma música suave que possa amplificar a concentração e os efeitos do exercício.

10ª Comece com três ou quatro *pranayamas* semanais, e vá acrescentando outros conforme for dominando os anteriores. Após dominar os *pranayamas* os utilize na maithuna.

11ª Sente-se sempre com a coluna ereta e as pernas cruzadas à frente do corpo. Pode colocar uma pequena almofada entre os pés e o chão ou entre as nádegas e o chão.

Resumo para as Práticas

A respiração, o pensamento e o sêmen são os três constituintes do potencial de iluminação. Devem ser harmonizados e conscientemente controlados. O yogue que combina respiração, pensamentos e sêmen torna-se indestrutível, dotado de espontaneidade transcendental.

Kalachakra Tantra

Para facilitar a prática dos *pranayamas* resumi aqui todas as técnicas e divisões correspondentes. Lembre-se, porém, de que se trata apenas de um resumo. O Tantra não é teórico, mas, sim, absolutamente prático.

- BANDHA (FECHOS)
  Jalandhara: chave de queixo.
  Uddiyana: elevação ou contração abdominal (sem ar).
  Mula: contração dos esfíncteres anais.
  Jiva: chave de língua.
  Bandha Traya: executar juntos o *jalandhara*, o *uddiyana* e o *mula* bandhas.

106 | Tantra – Maithuna Sexo Tântrico

- **FASES DE RESPIRAÇÃO**
  Púraka: inspiração ou inalação.
  Kumbhaka: retenção ou suspensão com ar.
  Rechaka: expiração; exalar, soltar o ar de forma controlada.
  Shúnyaka: retenção com os pulmões vazios.

- **RESPIRAÇÃO**
  Adhama: abdominal, baixa.
  Madhyama: média.
  Uttama: superior, torácica.
  Completa: as três fases anteriores.

- **RESPIRAÇÃO RÍTMICA**
  (Ritmo 1/4/2 e suas variações).

- **RESPIRAÇÃO ALTERNADA**
  Chandra e *surya pranayama, murccha, anuloma viloma, bhástrika, kapalabhati* e outras.

Todos os *pranayamas* devem ser praticados respeitando os limites físicos de cada um, sem causar desconforto ou ansiedade.

Os exercícios aqui descritos variam no tempo de acordo com sua capacidade pulmonar, por isso o resumo acima demonstra as opções para praticar:

- Todo *pranayama* começa com expiração, em seguida faça a primeira inspiração contando o seu ritmo natural. Se você leva seis segundos para inspirar, este é o tempo base para o resto do exercício, mas o tempo não deve ser medido em segundos, mas, sim no tempo de um piscar de olhos (mantra).
- O tempo é sempre 1, 4, 2 (inspiração, retenção, expiração) respectivamente. Se a inspiração leva 6 segundos, a retenção será 6 x 4 = 24 segundos e expiração 6 x 2 = 12 segundos. Assim, o exercício se adapta a qualquer tipo de praticante, iniciante ou avançado.
- Se você começar num ritmo e precisar mudar tanto para menos quanto para mais é só respeitar a regra base.

Importante: uma das regras fundamentais durante o *pranayama* á a respiração nasal (salvo algumas exceções). As razões para isso são os filtros nasais, o aquecimento do ar e, principalmente, a utilização das nadis, que atuam nas narinas (*ida* e *pingala*).

Progressão do Ritmo

Existem três tipos de ritmo, o primeiro é o *swa mátra*, ritmo arbitrário; o outro é o *hrd mátra* ou *anáhata mátra*, que tem por base seguir os batimentos cardíacos; e, por último, o *akasha mátra*, que se obtém naturalmente após o treino dos dois anteriores. Na tabela a seguir, temos um exemplo de combinações do menos para o mais adiantado.

PÚRAKA (Inspiração)	KÚMBHAKA (Retenção com ar)	RÊCHAKA (Expiração)	SHÚNYAKA (Retenção sem ar)
1	0	1	0
1	0	2	0
1	1	1	0
1	2	1	0
1	2	3	0
1	1	1	1
1	2	1	2
1	4	2	0
1	4	2	4

Segundo André DeRose, a soma total de cada ciclo respiratório para iniciantes não deve exceder mais que um minuto. Intoxicação por Co^2 pode levar a lesões no sistema nervoso com consequências imprevisíveis.

O *hrd mátra* é bastante semelhante ao *swa mátra*, só que ao invés de unidades de tempo fixas, o praticante conta com as variações dos seus batimentos cardíacos, que ficam mais lentos nas pausas e mais acelerados durante as respirações, com diversas nuances entre si. Pode ser usada a mesma tabela acima.

Já o *akasha mátra* não é treinado; é um fenômeno que surge, naturalmente, após alguns anos de prática, que leva o praticante a entrar num fluxo regular que hoje é descrito pela biologia como campos mórficos.

Capítulo 9

Pranayamas e Swara Yoga
(Yoga da respiração)

O *pranayama*, os exercícios respiratórios do Yoga, elimina os obstáculos da percepção, capacitando a mente para concentração, *dhárdná*, que é o primeiro estágio da meditação.

Yoga Sutra de Patanjali

Pranayama é oração e não um mero exercício de respiração física.

BKS Iyengar

Enquanto a respiração (prana) for irregular, a mente permanecerá instável; quando a respiração se acalmar, a mente permanecerá imóvel e o yogue conseguirá a estabilidade. Por conseguinte, deve-se controlar a respiração.

Hatha Yoga Pradipika

Um dos aspectos mais importantes da prática (*sadhana*) tântrica é a respiração ou o domínio da bioenergia por meio de técnicas respiratórias.

O prana é a energia vital, o sopro de vida, a força que mantém o Universo, a energia que se encontra principalmente no ar e que, segundo o mestre Swami Sivananda, é "a mais poderosa força vital que se faz visível no plano físico na condição de movimento e ação, e que no plano mental se apresenta na forma de pensamentos". Portanto, prana é a força vital do Universo, e com ele todo o princípio ativo de força e de movimentação do Universo passa a atuar. É de prana que tudo é feito no Universo e, apesar de muitos não o perceberem (até porque há muita coisa no Universo que o homem não percebe), o prana é extremamente importante para o desenvolvimento do ser.

| 109 |

> Na respiração temos dois caminhos para atingir o entendimento: o filosófico e a compreensão da existência de Deus: a inspiração e a expiração. A inspiração é o que nos conecta ao mundo externo, a expiração é o alento que nos ensina o desapego, o deixar sair. Esses dois caminhos são chamados de *pravritti marga* – caminho da criação – e *nivrtti marga* – caminho da renúncia. A criação encontra-se na inspiração e a renúncia na expiração. O *yogi* (homens) ou *yogini* (mulheres) treinam para adquirir equanimidade entre os dois caminhos.
>
> *Texto Tântrico*

Assim, dentro do Tantra, o *pranayama* é a prática que trabalha com as energias físicas e psicofísicas, regulando o movimento respiratório, aumentando a energia vital (prana).

Ana Maria Marinho, na recomendada obra *80 Exercícios Respiratórios*, publicado pela Editora Ground, diz:

"[...] a prática de *pranayamas* aumenta o fluxo sanguíneo e fortifica os nervos, o cérebro, as glândulas, os músculos do coração, etc. A respiração está intimamente ligada à mente. Com o *pranayama*, a mente se concentra, e com isso as atividades mentais e psíquicas são bem controladas. Quando o domínio do movimento respiratório é conseguido com perfeição, conquista-se a faculdade de governar todas as forças inerentes à natureza do homem, adquire-se o domínio completo do funcionamento interno do corpo, desenvolvem-se novas faculdades mentais e psíquicas e, por fim, realiza-se por experiência direta a natureza espiritual do ser humano. A respiração nos acompanha desde o momento em que nascemos até a hora da nossa morte física. Tudo em nossa vida muda, mas a respiração é algo constante, que não tem fim. Temos que respirar. Se você deixa de respirar, o corpo morre. Por isso, a respiração é algo que pode ser feito de forma involuntária, inconsciente. Mesmo dormindo você respira. Sua vida é a respiração. Desse modo, o controle da respiração é a ponte para a consciência sobre o corpo e o Universo.

A respiração consciente coloca o praticante em contato com o presente, assim ele transcende o tempo e o espaço. Com a respiração atingimos saúde, longevidade, memória mais aguçada. E, principalmente, trabalhamos de maneira consciente a elevação da kundalini.

Monges xintoístas do budismo Tendai, praticantes de Aikido, Shaolin Kung Fu, e os monges tibetanos, num frio intenso, meditam sobre lençóis úmidos a fim de testar suas forças.

Para isso, eles utilizam técnicas de respiração que os aquece completamente. Os monges xintoístas, por sua vez, se banham em cachoeiras geladas, várias vezes ao dia, durante seus ritos de purificação. Para aguentar o frio, eles se concentram no "hara" (a região correspondente aos chakras *swádhisthána* e *manipura*) e ficam absolutamente centrados em si mesmos."

Um pouco de *pranayama* já é suficiente, como, por exemplo, observar o alento: por meio disso, o espírito é espírito de outras atividades e fixado na observação da respiração. Isso põe a respiração sob controle e, dessa maneira, o espírito também.

Texto Tântrico

Prana

A energia vital recebe o nome de *Prana* na Índia e no Tibete, e também na maioria das escolas iniciáticas de todo o mundo. Para os chineses, porém, ela se chama *chi*, e para os japoneses, *ki*.

Como já vimos, o prana fica tanto dentro quanto fora do corpo. No interior do corpo ele percorre caminhos ou pontos denominados meridianos (na China) ou nadis (para o Tantra). Os principais textos, como os de *Shiva Samhita*, descrevem 72.000 nadis, mas chega-se a falar em 350.000, sendo que três delas (*ida, pingala* e *sushumná*) são importantíssimas para o Tantra.

Nadis – rios energéticos

Nadis são correntes, canais, corredores ou filamentos de energia vital que circulam por todo o corpo, alimentando a vida e movimentando os chakras.

Semelhantes aos meridianos de acupuntura, seus pontos são chamados na China de *tsubos*.

As nadis estão intimamente relacionadas aos chakras. A *nadi* central é conhecida por *sushumná* e se encontra situada no centro do corpo pela coluna vertebral, que recebe o nome de *meru danda*. A *sushumná* nasce no *múládhára chakra*, e se estende corpo acima, até unir-se ao *sahásrara chakra* (que se situa no alto da cabeça). No espaço fora do *meru danda*, estão duas outras nadis, denominados *Ida* e *Pingala*. *Ida* é o canal esquerdo, de natureza feminina, lunar, emocional e materna. Por estar associado à procriação e à purificação, também é conhecido como *Ganga* (o rio sagrado da Índia). *Pingala* é o canal direito, de natureza masculina, solar, racional e dinâmica.

Algumas pessoas têm dominante a energia (nadis) lunar (resgate das emoções) e outras a solar (regente da razão). O praticante adiantado consegue manter esses temperamentos equilibrados.

Todas as nadis do corpo se originam no períneo em forma de um ovo (*kanda*). Todos os sistemas místicos hindus são radicais sobre a importância de se manter esses canais energéticos absolutamente purificados por meio de autopurificação, principalmente com alimentação saudável, vegetariana ou vegana, *pranayamas* (respiratórios), *kriyás*, purificações físicas e psicofísicas, *ásanas* posturas físicas e *dhyana* que é a mente meditativa.

Definição para estudo

- *Sushumná*: nadi principal por onde a kundalini sobe. Está relacionada à medula espinhal.
- *Ida*: canal esquerdo transportador das correntes lunares, natureza feminina visual e emocional, produção de vida, energia materna, a respiração com a narina esquerda proporciona estabilidade para a vida. A narina esquerda aberta durante o dia equilibra a energia lunar criando um equilíbrio para si, tornando-nos mais relaxados e mais alertas mentalmente.
- *Pingala*: canal direito que transporta correntes solares, purificador, natureza masculina, depósito de energia destrutiva. A narina do lado direito é de natureza elétrica masculina, verbal e racional. Torna o corpo físico mais dinâmico, ativo e saudável. Quando um casal tem um orgasmo, sem repressão e com consciência, algumas vezes elevam a kundalini, nutrindo todos os chakras por meio de *ida e pingala*.

Localização da Nadis:

- Sushumná: é a mais importante das nadis e, segundo o mestre Sivananda, o "sustentador do Universo". Situa-se atrás do ânus e liga à coluna vertebral, indo até o alto da cabeça. É tão importante que todas as 72.000 nadis estão conectadas com *sushumná*, e é por ela que a energia kundalini se eleva, partindo do *múládhára chakra* e chegando ao *sahásrara chakra*. Quando kundalini percorre esse caminho, o ser atinge a consciência da iluminação.

- IDA: localiza-se à esquerda da coluna e é chamada de "a nadi da Lua". *Ida* contém o "néctar da vida", e é ativada pela respiração (inspiração e expiração) com a narina esquerda, despertando a intuição, a percepção, a sutileza, os sentimentos e a afetividade.

- PINGALA: localiza-se à direita da coluna e é chamada de "a nadi do Sol", é ativada pela respiração com a narina direita (inspiração e expiração), desenvolvendo a força física e a capacidade de lidar com a matéria e com os assuntos mundanos.

É no encontro de *Ida*, *Pingala* e *Sushumná* que se formam os chakras maiores. Além disso, na tradição tântrica, essas três nadis recebem também os nomes de três rios sagrados: Ganga, Yamura e Sarasvati, respectivamente.

Aprofundando o estudo, verificamos que são conhecidos dez diferentes tipos de prana, sendo que os cinco primeiros são de maior importância para os praticantes do Tantra.

1. PRANA: fica no coração (*anáhata chakra*), e é absorvido principalmente por meio da inalação de ar. Ao lado de *Apana*, é a mais importante energia prânica para a saúde, energia e iluminação. É a energia da função de absorção, principalmente por meio da respiração.

2. APANA: é a força de eliminação e se manifesta na expiração do ar. Elimina o que é indesejável. Localiza-se no ânus (*múládhára chakra*), por onde também penetra no ato de respiração. Atua sobre os órgãos genitais e manifesta-se, ainda, nas excreções.

3. UDANA: ar interno do corpo, que se move de baixo para cima. Localiza-se na garganta (*vishnudha chakra*), de onde caminha para o chakra do alto da cabeça. Cérebro (*sahásrara chakra*).

4. VYANA: ar interno do corpo, que retrai e expande. Sua principal função é vitalizar o sistema nervoso e promover a circulação do ar.

5. SAMANA: está situado nos chakras baixos, na altura do plexo solar. Atua sobre o fígado, rins e aparelho digestivo.

6. DHANAMJAYA: atua na desintegração dos organismos mortos.

7. NAGA: causa o vômito.

8. KRKARA: provoca a sensação de fome.

9. KURMA: ocasiona o fechamento das pálpebras.

10. DEVA DATTA: produz o bocejo.

Técnicas de pranayama tântricos

Pranayama para Distribuição de Energias

- Deite-se de costas.
- Posicione as mãos sobre o abdômen.
- Inspire contando um e mentalizando que o prana se distribui por todas as células, membros, veias, nervos, artérias e músculos do seu corpo.
- Retenha o ar contando até quatro e sinta os efeitos da mentalização.
- Expire, contando até dois.

  Obs.: esse *pranayama* deve ser feito em todos os momentos de falta de ânimo ou de energia. Pode também ser praticado antes de dormir ou ao acordar.

Pranayama para Controlar as Emoções

- Deite-se ou sente-se.
- Inspire contando um e mentalizando o prana penetrando no seu organismo na forma de uma cor violeta ou azul (caso tenha dificuldade em visualizar cores, imagine uma névoa branca e exercite essa mentalização até conseguir visualizar cores). Retenha o ar contando até quatro.
- Expire contando até dois e mentalizando a palavra "fora", ao mesmo tempo em que procura sentir que todas as emoções consideradas indesejáveis estão sendo eliminadas.

  Obs.: no estresse do cotidiano utilize esse *pranayama*.

Pranayama para a Elevação da Mente

- Sente-se ou deite-se de costas.
- Inspire contando mentalmente o número um. Mentalize que uma luz dourada envolve cada célula da região cerebral.
- Retenha o ar contando até quatro. Mentalize que essa cor dourada se intensifica.
- Expire contando até dois. Mentalize que a cor dourada permanece impregnada no seu cérebro.

  Obs.: é importante concentrar-se na mentalização. Nas práticas para o maithuna pode ser usado o vinho ritualístico.

Pranayama para a Energização da Água

- Inspire elevando um copo de vidro ou de cristal com água com a mão direita.
- Retenha o ar mantendo o copo no alto.
- Expire e despeje a água num copo vazio que deverá estar em sua mão esquerda.
- Mentalize que o prana está contido na água.

Obs.: a água energizada atua beneficamente sobre desequilíbrios, promovendo a paz ou simplesmente relaxando.

Pranayama para Expandir a Aura

- Sente-se.
- Inspire contando um e mentalizando que o prana é absorvido pelo seu corpo.
- Retenha o ar, contando até quatro.
- Expire, contando até dois e mentalizando que a sua aura se dilata com uma luminosidade azul celeste.

Obs.: expandir a aura fortalece o corpo emocional.

Pranayama para a Introspecção

- Pode ser realizado em qualquer postura.
- Inspire lentamente.
- Retenha o ar durante alguns segundos.
- Expire vagarosamente.
- Execute o *mula bandha*.

Obs.: esse *pranayama* pode ser feito a qualquer hora, em qualquer lugar.

Pranayama para Relaxamento

- Deite-se de costas.
- Inspire lentamente ao mesmo tempo em que contrai todos os músculos do corpo.
- Retenha o ar durante alguns segundos.
- Expire, relaxando o corpo completamente.

Obs.: ótimo para situações de estresse e de insônia. É recomendável ser realizado antes de dormir.

Pranayama Ativador de Energias Sutis

- Deite-se de costas.
- Feche os olhos.
- Inspire contando até dois.
- Retenha o ar contando até oito.
- Expire contando até quatro.

  Obs.: esse *pranayama* deve ser feito durante várias horas ao longo do dia.

Pranayama ao Amanhecer

- Fique de pé, posicionando-se de frente para o Sol. Feche os olhos.
- Inspire elevando os braços até a altura dos ombros e mentalizando que o prana penetra por todo o seu corpo.
- Retenha o ar e abra os braços.
- Expire baixando os braços vagarosamente.

  Obs.: visualize toda a luz do Sol (*Surya*) tomando conta do seu ser.

Pranayama ao Adormecer

- Deite-se de costas.
- Feche os olhos.
- Inspire de maneira bem lenta e profunda, mentalizando que o seu sistema nervoso absorve o prana, proporcionando paz e harmonia a todas as células.
- Expire, lenta e profundamente.

  Obs.: para um maior relaxamento visualize uma névoa branca penetrando pelos pés e saindo pela cabeça.

Bhástrika

Nesta técnica, os músculos abdominais e diafragmáticos atuam energeticamente na inspiração e expiração, diferente do *kapalabhati* que o faz apenas na expiração. Nela, tanto os músculos abdominais quanto diafragmáticos atuam energeticamente, movimentando a bases dos pulmões. Enquanto o praticante não dominar a musculatura utilizada nas duas fases não deve executar retenções.

- Inspire e expire pelas narinas, rápida e vigorosamente, produzindo bastante barulho. Cuidado para não chacoalhar os ombros ou contrair os músculos da face durante o *pranayama*.
- Execute o *bandha traya* (a união do selo dos esfíncteres do ânus, o selo do abdômen e a trava do queixo) somente após ter obtido o domínio da técnica.

Atenção: esse *pranayama* deverá ser praticado com relativa moderação. Com a prática, a frequência do exercício poderá ser aumentada causando alteração no batimento do coração. Deve ser evitado por portadores de pressão alta. *Bhástrika* movimenta kundalini e eleva a temperatura do corpo, em especial das extremidades, tonifica os nervos e o aparelho circulatório, aumenta o apetite, fortalece a força de vontade, aprofunda os níveis de consciência, de serenidade e a destreza.

Pranayama de Transformação

- Sente-se.
- Inspire profundamente.
- Retenha o ar durante alguns segundos.
- Estire os lábios para frente, como se fosse beijar, e mantenha-os entreabertos.
- Expire pela boca com força.
- Retenha o ar que permaneceu em seus pulmões por um segundo.
- Em pequenos jatos, expire pela boca até esvaziar completamente os pulmões.
  Obs.: pode ser feito após vários exercícios físicos para retirar o ar residual dos pulmões.

Pranayama de Tonificação dos Nervos

- Fique de pé.
- Inspire devagar, de maneira bem profunda.
- Retenha o ar durante alguns segundos.
- Estire os braços para frente.
- Sem ar, traga as mãos até tocar os ombros.
- Aperte as mãos vigorosamente.
- Estire os braços para frente e coloque as mãos sobre os ombros várias vezes, mantendo-as contraídas.
- Expire, com força, pela boca.

Pranayama para os Músculos do Aparelho Respiratório

- Fique de pé.
- Inspire lenta e profundamente.
- Retenha o ar durante alguns segundos.
- Abra bem a boca.
- Expire rápida e vigorosamente pela boca.

  Obs.: esse *pranayama* beneficia o sistema nervoso.

Pranayama da Voz

- Sente-se.
- Inspire de maneira lenta e profunda.
- Retenha o ar durante alguns segundos.
- Sopre vigorosamente pela boca, esvaziando os pulmões.

  Obs.: essa técnica torna a voz mais suave e audível.

Pranayama que Estimula a Circulação

- Fique de pé.
- Inspire devagar, de maneira bem profunda.
- Retenha o ar por bastante tempo.
- Incline o corpo para frente, enquanto aperta as mãos.
- Volte à posição inicial;
- Expire pelas narinas.

Pranayama que acalma as Energias Sutis e Emocionais

- Sente-se.
- Inspire, contando até dois e mentalizando que o prana penetra em seu corpo físico, revigorando-o completamente, ao mesmo tempo em que lhe proporciona absoluto controle sobre as suas emoções.
- Retenha o ar, contando até oito.
- Expire, contando até quatro (eventualmente pode visualizar as energias agitadas saindo junto à expiração).

Bhástrika Alternado

- Execute o *pranayama bhástrika*, alternando as narinas.
- Faça o *bandha traya*.

  Obs.: purifica e ativa as nadis *Ida* e *Pingala* (caso tenha dúvidas, releia os ensinamentos sobre prana).

Rajas Pranayama

- Inspire, elevando os braços até a altura dos ombros.
- Retenha o ar durante alguns segundos.
- Expire, soltando os braços ao longo do corpo.

  Obs.: visualize a energia kundalini subindo ao longo da coluna durante a inspiração.

Prana Kriyá

- Inspire projetando o abdômen para frente.
- Retenha o ar durante alguns segundos.
- Expire comprimindo o abdômen.

Pranayamas adiantados

Os *pranayamas* que se seguem são adiantados e realmente muito fortes. Só devem ser praticados se você dominar as técnicas de *bandhas* e as fases de respiração do *Yoga* e do *Tantra Sadhana*. Pratique e estude. Seja persistente.

Ardha Kumbhaka

- Inspire projetando o abdômen para fora e contando o tempo até um.
- Retenha o ar contando o tempo até quatro.
- Expire contraindo o abdômen e contando o tempo até dois.
- Execute o *mula bandha*.

  Obs.: esse respiratório não é recomendado para pessoas que sofrem de problemas cardíacos.

Artha Prana Bandha Kriyá

- Inspire lançando o abdômen para fora.
- Retenha o ar.
- Execute o *jiva bandha*.
- Expire comprimindo o abdômen.
- Nessa posição, execute o *jalandhara*, o *uddiyana* e o *mula bandhas*.

Obs.: antes de realizar esse *pranayama*, treine muito bem os anteriores, sobretudo os bandhas.

Ardha Kumbhaka Bandha

- Inspire projetando o abdômen para frente e contando o tempo até um.
- Execute o *jiva bandha*.
- Retenha o ar enquanto conta o tempo até quatro.
- Expire contraindo o abdômen e contando o tempo até dois.
- Nessa posição, execute o *jalandhara*, o *uddiyana* e o *mula bandhas* (*bandha traya*).

Obs.: esse *pranayama* é desaconselhável a pessoas cardíacas, hipertensas ou que sofram de afecções pulmonares.

Antara Kumbhaka

- Realize uma inspiração completa.
- Retenha o ar nos pulmões, durante o máximo de tempo. Expire lentamente.
- Realize o *jalandhara*, o *uddiyana* e o *mula bandhas* (*bandha traya*).

Obs.: *pranayama* a ser praticado em jejum. É desaconselhável para cardíacos.

Bahya Kumbhaka

- Realize uma inspiração completa.
- Expire lentamente.
- Fique sem ar o máximo de tempo que puder.
- Execute o *jalandhara*, o *uddiyana* e o *mula bandhas*.

Obs.: antes de executar o *bandha kumbhaka*, o praticante deverá dominar o *antara kumbhaka* (*pranayama* anterior).

Surya Bedhana

- Posicione a mão direita em *vishnu mudrá* e a esquerda em *jñanã mudrá*.
- Obstrua a narina esquerda.
- Inspire pela narina direita.
- Obstrua as duas narinas enquanto retém o ar.
- Execute o *jalandhara bandha*.
- Faça o *kumbhaka bandha*.
- Execute o *uddiyana* e o *mula bandhas*.
- Expire lentamente pela narina esquerda.

Obs.: *pranayama* que permite o controle do prana em todos os níveis. Combate depressão, estados de melancolia, apatia e depressão.

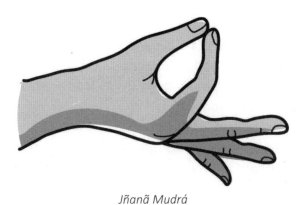

Jñanã Mudrá

Chandra Pranayama Beddhana

- Posicione as mãos em *jñanã mudrá*.
- Obstrua a narina direita.
- Inspire pela narina esquerda.
- Retenha o ar.
- Execute o *jalandhara bandha* enquanto deglute a saliva.
- Obstrua a narina esquerda.
- Expire pela direita lentamente.

Obs.: esse respiratório combate ansiedade e a mente acelerada.

Chandra Beddha Kumbhaka

- Posicione a mão esquerda em *jñanã mudrá* e a mão direita em *vishnu mudrá*.
- Obstrua a narina direita.
- Inspire pela narina esquerda.
- Retenha o ar, obstruindo ambas as narinas.
- Execute o *jalandhara bandha*.
- Faça um *kumbhaka* prolongado retendo o ar o maior tempo possível.
- Execute o *uddiyana* e o *mula bandha*.
- Expire lentamente pela narina direita.

  Obs.: este é um *paranayama* sugerido a yogues experientes.

Nadi Sodhana Pranayama

- Posicione a mão esquerda em *jñanã mudrá* e a mão direita em *vishnu mudrá*.
- Obstrua a narina direita.
- Inspire pela narina esquerda.
- Obstrua a narina esquerda.
- Expire lentamente pela narina direita.
- Repita o exercício, alternando as narinas em atividade.

  Obs.: esse *pranayama* purifica os canais *ida* e *pingala* e é importante aos que realmente querem praticar o Tantra.

Ujjayi Pranayama

- Em Ujjayi a respiração torácica é a mais apropriada, deixe a glote parcialmente fechada.
  - » Fase 1 – relaxe a glote quando inspirar e, neste momento, execute a respiração completa, ao expirar, feche parcialmente a glote produzindo um som rouco, baixo e agradável.
  - » Fase 2 – glote parcialmente contraída tanto na inspiração quanto na expiração.
  - » Inspire pelas duas narinas, fechando a glote, comprimindo a passagem do ar.

- Retenha o ar durante poucos segundos, permanecendo com a glote fechada e executando o *jalandhara bandha*.
- Execute o *mula bandha*.

Obs.: *pranayama* que aquece, traz concentração e aumenta o controle de inspiração e expiração, limpa o aparato respiratório, melhora o metabolismo, revigora as cordas vocais e atua no plexo solar.

Sopro Ha

- Fique de pé mantendo as pernas ligeiramente afastadas.
- Inspire elevando os braços para frente e para cima.
- Retenha o ar durante alguns segundos.
- Expire soltando rapidamente os braços e jogando o tronco para frente.
- Expire o ar vigorosamente pela boca, enquanto pronuncia bem alto o som *HÁ*, lembrando-se de soltar o ar vigorosamente pela boca, pela contração do abdômen e do diafragma, desta maneira vai produzir o som *há* não pela garganta, mas, sim, pelo diafragma.

Obs.: esse exercício é eficiente para eliminar a sensação de repressão emocional, limpa as vias respiratórias, refresca a circulação sanguínea, ajuda contra resfriados e contra extremidades frias, limpa também a influência de ambientes carregados, combate depressão e desanimo, além de minimizar influências astrais.

Bhramari Pranayama

- Seu nome é traduzido como "abelha" e sua prática é tanto na inspiração quanto na expiração. Procure produzir o zumbido da abelha com os lábios cerrados fazendo som de *M*.
- Inspire naturalmente.
- Não retenha o ar.
- Expire fazendo o som de um zumbido de abelha ou como se estivesse fazendo o *Om* sem abrir a boca.

Obs.: indicado para concentração e silêncio.

Kapalabhati

- Relaxe o abdômen e expire, utilizando a musculatura abdominal com a diafragmática, faça uma inspiração profunda e, ao expirar, utilizando-se dos mesmos grupos musculares com maior ênfase no diafragma, force a saída do ar de forma rápida e brusca.
- É importante que a glote, assim como todos os músculos da face, mantenha-se relaxada, sem gerar desconforto às narinas, tímpanos, ouvidos, garganta e crânio.
- Inspire lentamente, de maneira bem profunda, por ambas as narinas (respiração completa). Não retenha o ar.
- Expire rápida e vigorosamente, esvaziando os pulmões, puxando o abdômen para dentro.

Obs.: esse *pranayama* purifica o organismo e aumenta a penetração de oxigênio em todos os tecidos. Acelera a atividade celular e aquece o corpo. Beneficia o diafragma, elimina celulite, fortalece os músculos abdominais e ativa a digestão. Atua favoravelmente sobre o sistema nervoso e ativa a mente e o intelecto.

Kapalabhati alternado

- Inspire profundamente pela narina esquerda.
- Não retenha o ar.
- Expire pela mesma narina, forte e vigorosamente.
- Repita o exercício com a narina direita.

Obs.: outra variação desse *pranayama* é executá-lo cinco vezes com uma narina e cinco vezes com a outra. Ao final, faça o *bandha traya*.

Sama Vriti Pranayama

- Inspire em cinco segundos.
- Retenha o ar durante cinco segundos.
- Expire em cinco segundos.

Pranayama regular

- Inspire em quatro segundos.
- Retenha o ar durante quatro segundos.

Pranayamas e Swara Yoga | 125

- Expire em quatro segundos.
- Permaneça sem ar durante quatro segundos.

Viloma Pranayama

- Deite-se ou sente-se.
- Inspire profundamente, sem pausa.
- Realize o *kumbhaka* de cinco a dez segundos.
- Execute o *mula bandha*.
- Expire em dois segundos (sem esvaziar totalmente os pulmões).
- Retenha durante dois segundos.
- Expire durante dois segundos.
- Retenha por dois segundos.
- Continue o exercício até esvaziar completamente os pulmões.
- Execute o *mula bandha*.
- Repita o exercício de dez a quinze vezes.

Viloma Pranayama ao caminhar

- Caminhe inspirando e retendo o ar a cada passo (quatro passos).
- Retenha quatro passos em seguida.
- Expire, sem pausa, durante quatro passos.

Mantra Pranayama

- Sente-se.
- Obstrua a narina direita.
- Inspire pela narina esquerda.
- Expire pela mesma narina.
- Repita doze vezes o *pranayama*.
- Obstrua a narina esquerda.
- Inspire pela narina direita.
- Expire pela mesma narina.
- Repita doze vezes o exercício.
- Execute o *mula bandha*.

  Obs.: durante o exercício, acrescente o mantra *Om* ou *Om Sri Gam,* mentalizando-o em sintonia com o seu batimento cardíaco. É necessário muita concentração.

Sitali Pranayama

- Com a língua enrolada para os lados, formando uma calha, inspire de maneira completa pela boca, faça *kumbhaka* com *jalandhara*, expire pelo nariz mantendo a contração. Feche o ciclo inspirando pelo nariz.
- Posicione a língua como se ela fosse uma calha entre os dentes semicerrados.
- Execute uma inspiração completa pela boca.
- Retenha o ar.
- Expire pelas narinas.

Obs.: essa técnica esfria o corpo e relaxa a cabeça, combate a rouquidão e varre a mucosidade das amígdalas. Nem todos têm habilidade, muitas vezes genética, de enrolar a língua.

Pranayama para cura

- Deite-se de costas ou sente-se com a coluna ereta.
- Inspire, contando um.
- Retenha o ar, enquanto conta até quatro.
- Expire, contando até dois.

Obs.: durante o exercício, mentalize que está absorvendo prana e que este se dirige para onde a cura se faz necessária, expulsando o mal e a dor.

Pranayama para autocura

- Deite-se de costas.
- Inspire contando um.
- Retenha o ar contando até quatro.
- Expire contando até dois.

Obs.: ao inspirar, pouse as mãos na parte afetada e, ao expirar, mentalize que o prana flui de suas mãos e extirpa o problema.

Pranayama para cura energética de outra pessoa

- Sente-se de frente para a pessoa.
- Inspire lenta e profundamente.
- Retenha o ar durante alguns segundos.

- Expire, pousando a mão sobre a parte carente de energia.

  Obs.: ao inspirar, mentalize que está absorvendo prana. Mentalize que o prana flui de suas mãos e penetra na pessoa.

Pranayama para cura a distância

- Sente-se.
- Inspire lenta e profundamente, mentalizando que o prana penetra em todo o seu corpo.
- Retenha o ar durante alguns segundos.
- Expire o ar lentamente, projetando o prana para a pessoa.

  Obs.: avise a pessoa que vai receber a cura para que na hora combinada o doente possa estar relaxado e receptivo.

Pranayama Om

- Sente-se.
- Inspire pela narina em 16 pulsações (mantra), e medite na vogal "A" durante o *púraka*.
- Retenha durante 64 pulsações meditando na letra "U" durante o *kumbhaka*.
- Expire por *pingala* em 32 pulsações meditando na letra "M" durante o *rechaka*.

Pranayama das Nadis

- Sente-se.
- Concentre-se nas nadis.
- Execute a respiração rítmica e alternada.
- Inspire em três tempos pela narina esquerda com o mantra *HRIM*.
- Retenha em doze tempos com o mantra *HRIM*.
- Expire pela narina direita em seis tempos com o mantra *HRIM*.
- Inverta o processo.
- Repita três vezes.

  Obs.: no momento da retenção o prana é forçado a descer para o *múládhára chakra*.

  Precauções: prática reservada para praticantes antigos.

Shuddhi Pranayama

- Sente-se em *padmásana*.
- Feche os olhos.
- Obstrua a narina direita.
- Inspire pela narina esquerda em 16 mantras *VAM*.
- Retenha em 64 mantras *VAM*.
- Expire em 32 mantras *VAM* pela narina direita.
- Inspire pela narina direita em 16 mantras *RAM*.
- Retenha em 64 mantras *RAM*.
- Expire em 32 mantras *RAM* pela narina esquerda.
- Inspire pela narina esquerda em 16 mantras *THAM*.
- Retenha em 64 mantras *THAM*.
- Expire em 32 mantras pela narina esquerda *LAM*.

Obs.: esse exercício purifica as nadis, forçando assim o *sushumná*.

Precauções: por ser exercício com mantras (*japa*), deverá ser repetido no ritmo do batimento cardíaco. Somente o praticante bem adiantado deverá praticá-lo. Durante a prática fixar mentalmente a ponta do nariz.

Kundalini Pranayama

- Sente-se.
- Concentre-se no *múládhára chakra*.
- Inspire pela narina esquerda contando três vezes o mantra *Om*.
- Enquanto inspira, mentalize a absorção prânica.
- Obstrua a narina esquerda.
- Retenha o alento contando doze vezes o manta *Om*.
- Enquanto retém, envie a corrente prânica para o *múládhára chakra*.
- Expire lentamente pela narina esquerda contando seis vezes o mantra *Om*.
- Repetir inspirando agora pela narina direita.

Obs.: esse exercício deverá ser praticado três vezes pela manhã, aumentar o número de vezes à tarde e à noite.

Precauções: prática reservada para praticantes bem adiantados.

Pranayama para despertar o múládhára

- Sente em *padmásana* ou *sidhásana,* obrigatoriamente. (Posições adiantadas do *Hatha Yoga* e do Tantra).
- Execute o *mula bandha.*
- Tome consciência da energia *apana.*
- Execute a respiração regular (*pranayama quadrado*).
- Inspire mentalizando o *prana vayu.*
- Retenha com *jalandhara bandha* e *mula bandha.*
- Expire mentalizando *apana vayu.*
- Retenha com *mula bandha* mentalizando o *múládhára chakra.*
- Mentalize a subida do *prana vayu* (*pranuttana*).
- Repita o quanto puder.

Obs.: esse processo deve ser guiado conscientemente pelo yogue. *Pranuttana* continua subindo ativando o chakra seguinte.

Precauções: prática contraindicada para praticantes novos ou inexperientes. Ativar o chakra seguinte.

Pranayama para despertar o swádhisthána

- Sente-se em *padmásana* ou *sidhásana* obrigatoriamente.
- Execute o *pranayama quadrado.*
- Pratique o *jalandhara bandha* e o *asvini mudrá.*
- Mentalize *pranuttana* ascendendo.
- Mentalize o *swádhisthána chakra.*

Obs.: prática contraindicada para praticantes novos ou inexperientes.

Pranayama para despertar o vishuddha

- Sente-se em *padmásana* ou *sidhásana* obrigatoriamente.
- Execute o *pranayama regular.*
- Não execute os *bandhas.*
- Tome consciência da região da garganta, principalmente da glote.
- Imagine o *Om* durante todo o exercício.

Obs.: prática contraindicada para novos praticantes.

Pranayama para despertar o manipura

- Sente-se em *padmásana* ou *sidhásana* obrigatoriamente.
- Relaxe o esfíncter anal.
- Execute o *pranayama regular*.
- Mentalize o *manipura chakra*.
- Sinta a pulsação sanguínea (aorta abdominal) com uma eventual contração da cintura abdominal no término da retenção.
- Mentalize a região do abdômen e perceba a energia da assimilação que transforma os alimentos em seu próprio sustento.

Obs.: prática contraindicada para praticantes novos ou inexperientes.

Pranayama para despertar o anáhata

- Sente-se em *padmásana* ou *sidhásana* obrigatoriamente.
- Sinta o batimento cardíaco.
- Execute o *pranayama regular*.
- Mentalize a circulação sanguínea.
- Execute o *jalandhara bandha*.

Obs.: prática contraindicada para praticantes novos ou inexperientes.

Precauções: se o batimento cardíaco acelerar, é aconselhável o praticante parar.

Pranayama para despertar o ajña

- Sente-se em *padmásana* ou *sidhásana*, obrigatoriamente.
- Sinta a pulsação frontal (fixar o *ajña chakra*).
- Execute a respiração regular.
- Não pratique *bandhas*.
- Conscientize-se da entrada do ar pelas fossas nasais.
- Imagine que absorve energia por *ida* e *pingala* e a envia para o *ajña chakra*.

Obs.: prática contraindicada para praticantes novos ou inexperientes.

Pranayama para despertar o sahásrara

- Sente-se em *padmásana* ou *sidhásana* obrigatoriamente.
- Sinta a pulsação e a energia de todo o corpo no lugar da percepção (cabeça) e sinta-as se irradiando por todo o corpo.
- Execute a respiração regular.
- Não execute *bandhas*.
- Introduza o *Om* com a pulsação e com luminosidade dourada.
- Retorne ao primeiro chakra.

Obs.: contraindicada para praticantes novos ou inexperientes.

Swara Yoga: a ciência das narinas

Os mestres tântricos não eram puritanos e não acreditavam na inibição ou proibição de certos atos de natureza fisiológica. Eles sabiam que os valores morais seriam automaticamente incorporados à vida, uma vez que a energia começasse a fluir nos chakras superiores. Todas as necessidades físicas e desejos são normais, porque são criados pelos cinco elementos que constituem o mundo fenomênico, sem ir além deles, que governam os cinco primeiros chakras, é impossível evitar os desejos mundanos. E sem se estabelecer no mais alto chakra, é impossível evitar flutuações mentais. Para isso, tem que se despertar a energia adormecida no *múládhára*, o primeiro chakra. Quando a kundalini chega com força suficiente, há uma combustão de íons positivos e negativos, conforme se atravessa os seis chakras. Por essa travessia, a pessoa pode alcançar a tranquilidade da mente. Entendendo a natureza dos elementos e constantemente observando sua presença e dominância, a pessoa pode trabalhar com eles.

O *Swara Yoga* fornece um método prático para uso dos hemisférios direito e esquerdo do córtex cerebral do modo que se queira. Ele nos diz que não devemos respirar por ambas as narinas ao mesmo tempo; uma narina ou outra é sempre dominante. Pesquisadores que estudaram o ritmo circadiano dizem que a dominância das narinas alterna-se a cada duas horas (em crianças, a cada hora). Segundo os experts em *Swara Yoga*, essa mudança deveria ocorrer de hora em hora. Recentemente, descobriu-se (recentemente para nós, ocidentais: os tântricos já sabiam disso há seis mil anos) que há uma ligação entre as narinas e os hemisférios do cérebro: quando uma narina é dominante, o hemisfério oposto também domina. Dessa forma, as narinas nos dão uma chave importante e prática para sintonizar nosso comportamento com a energia disponível em nosso corpo. Elas estabelecem nossa relação com a Lua e o Sol.

Obedecendo ao Sol, as narinas mudam cerca de meia hora antes de ele nascer. A mesma narina que começa o dia também o termina, ao pôr do sol.

As narinas também correspondem aos planetas. A narina direita, que é masculina (*pingala*/solar) e conectada ao hemisfério esquerdo, está ligada aos planetas solares: Marte, Sol e Saturno. Aos domingos, terças e sábados, trabalha com o planeta regente do dia, por uma hora; meia hora antes de o sol nascer ele muda e a narina correspondente assume.

A narina esquerda, que é feminina (*ida*/lunar), e conectada ao hemisfério direito, é associada aos planetas lunares: Lua, Mercúrio Júpiter e Vênus. Toda segunda, quarta, quinta e sexta, a narina esquerda trabalha com o planeta regente do dia por cerca de uma hora, e meia hora antes de o Sol se levantar o regente muda e a narina do dia assume.

Como mudar a narina

Para determinar qual narina é a dominante, exale pelo nariz em cima de um espelho. O padrão de umidade produzida vai mostrar de que lado a narina está mais aberta.

Para mudar a narina atuante, você pode recorrer a dois métodos bem simples, sendo que o primeiro costuma se mostrar mais eficiente:

1. Deite-se sobre o mesmo lado da narina atuante. Coloque uma pequena almofada debaixo da axila e pressione-a com o peso de seu corpo.
2. Sente-se serenamente e visualize o lado da narina que não está atuando.

Por que e quando mudar a narina

A narina atuante deve ser mudada somente quando:

- A narina do dia não confere com a narina que está em atuação.
- É preciso haver uma mudança de atividade.
- Se reparar algum sinal de desordem fisiológica.
- Se a mesma narina estiver atuando há mais de duas horas.

Cada narina está associada a ações particulares que podem ser melhor executadas se determinada narina estiver trabalhando. Os seguintes pontos têm de ser compreendidos:

- O corpo está dividido em duas metades iguais: solar – o lado direito masculino, e lunar – o lado esquerdo feminino.
- A narina e o lado direito do corpo estão relacionados ao hemisfério esquerdo do córtex cerebral. A narina e o lado esquerdo do corpo estão relacionados ao hemisfério direito.
- Toda atividade que requeira força física é serviço para a narina direita, e toda atividade ligada ao campo emocional está ligada à narina esquerda.
- A dominância da narina direita durante a noite e da esquerda durante o dia faz uma pessoa saudável, rica e sábia. E aumenta a longevidade.
- Uma narina não deve trabalhar por mais de duas horas seguidas, exceto para aqueles que estão praticando o *Swara Yoga* e gostam de manter a narina direita atuando durante a noite e a esquerda durante o dia.

A narina solar (direita) recebe o nome de *pingala* e é dominada pela bile. A narina lunar (esquerda) é chamada de *ida* e é dominada pelo muco. Quando ambas estão em ação, são chamadas *sushumná* e são dominadas pelo ar.

Assim, *sushumná* automaticamente atua ao nascer ou pôr do sol, quando a narina que está em relação aos planetas para e a narina do dia assume. Atua também por aproximadamente dez respirações, quando se está mudando de uma narina para outra. Isto se chama *sádhika* – "tempo de união". *Sushumná* não é bom para atividades mundanas. Planos materiais ou egóicos feitos nele nunca são plenos. Nenhum trabalho iniciado em *sushumná* dá certo, esse canal presta-se apenas para acalmar o sistema e prepará-lo para a mudança. Mas é a melhor nadi para o Yoga e para a meditação. No *Hatha Yoga*, a respiração "alterna-narina" (*nadi sodhna pranayama*) é praticada para abrir o *sushumná* e é prescrita por cinco minutos antes de se começar a meditar.

O *Swara Yoga* e o Tantra os capacitam a usar corretamente as energias de *ida, pingala* e *sushumná*, altera nossos hemisférios à nossa vontade – assim como a usar suas respectivas energias como desejar. Sem esse conhecimento, todos os outros Yogas e ciências são incompletos. As narinas são como um leme, nos dirigindo pela jornada da vida. (O ensinamento do *Swaha Yoga* me foi transmitido pelo mestre Harish Johari).

Capítulo 10

Mitos, Egrégoras e Deuses
Do Hinduísmo e do Tantra

Eu sou o amor
Puro dos amantes que
Lei nenhuma pode proibir.
Krishna

A mitologia e a mística tântrica é uma das mais profundas e arcaicas de toda vida de nosso Planeta. São centenas de deuses, deusas, *devas* (seres equivalentes aos anjos da tradição ocidental), semideuses e avatares (manifestação de leis transpessoais, onde *ava* significa manifestação e *tara* é a lei ecológica que vê a interdependência de todos os seres) que se torna praticamente impossível enumerá-los. Selecionei nesse capítulo algumas das principais divindades dessa tradição. Dentre elas, os três deuses e deusas que constituem a trindade máxima (*trimurti*) das escolas tântricas – Brahma, Vishnu e Shiva – e suas parceiras cósmicas. É importante afirmar que, embora alguns textos apresentem hierarquia, entre as divindades do *trimurti* não há supremacia. Os três são independentes e ao mesmo tempo complementares.

Shiva, O Transformador

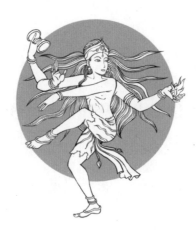

Shiva, o auspicioso, a terceira divindade do *trimurti*, é o primeiro que defino por minha ligação como sacerdote tântrico (Nath). Shiva representa o deus maior tântrico, é o destruidor, a morte física e mental, a passagem para uma nova fase ou para um novo mundo. Shiva e seu arquétipo mostram que nada é permanente, tudo tem um começo, um meio e um fim. Tudo é impermanente.

É ainda o arquétipo do *xamã*, do *pajé* ou *medicine man* das tradições tribais. Representado como um deus pulsante, cheio de energia, pleno, que dança, celebra, ama, luta e tem muito bem integrado os aspectos masculinos e femininos de seu Ser. Em suas representações mais assertivas, Shiva está em contato com a natureza, assim, é o deus maior do xamanismo tântrico, do Yoga e das religiões das florestas. Ser shivaísta e ter contato com a natureza nos lembra dos sistemas tribais e xamânicos como formas de um bem viver.

Representada por um belo homem azul, de cabelos longos, essa divindade tem em evidência, entre os olhos, o *ajña chakra* (Terceiro Olho).

Shiva é conhecido por muitos nomes, como Maheswara (O Grande Deus), Ishwar (O Glorioso), Chandrashekara (O Que Tem a Meia-Lua à Frente), Mritunjaya (O Que Vence a Morte), Ishâna (O Governante), Trayambakam (O de Três Olhos), Sri Kāntā (O Que Possui Formoso Colo), Bhuteswara (O Senhor dos Bhuts, dos Elementos da Terra), Gangadhara (O Que Leva o Rio Ganges nos Cabelos), Sthau (O Imperecível), Mahakala (O Grande Tempo), Girisha (O Senhor das Colinas), Digambara (O Que se Veste Com o Espaço) e Bhagavat (O Senhor).

Sua esposa é Shakti. Embora tenha a vida conjugal mais conturbada da mitologia hindu, por possuir várias amantes, o amor que une Shiva e Shakti era absolutamente profundo. Devido a esse amor, depois da morte de Shakti os deuses/deusas concederam nova vida a ela, que renasceu com o nome de Parvati.

Os cinco aspectos de Shiva – Shiva está em tudo

O número "5" é um símbolo de Shiva, pois representa um papel essencial em todas as manifestações da vida.

Shiva é, portanto, representado com cinco faces que correspondem aos cinco aspectos principais do mundo perceptível de onde se origina os cinco elementos; nome que se dá aos cinco aspectos da criação tais como são percebidos pelos nossos cinco sentidos. Todas as estruturas do mundo são construídas por esses cinco estados da matéria. O ser vivo dispõe de cinco sentidos para perceber essas estruturas que são a expressão da própria natureza do Criador. O número "5" tem um papel fundamental no código genético de tudo o que vive. É por isso que temos cinco dedos, cinco sentidos, e as folhas das árvores cinco ramagens.

O primeiro aspecto é chamado de *Ishâna* (o Senhor). Corresponde ao elemento Éter, cuja característica é o espaço, e que permite a manifestação do princípio vibratório que determina a medida do tempo. O éter é considerado como sendo a esfera do sentido da audição. O estado de ser correspondente é o conhecimento sutil (*Kshetrajña*).

O segundo aspecto é *Tatpurusha* (o Ser identificável). Corresponde ao elemento Ar, ao princípio gasoso, esfera do sentido do tato. O estado de ser correspondente é a Natureza fundamental (*Prakriti*), primeiro estado da matéria.

O terceiro aspecto é chamado de *Aghori* (Não Terrível) ou *Agni* (o Fogo). Corresponde ao elemento masculino, Fogo. O calor é o princípio da organização da matéria. É a esfera do sentido da visão. O estado de ser correspondente é o intelecto (*buddhi*).

O quarto aspecto chama-se *Vâmadeva* (deus da Esquerda). Corresponde ao elemento feminino, Água, esfera do sentido do paladar. O estado de ser correspondente é a "noção do eu" (*ahankara*).

Da união do Fogo (vertical) e da Água (horizontal), representados simbolicamente pela cruz ou pelos triângulos imbricados do "signo--de-Salomão", nasce o quinto aspecto denominado *Sadyojata* (Nascido espontaneamente). Corresponde ao elemento Terra, o elemento que aparenta ser sólido e de que são formados os astros e os corpos dos seres vivos. É a esfera do sentido do olfato. O estado de ser correspondente é a mente (*manas*), órgão do pensamento. As agitações do cérebro são, portanto, consideradas como espécies de reações químicas de ordem material. Constituem um obstáculo para o conhecimento verdadeiro que é imediato e intuitivo. O primeiro objetivo das técnicas da yoga é reduzir ao silêncio as divagações do pensamento para permitir uma abertura em direção aos aspectos superiores do ser.

O número "5" encontra-se em todos os aspectos do mundo e da vida, nas estruturas da matéria. O pentágono é o símbolo de Shiva. Esse número tinha também um caráter sagrado no Egito e, mais tarde, em todas as organizações iniciatórias, daí a importância da escala pentatônica na música ou do "segmento áureo" na arquitetura, fundado nas propriedades do pentágono e que permite criar proporções "vivas". O crescente, tal como é representado até no islamismo, é a lua do quinto dia, que Shiva traz na testa e que representa a taça de *soma*, o elixir de vida.

Os diferentes aspectos do deus vão desempenhar um papel notável nos ritos, nas formas do culto e na prática do shivaísmo. Por ocasião da veneração da imagem do deus, invoca-se *Ishâna* (o Éter) em sua coroa, *Tatpurusha* (o Ar) em seu rosto, *Aghori* (o Fogo) em seu coração, *Vâmadeva* (a Água) em seu sexo, *Sadyojata* (a Terra) em seus pés. Esse simbolismo é importante, pois permite compreender os ritos e os mitos onde quer que o shivaísmo tenha tido alguma influência. É o caso, por exemplo, da associação da coroa com a soberania, das representações dos espíritos do ar como rostos alados, dos gênios masculinos do fogo, das ninfas das águas, etc.

Shiva é venerado no quinto dia do mês lunar (*Shiva-panchami*). É um dia de prece e também de regozijo. Mas, devido ao fato de Shiva ser também o princípio destruidor, esse dia não é conveniente aos empreendimentos humanos. Nenhum trabalho deve ser iniciado no quinto dia da lua.

Evitai (o trabalho) nos quintos dias do mês. Eles são penosos e nefastos.

Shiva e Dionísio, Alain Daniélou, Ed. Martins Fontes

Shiva no Yoga

É o que destrói para construir algo novo, motivo pelo qual o chamam de "renovador" ou "transformador". As primeiras representações surgiram no período Neolítico na forma de *Pashupati*, o "Senhor dos Animais". A criação do Yoga, prática que produz transformação física, mental e emocional, portanto ligada à transformação, é atribuída a ele.

A Naja

A naja é a mais mortal das serpentes. Ter uma serpente em volta da cintura e do pescoço simboliza que Shiva tornou-se imortal. Ela também representa kundalini, a energia de fogo que reside adormecida na base da coluna.

Tangosa

No alto da cabeça de Shiva há um jorro d'água (ou sêmen num orgasmo transpessoal). É o rio Ganges que nasce aos pés de Vishnu e que jorra na cabeça de Shiva. Há uma lenda que diz que o Ganges era um rio muito violento e que não podia descer à Terra, pois, senão, a destruiria com a força do impacto. Então, os homens pediram a Shiva que ajudasse e ele permitiu que o rio, tão logo saísse do Mundo Espiritual, caísse primeiro sobre sua cabeça, amortecendo o impacto. Depois, o rio correria sobre a Terra.

Lingam, o símbolo sagrado do poder

Lingam é o símbolo de Shiva. Ele representa o pênis, instrumento da criação e da força vital, a energia masculina que está presente na origem de tudo. Está associado ao poder criador de Shiva.

Na Índia, reverenciar o *Lingam* é o mesmo que reverenciar Shiva. Nos templos, penduram sobre o *Lingam* uma vasilha com um pequeno orifício no fundo. A água é derramada constantemente sobre ele em forma de reverência. A base do *Lingam* representa *Yoni*, a vagina, mostrando que a criação se dá com a união do masculino e do feminino.

Damaru, o som cósmico

Seu tambor representa o som da Criação do Universo. No hinduísmo, o Universo brota da sílaba sagrada *Om*.

É com o som do *damaru* que Shiva marca o ritmo do Universo e de sua dança.

Fogo

Shiva está associado ao fogo, que representa a transformação. Nada que tenha passado pelo fogo permanecerá o mesmo, tudo se transforma. A água evapora-se, os corpos cremados transformam-se em cinzas. Assim, Shiva nos convida a nos transformarmos pelo fogo do Yoga. O calor físico e psíquico que essa prática produz nos auxilia a transcender os nossos próprios limites.

Nandi (animal de poder)

Nandi é o touro branco que acompanha Shiva, sua montaria é seu mais fiel servo. O touro está associado à virilidade, à força física e à violência. Montar o touro significa controlar sua força.

A lua crescente em seus cabelos

A lua, que muda de fase constantemente, representa a ciclicidade da natureza e a renovação contínua.

Nataraja (Dançarino Cósmico)

Aqui, Shiva aparece como o Senhor (*raja*) dos dançarinos (*nata*). Ele dança dentro de um círculo de fogo, símbolo da renovação e, com sua dança, cria, conserva e destrói o Universo. Shiva representa o eterno movimento do Universo que foi impulsionado pelo ritmo do tambor e da dança. Apesar de seus movimentos serem dinâmicos, como mostram seus cabelos esvoaçantes, Shiva Nataraja permanece com seus olhos parados, em atitude meditativa. Ele não se envolve com a dança do Universo, pois sabe que ela não é permanente.

Em uma das mãos, ele segura o *Damaru*, o tambor que representa o fluir do tempo. Na outra, traz uma chama, que destrói tudo que é ilusório. A mão direita representa um gesto de proteção e de bênçãos (*abhaya mudrá*). A esquerda a tromba de um elefante, aquele que destrói os obstáculos.

Shiva Nataraj pisa com seu pé direito sobre as costas de um anão. Ele é o demônio da ignorância interior, a ignorância que impede que reconheça seu ser (Si Mesmo ou *Purusha*). O pedestal da estátua é uma flor de lótus, símbolo do mundo manifestado.

Pashupati (Xamã senhor dos animais)

Pashupati – de *pashu*, "animais", "feras", e *pati*, "mestre"– é uma das primeiras representações de Shiva e, provavelmente, vem do período Neolítico. É representado com três faces olhando o passar do tempo. A coroa em forma de cornos de búfalo evidencia a proximidade de Shiva com esse animal, que representa as forças da terra. Pashupati está sentado em posição de meditação, o que nos faz pensar que as técnicas meditativas já existiam naquele período. Os quatro animais ao seu redor são o tigre, o elefante, o rinoceronte e o búfalo. Por ser o Senhor das Feras, Shiva podia sentar-se entre elas sem ser atacado. Mas há outro simbolismo. Esses animais podem representar nossos instintos mais básicos, como o orgulho, a força bruta, o ódio e a sexualidade desenfreada. Pashupati, então, é também aquele que domou suas feras interiores, suas emoções, e convive sabiamente com elas.

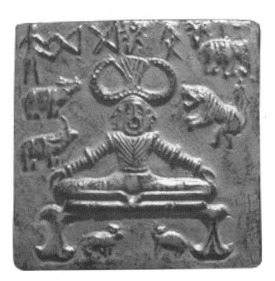

Figura de Shiva meditando entre as feras do xamanismo arcaico hindu (2.000 a.C.)

O mantra de Shiva, ou *Shiva Mantra*, é muito utilizado nas práticas de Yoga e Tantra, e proporciona consciência, saúde, longevidade e alegria com a elevação de kundalini. Para praticá-lo é necessário que se tenha *bhava* (devoção). Deve ser entoado oito vezes ao dia, e é um dos mantras mais conhecidos do Oriente: *Om Namah Shivaya*.

Nomes de Shiva e 108 Mantras

Esses nomes podem ser utilizados em rituais shivaístas, ou seja, a quem acredita se devotar à divindade. Podem ser utilizados separadamente ou em uma única liturgia de evocação dos 108 nomes na ordem a seguir.

- **Om Shivaya Namah** - Reverências ao Iluminado.
- **Om Maheshvaraya Namah** - Reverências ao grande deus Shiva.
- **Om Shambhave Namah** - Reverências ao deus que existe para a nossa felicidade.
- **Om Pinakine Namah** - Reverências a Shiva, que guarda o caminho do dharma.
- **Om Shashishekharaya Namah** - Reverências ao deus que usa a lua crescente em seu cabelo.
- **Om Vamadevaya Namah** - Reverências ao deus que é agradável e auspicioso.
- **Om Virupakshaya Namah** - Reverências ao deus de forma impecável.
- **Om Kapardine Namah** - Reverências ao Senhor com cabelo densamente emaranhado.
- **Om Nilalohitaya Namah** - Reverências ao deus esplêndido como o sol vermelho de madrugada.
- **Om Shankaraya Namah** - Reverências à fonte de toda a prosperidade.
- **Om Shulapanaye Namah** - Reverências ao deus que carrega uma lança.
- **Om Khatvangine Namah** - Reverências ao deus que carrega espinhos serrilhados.
- **Om Vishnuvallabhaya Namah** - Reverências a Shiva, que é querido pelo Senhor Vishnu.
- **Om Shipivishtaya Namah** - Reverências ao Senhor, cuja forma emite raios de luz.
- **Om Ambikanathaya Namah** - Reverências ao Senhor Ambika.
- **Om Shrikantaya Namah** - Reverências a ele, cuja garganta está brilhando na cor azul.
- **Om Bhaktavatsalaya Namah** - Reverências ao Senhor que ama seus devotos como bezerros recém-nascidos.
- **Om Bhavaya Namah** - Reverências ao deus que é a própria existência.
- **Om Sarvaya Namah** - Reverências a Shiva que é tudo.

- **Om Trilokeshaya Namah** - Reverências a Shiva que é o Senhor de todos os três mundos.
- **Om Shitakanthaya Namah** - Reverências à alma primitiva, cuja garganta é azul.
- **Om Shivapriyaya Namah** - Reverências ao deus que é querido por Shakti.
- **Om Ugraya Namah** - Reverências a Shiva, cuja presença é esmagadora.
- **Om Kapaline Namah** - Reverências ao deus, cuja taça de esmolas é um crânio humano.
- **Om Kamaraye Namah** - Reverências a Shiva que conquista todas as paixões.
- **Om Andhakasura Sudanaya Namah** - Reverências ao Senhor que matou o asura Andhaka.
- **Om Gangadharaya Namah** - Reverências ao deus que detém o rio Ganges em seu cabelo.
- **Om Lalatakshaya Namah** - Reverências ao Senhor cujo esporte é a criação.
- **Om Kalakalaya Namah** - Reverências a Shiva que é a morte da morte.
- **Om Kripanidhaye Namah** - Reverências ao deus que é o tesouro de compaixão.
- **Om Bhimaya Namah** - Reverências a Shiva, cuja força é incrível.
- **Om Parashu Hastaya Namah** - Reverências ao deus que empunha um machado em suas mãos.
- **Om Mrigapanayae Namah** - Reverências ao Senhor que cuida da alma no deserto.
- **Om Jatadharaya Namah** - Reverências a Shiva que tem uma massa de cabelo emaranhado.
- **Om Kailasavasine Namah** - Reverências ao deus que habita no Monte Kailas.
- **Om Kavachine Namah** - Reverências ao Senhor que está envolto em uma armadura.
- **Om Kathoraya Namah** - Reverências a Shiva que gera todo o crescimento da alma.
- **Om Tripurantakaya Namah** - Reverências ao Senhor que destruiu as três cidades demoníacas.

- **Om Vrishankaya Namah** - Reverências ao deus, cujo emblema é um touro.
- **Om Vrishabharudhaya Namah** - Reverências a Shiva que monta um touro.
- **Om Bhasmoddhulita Vigrahaya Namah** - Reverências ao Senhor coberto de cinza sagrada.
- **Om Samapriyaya Namah** - Reverências ao deus que entoa os hinos do Sama Veda.
- **Om Svaramayaya Namah** - Reverências a Shiva, que cria por meio de som.
- **Om Trayimurtaye Namah** - Reverências ao Senhor que é adorado em três formas.
- **Om Anishvaraya Namah** - Reverências ao Senhor indiscutível.
- **Om Sarvagyaya Namah** - Reverências ao deus que sabe todas as coisas.
- **Om Paramatmane Namah** - Reverências ao Ser Supremo.
- **Om Somasuragni lochanaya Namah** - Reverências à luz dos olhos de Soma, Surya e Agni.
- **Om Havishe Namah** - Reverências a Shiva que recebe oferendas de *ghee* (manteiga purificada).
- **Om Yagyamayaya Namah** - Reverências ao arquiteto de todos os ritos de sacrifício.
- **Om Somaya Namah** - Reverências à Lua-brilho da visão mística.
- **Om Panchavaktraya Namah** - Reverências ao deus das cinco atividades.
- **Om Sadashivaya Namah** - Reverências a Shiva eternamente auspicioso.
- **Om Vishveshvaraya Namah** - Reverências ao governante que a tudo permeia do Cosmos.
- **Om Virabhadraya Namah** - Reverências a Shiva, o principal dos heróis.
- **Om Gananathaya Namah** - Reverências ao deus dos Ganas.
- **Om Prajapataye Namah** - Reverências ao Criador.
- **Om Hiranyaretase Namah** - Reverências ao deus, que emana almas de ouro.
- **Om Durdharshaya Namah** - Reverências ao ser invencível.
- **Om Girishaya Namah** - Reverências ao monarca da montanha sagrada Kailas.
- **Om Girishaya Namah** - Reverências ao Senhor do Himalaia.
- **Om Anaghaya Namah** - Reverências a Shiva que inspira coragem.

Do Hinduísmo e do Tantra | 145

- **Om Bujangabhushanaya Namah** - Reverências ao Senhor adornadas com serpentes de ouro.
- **Om Bhargaya Namah** - Reverências ao principal dos *rishis* (sábios).
- **Om Giridhanvane Namah** - Reverências ao deus, cuja arma é uma montanha.
- **Om Giripriyaya Namah** - Reverências ao Senhor que gosta de montanhas.
- **Om Krittivasase Namah** - Reverências ao deus que usa roupas de couro.
- **Om Purarataye Namah** - Reverências ao Senhor que está em casa no deserto.
- **Om Bhagavate Namah** - Reverências ao Senhor da prosperidade.
- **Om Pramathadhipaya Namah** - Reverências ao deus que é servido por *Pritivis* (seres da floresta).
- **Om Mritunjayaya Namah** - Reverências ao vencedor da morte.
- **Om Sukshmatanave Namah** - Reverências ao mais sutil do sutil.
- **Om Jagadvyapin Namah** - Reverências a Shiva que preenche o mundo inteiro.
- **Om Jagadgurave Namah** - Reverências ao guru de todos os mundos.
- **Om Vyomakeshaya Namah** - Reverências ao deus, cujo cabelo é o céu.
- **Om Mahasenajanakaya Namah** - Reverências à origem da Mahasena (um lendário rei, que segundo a lenda governou o Sri Lanka, enquanto Buda visitou a ilha).
- **Om Charuvikramaya Namah** - Reverências a Shiva, o guardião dos peregrinos errantes.
- **Om Rudraya Namah** - Reverências ao Senhor que é digno de louvor.
- **Om Bhutapataye Namah** - Reverências à origem dos seres vivos, incluindo o Bhutas, ou criaturas fantasmagóricas (dos cemitérios).
- **Om Sthanave Namah** - Reverências à firme e inabalável divindade.
- **Om Ahirbudhnyaya Namah** - Reverências ao Senhor que guarda a kundalini em repouso.
- **Om Digambaraya Namah** - Reverências a Shiva, cujas vestes é o Cosmo.
- **Om Ashtamurtaye** - Reverências ao Senhor que tem oito formas.
- **Om Anekatmane Namah** - Reverências ao deus que é a única alma.
- **Om Satvikaya Namah** - Reverências ao Senhor de energia ilimitada.
- **Om Shuddha Vigrahaya Namah** - Reverências àquele que é livre de todas as dúvidas.

- **Om Shashvataya Namah** - Reverências a Shiva, infinito e eterno.
- **Om Khandaparashave Namah** - Reverências ao deus que corta o desespero da mente.
- **Om Ajaya Namah** - Reverências ao instigador de tudo o que ocorre.
- **Om Papavimochakaya Namah** - Reverências ao senhor que libera de todos os grilhões.
- **Om Namah mridaya Namah** - Reverências ao senhor da misericórdia.
- **Om Pashupataye Namah** - Reverências ao governante de todas as almas dos animais.
- **Om Devaya Namah** - Reverências ao principal dos *devas*.
- **Om Mahadevaya Namah** - Reverências ao maior dos deuses.
- **Om Avyayaya Namah** - Reverências ao nunca sujeito à alteração.
- **Om Haraye Namah** - Reverências a Shiva que dissolve toda a escravidão.
- **Om Pashudantabhide Namah** - Reverências a Pushan o deus da reunião, e para a boa sorte em viagens.
- **Om Avyagraya Namah** - Reverências ao Senhor que é firme e inabalável.
- **Om Dakshadhvaraharaya Namah** - Reverências ao destruidor do sacrifício de Daksha vaidoso.
- **Om Haraya Namah** - Reverências ao Senhor do Cosmos.
- **Om Bhaganetrabhide Namah** - Reverências a Shiva que ensina a vermos mais claramente.
- **Om Avyaktaya Namah** - Reverências a Shiva que é sutil e invisível.
- **Om Sahasrakshaya Namah** - Reverências ao Senhor de formas ilimitadas.
- **Om Sahasrapade Namah** - Reverências ao deus que está em pé andando em todos os lugares.
- **Om Apavargapradaya Namah** - Reverências ao Senhor que dá e tira todas as coisas.
- **Om Anantaya Namah** - Reverências ao deus que é infinito.
- **Om Tarakaya Namah** - Reverências ao libertador da humanidade.
- **Om Parameshvaraya Namah** - Reverências ao grande deus.

Brahma, o Criador (Egrégora da criação)

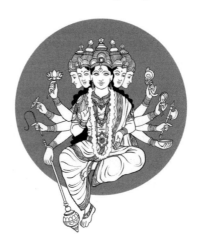

Primeira divindade do *trimurti*, que também é conhecido como *Prajapati*, pai de todas as raças, Brahma é o deus criador, pai dos deuses, dos homens e do mundo. Governa a sabedoria, a magia e o conhecimento e é senhor de todos os seres. Descrito com quatro ou cinco cabeças, veste-se com roupas brancas e cavalga sobre um ganso. Uma das lendas sobre o surgimento de suas múltiplas cabeças conta que, de sua própria "substância imaculada", Brahma deu origem a uma companheira chamada Shatarupa (com cem lindas formas). Brahma, ao contemplar a beleza sublime de sua companheira, foi arrebatado por tão grande amor que não conseguia deixar de olhar Shatarupa. Para que continuasse a mirá-la, mesmo quando ela se deslocava para outros lados (direito, esquerdo, trás e alto), Brahma deixou que novas cabeças surgissem. Por fim, Brahma tomou-a por companheira e, juntos, deram origem a *suras* (deuses) e *asuras* (demônios). Outro mito é que cada uma de suas quatro cabeças recita um dos *Vedas* (texto sagrado).

Não se deve confundir Brahma com o Supremo Ser Cósmico da filosofia Vedanta conhecido por Brahman.

Na esfera das escrituras védicas, Brahma ocasionalmente interfere nos assuntos dos outros *devas* (deuses), e mais raramente ainda nos assuntos de mortais.

Brahma é auto nascido (sem mãe) na flor de lótus que cresceu a partir do umbigo de Vishnu, no início do Universo. Isso explica o seu nome Nabhija (nascido do umbigo). Outra lenda diz que Brahma nasceu da água. Segundo o Tantra, Brahma seria também o filho do Ser Supremo, Brahman, com a energia feminina conhecida como *Prakriti* ou *Maya*.

Brahma é o criador, mas não necessariamente considerado como Deus no hinduísmo. Ele é mais considerado como uma criação de Deus/Brahman, e é retratado como um ser de barba branca, indicando a sua existência eterna, sem portar nenhuma arma, ao contrário da maioria dos outros deuses hindus. Uma das mãos é mostrada segurando um cetro na forma de uma colher, que é associado com o derrame de *ghee* (manteiga purificada) sagrado ou óleo em uma pira sacrificial, indicando que Brahma é o Senhor dos sacrifícios. Em outra de suas mãos segura um pote ou uma casca de coco com água. A água representa o éter inicial abrangente, o primeiro elemento da criação. Brama também mantém um cordão de contas de oração que usa para controlar o tempo do Universo.

O mantra de Brahma, ou *Brahma Mantra*, proporciona contentamento, saúde e longevidade. Concede também um sentimento profundo de devoção e de confiança. Deve ser entoado no mínimo oito vezes: *Om Hrim Brahmaya Namah*.

Sarasvati, a Deusa da Sabedoria
(Egrégora do saber)

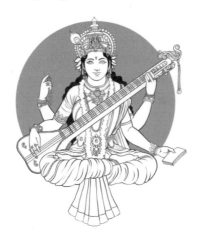

É a manifestação feminina de Brahma, sendo tanto sua companheira como sua filha, por ter surgido diretamente da matéria do Criador e tê-lo amado. Seus outros nomes são Savitri, Gayatri e Brahmani. Representa a sabedoria. Mãe dos *Vedas* (textos sagrados hindus) e é inventora do alfabeto *dêvanágarí* (escrita dos deuses). Representada como uma bela jovem de quatro braços, Sarasvati está na maior parte das imagens a ela atribuídas sentada em uma flor de lótus, símbolo da transmutação, trazendo em uma das mãos uma flor para oferecer a Brahma e na outra um livro, símbolo de sua sabedoria. Em outra mão, segura um *shivamala* (colar de Shiva), que lhe serve para contar os mantras que entoa, e na outra, um pequeno tambor, chamado *damaru*, que lembra seu amor à arte e à música. Também é representada como uma jovem com apenas dois braços que toca um instrumento de cordas, sentada sobre uma flor de lótus.

Os mantras de Sarasvati, ou *Sarasvati Mantra*, visam à sabedoria, à criatividade e à inteligência. Deve ser entoado, no mínimo oito vezes:

- *Om Sri Sarasvatiaya Namah.*
- *Om Eim Saraswatyei Swaha*
- *Om Brahma Jnanayei Namah*
- *Om Maha Vidyayei Namah*
- *Vedanam Matram Pasya Matstham Devim Saraswati*

- *Eim Hrim Srim Klim Sauh Klim Hrim Eim Blum Strim Nilatari Saraswati Dram Drim Klim Blum Sah*
  Eim Hrim Srim Klim Sauh Hrim Swaha

Segundo a mística tântrica, a repetição fiel desse mantra, no decorrer do tempo, auxiliará a transformação daquele que o entoa em uma pessoa de conhecimento de Si mesmo.

Vishnu, o Mantenedor

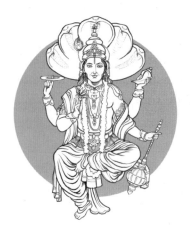

Segunda divindade do *trimurti*, Vishnu é a energia conservadora. Manifesta-se em oito encarnações ou avatares. Leva um disco na mão, mostrando que mantém o dharma, retidão, justiça, honradez e a ordem do Universo. A concha simboliza a remoção da ignorância e a música do Cosmo. O lótus representa a beleza do Universo e a pureza, assim como também a transformação. O veículo de Vishnu é *Garuda*, o homem-águia, uma figura de grande força e poder.

O *Sahasranama* (um tipo de escritura hindu) declara Vishnu como *Paramatma* (alma suprema), *Parameshwara* (deus supremo) e como a essência que permeia tudo de todos os seres, o mestre para além do passado, presente e futuro, o criador e destruidor de todas as existências, quem apoia, sustenta e governa o Universo e origina e desenvolve todos os elementos. Nos textos sagrados *Puranas*, Vishnu, é descrito como detentor da cor divina de nuvens (azul escuro), quatro braços, segurando uma flor de lótus, uma concha, e um chakra (roda).

O mantra de Vishnu, ou *Vishnu Gayatri Mantra*, tem como efeito principal estimular a força física do praticante e deve ser entoado no mínimo oito vezes ao dia:

Om Narayanaya Vidmahe Vasudevaya Dhi Mahi
Tanno Vishnu Prachodayata.

As oito manifestações de Vishnu e seus mantras

A tradição hinduísta aponta que Vishnu se manifestou em oito formas divinas. Algumas poucas escolas ocultistas e hinduístas acreditam que Sidarta Gautama – o Buda – seja a nona manifestação.

- MATSYA – Significa peixe e nessa manifestação Vishnu é um peixe enorme com escamas de ouro e um chifre. Ele avisou Manu (o "Noé" hindu) sobre o dilúvio e o salvou em um barco preso ao seu chifre.

- KURMA – Aqui Vishnu se transforma em Kurma, a tartaruga, a fim de salvar o Monte Mandara – que continha o leite da imortalidade – do ataque de demônios destruidores.

- VARAHA – Quando a Terra estava submersa sob as águas de um segundo dilúvio, Vishnu encarnou em um javali, matando um gigante que aprisionava a Terra.

- NARA SIMHA – Vishnu aqui é *Nara Simha*, meio homem, meio leão. No crepúsculo matou um demônio que tinha invulnerabilidade durante o dia e a noite. Essa manifestação deveu-se à necessidade de combater a idolatria (principalmente material) do homem.

- TRIVIK RAMA – Desejando terminar a guerra entre deuses/deusas e demônios, Vishnu manifesta-se em anão com poderes mágicos que dominam os três mundos (físico, emocional e espiritual). O mantra que invoca Vishnu e o domínio dos três planos é: *Om Trailokya Nathaya Namah.*

- PARASU RAMA – Nessa manifestação Vishnu aparece como um sacerdote hindu. Ele matou o rei Kshatryia, que roubou seu pai. Os filhos do rei, por sua vez, mataram seu pai, o que fez com que Parasu Rama matasse todos os homens descendentes do rei durante vinte e uma gerações.

- RAMA – É um guerreiro que sai em resgate de sua esposa Sita, capturada pelo demônio Râvana. Na batalha descrita na *Epopeia Ramayama*, Rama tem um fiel amigo, o macaco Hanumam, deus da devoção.

- KRISHNA – É considerado a manifestação plenamente consciente de Vishnu. É o Iluminado que traz caminhos de paz, plenitude e amor na era em que vivemos (*kali-yuga*) ou idade das trevas e de falta de justiça e ética ecológica.

Krishna, O Amor Puro

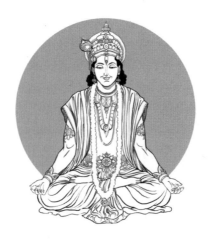

Manifestação de Vishnu, Krishna é o mais conhecido dos avatares. Seu nome significa "escuro", graças à sua pele de tom azulado. É representado por um jovem formoso, de corpo forte e de cabelos anelados. É a divindade manifestada que conta com o maior número de adeptos na Índia e em todo o mundo, ao lado do mestre Jesus e de Buda. Alguns praticantes e mestres tântricos, no qual me incluo, incorporaram Krishna ao amálgama tântrico.

No *Mahabharata* – a grande odisseia hindu e o mais famoso poema épico de toda a Índia – Krishna aparece ao lado de seu primo e escudeiro Arjuna. Em um dos livros do *Mahabharata*, o *Bhagavad Gita* (A Canção do Senhor), Krishna personifica a divindade suprema, enquanto Arjuna representa o ser humano preso a valores egoicos e temporais, que encontra em Krishna um guia e conselheiro.

Krishna é a divindade do amor, e também recebe os nomes de Govinda (Pastor), Kezava (O Que Possui Cabelos Abundantes), Gopinath (Senhor dos Leiteiros) e Gopal (Pastor). O mantra de Krishna, ou *Krishna Mantra*, permite ao discípulo desenvolver grande força física e moral e, claro, amorosidade, gentileza e compaixão. Krishna é frequentemente descrito como uma criança tocando uma flauta como no *Bhagavata Purana*, ou como um príncipe jovem que dá sentido e orientação, no *Bhagavad Gita*. As histórias de Krishna aparecem amplamente na filosofia hindu. Nessas histórias ele é retratado em várias perspectivas: uma criança-deus, um ser brincalhão, amante, herói divino e o Ser Supremo.

A entoação constante deste mantra proporciona confiança e faz com que o praticante passe a acreditar em sua própria capacidade de realização. Para ele o impossível torna-se possível, a dor se transforma em alegria, e as dificuldades, em satisfação. Este mantra deve ser repetido oito vezes ao dia: *Om Klim Krishnaya Namah*.

Alguns mantras relacionados a Krishna

- *Om Hrisi Keshâya Namah* – Mantras de Krishna de felicidade. Esse mantra pode ser entoado, também, para despertar todos os nossos potenciais do ser (plenitude ou totalidade).

- *Om Govindaya Namah* – Govinda é o chefe dos pastores e esse mantra é uma alusão ao mestre Krishna, o pastor dos espíritos, entoado por aqueles que buscam orientação mística de seu mestre interno (ou quem sabe externo).

- *Om Madhusudanaya Namah* – Mantra que homenageia Krishna, o matador de demônios, deve ser entoado para nos proteger de inimigos.

- *Om Namo Bhagavate Vasudevaya* – Mantra de proteção que invoca Vasudeva, o pai de Krishna.

- *Om Sri Krishnaya Govindaya Vallabrâva Swáhá* – A repetição desse mantra sagrado aumenta sensivelmente nosso poder de cura energética.

Lakshmi, A Energia da Prosperidade

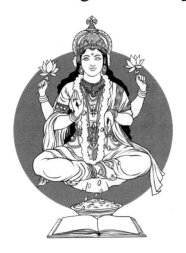

Lakshmi é a manifestação feminina de Vishnu, o conservador, que também é conhecida como *Sri*. Segundo a tradição, ela é eterna e onipresente. Na Índia, quando alguém enriquece, diz-se que Lakshmi foi visitá-lo, pois a mesma concede prosperidade e fartura aos homens. Ela atua também na beleza e no amor. É a deusa da fertilidade. Uma das mãos está posicionada em um gesto que diz: "Não tenhas medo". A outra se posiciona com os dedos para baixo, como a conceder a graça e a prosperidade. É também representada por uma jovem de cor dourada, sentada em uma flor de lótus. Com o mantra de Lakshmi, ou *Sri Mantra*, busca-se felicidade (ou prazer) pessoal e no mundo material (de forma ética e não predadora ao Planeta). Ao entoar esse mantra o praticante pode, a fim de alavancar a prática, conservar junto de si um vaso com flores vivas, e ele deve ser proferido no mínimo oito vezes ao dia:

- *Om Srim Hrim Klim Sriyai Namah*
- *Om Shrim Lakshmiyei Swaha*
- *Om Shrim Maha Lakshmiyei Swaha*
- *Om Padma Sundharyei Namah*
- *Om Shrim Siddhayei Namah*
- *Om Shantiyei Namah*
- *Om Satyei Namah*
- *Om Shri Dhanvantre Namah*

Shakti, O Poder do Feminino

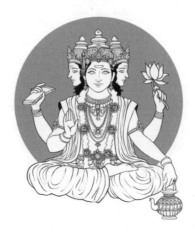

Filha de Daksha, que por sua vez é filho de Brahma. Shakti recebe os nomes de *Uma*, *Ambika* e *Devi* e simboliza o ideal feminino de sensualidade, beleza, alegria, sabedoria, virtude e sinceridade. Foi a amada de Shiva em sua primeira manifestação na Terra e renasceu várias vezes para tornar a se unir a ele.

A palavra *Shakti* deriva do sânscrito *Shak* que significa "ser capaz" ou "o poder de", daí sua atuação e força sagrada ou o poder de uma deusa. Significa também sua esposa. Assim, Parvati é a Shakti de Shiva, Lakshmi a Shakti de Vishnu e Sarasvati a Shakti de Brahma.

Representada por uma mulher jovem e linda, ricamente ornamentada, sua expressão é serena e seus grandes olhos negros transmitem compreensão e sabedoria. Ela quase sempre aparece ao lado de Shiva.

Na Índia, Shakti é a manifestação da energia cósmica dinâmica, a deusa mãe, também conhecida como *Ambaa* (mãe), ou *Devi* (deusa). Ela é a mãe de Skanda e Ganesha. No Tantra, acredita-se que Shakti seja a força e a energia nas quais o Universo é criado, preservado, destruído e recriado (pela trindade do hinduísmo: Brahma, Vishnu e Shiva).

Shakti é adorada em várias formas:

- Como *Kamakshi*, ela é a mãe universal.
- Como *Uma* ou *Parvati*, ela é a gentil cônjuge de Shiva.
- Como *Meenakshi*, ela é a rainha de Shiva.
- Como *Durga*, ela monta um tigre, que simboliza a vitória do bem contra o mal.

- Como *Kali*, ela destrói e devora todas as formas de demônios. Também é a personificação do tempo, sua forma sombria é simbolizada como o futuro, segundo nosso conhecimento.

Acreditar em Shakti como o aspecto feminino de uma divindade é comum na Índia. Práticas tântricas envolvendo gestos, cantos e yantras são executados em adoração a Shakti.

O Mantra de Shakti pode ser entoado por homens, mas é especialmente recomendado para as mulheres, já que sua prática constante as torna mais sensíveis, belas e conscientes. O principal atributo desse mantra é o desenvolvimento do poder de geração e de criação, e deve ser entoado oito vezes ao dia: *Om Shaktiaya Namah*.

Mantras de Shakti

- *Hara Mahadeva,*
  Parvati valab Sadáshiva.
  Parvati valab Sadáshiva Om,
  Parvati valab Sadáshiva.

- *Hê Kalyaní, hê Bhavání,*
  Hê Mahêshwarí namô namah.
  Shakti Durgání namô namah,
  Shakti Bhavání namô namah.

- *Jagajaganí, Jagam Mata, Ádi Paráshaktí Mahálakshmí.*
  Jagadíshvarí, Bhuvanêshvarí, Adi Paráshaktí MaháKali.
  Shivashankarí Bhuvanêshvarí Adi Paráshaktí Mahálakshmí.

- *Samba Sadáshiva, Samba Sadáshiva,*
  Samba Sadáshiva, Samba Shiva Om Hara.
  Om Mata, Om Mata, Om Sri Mata Jagadambá.
  Uma Paramêshwarí Sri Bhuvanêshwarí,

- *Ádi Parashaktí Devi Mahêshwarí.*
  Ádi divya jyôti mahá Kálimá namah.
  Madhu shumbha mahisha mardini mahá shaktayê namah.
  Brahma, Vishnu, Shiva svarúpa tvam na anyathá.
  Charácharasya páliká namô namas sadá.

Durga, O poder da Natureza

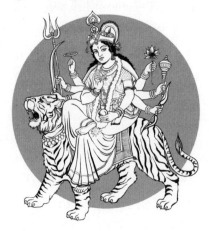

Outra manifestação de Shakti, Durga é a própria Parvati. Aqui, porém, ela assume a postura de uma guerreira capaz de eliminar os demônios que prejudicam os deuses/deusas e os homens. Tem uma beleza forte e cativante e, por demonstrar coragem e astúcia, revela outro aspecto da feminilidade, menos conhecido e mais guerreiro. A palavra Durga significa "inacessível", no sentido de algo ilusório, imaterial.

Durga é conhecida como *Maa Durga* ou *Ma Durga* (Mãe Durga) e é, no hinduísmo, uma forma de Devi, a deusa suprema. Também é representada como a mãe de Ganesha, Kartiqueia, assim como de Sarasvati e Lakshmi, e ainda como "a esposa de Shiva", "a deusa Parvati", "a caçadora de demônios". Durga é descrita como um aspecto guerreiro da Devi Parvati com dez braços, cavalgando um leão ou um tigre, carregando armas e assumindo mudrás, ou gestos simbólicos com a mão (Shakti).

Durga na tradição tântrica

Na mítica Tântrica Durga nasceu, já adulta, das bocas chamejantes de Brama, Vishnu e Shiva. A Grande Deusa Durga é dita ser absolutamente bela. Sua imagem é extremamente brilhante (*devi*), com três olhos iguais ao lótus, cabelos exuberantes com formosos anelados, pele de um vermelho-dourado intenso e um quarto crescente em sua testa. Usa um brilhante traje azul-marinho que emite raios. Seus ornamentos são esculpidos em ouro, com pérolas e pedras preciosas. Cada deus também lhe deu a sua arma mais poderosa: o *tridente* de Rudra, o *disco* de Vishnu, o *raio* de Indra, o *kamandal* (pote com o elixir da vida) de Brahma e o *gada* (antiga clava indiana) de Kubera. O Himalaia lhe presenteou com um feroz leão dourado.

A deusa também surge sob outras manifestações, com os nomes de Jagaddharti (Mãe do Mundo), Dasabhuja (Deusa de dez mãos), Muktakesi (A que tem cabelos ao vento), Tara (A salvadora), Chinnamustaka (A decapitada), Krishnakrora (A que amamentou Krishna), Jagadgauri (Mulher dourada de fama universal), Annapuma (A que traz fortuna), Pratyangira (A bem proporcionada), Singhavahini (A que monta um leão), Mahishamardini (A que matou o demônio Mahisha) e Kali (A negra), essa última a mais conhecida de suas manifestações.

O mantra de Durga, ou *Durga Hridaya Mantra*, proporciona proteção feminina, consciência, sexualidade e segurança. Deve ser entoado oito vezes ao dia: *Om Em Hrim Klim Camunda Vicai Namah.*

Dentro da tradição tântrica e hindu há dez divindades relacionadas com Durga que conferem a ela atributos variados. Entoe esses mantras 108 vezes ou em múltiplos de 8. Seus dez mantras de sabedoria (*Dasha-Mahavidyas*) são:

- Deusa Bhuvanêshuarí (sustentação da vida) é a deusa criadora:
  Om Bhuvanêshuarí Namah.
- Deusa Matangi (poder de dominar) é a deusa energizadora:
  Om Matangi Namah.
- Deusa Kali (poder sobre o tempo) é a deusa controladora:
  Om Kali Namah.
- Deusa Bagala (destruição do negativo) é a deusa protetora:
  Om Bagala Namah.
- Deusa Chinnamasta (distribuição da energia da vida) é a deusa iniciadora:
  Om Chinnamasta Namah.
- Deusa Dhumavati (domínio da natureza) é a deusa desafiadora:
  Om Dhumavati Namah.
- Deusa Tara (recriação da vida) é a deusa libertadora:
  Om Tara Namah.
- Deusa Bhairavi (modificações na vida) é a deusa tecelã:
  Om Bhairavi Namah.
- Deusa Sodashi (aperfeiçoamento) é a deusa preservadora:
  Om Sodashi Namah.
- Deusa Kamala (restauração) é a deusa dos poderes:
  Om Kamala Namah.

Kali, A Destruição

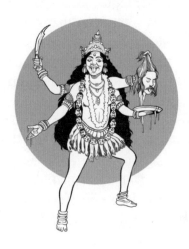

Uma das manifestações mais conhecidas e veneradas de Durga, Kali é a Mãe Negra, a deusa da morte (transformação), e é representada por uma mulher de pele escura com quatro braços. Ela leva em uma das mãos uma espada e em outra a cabeça de um gigante a quem venceu e matou. Seus olhos são avermelhados e há rastros de sangue no rosto e nos seios. No passado, a corrente de esquerda do tantrismo dedicava a Kali ritos sanguinários. Sua simbologia deve ser compreendida no aspecto mais profundo que é, na verdade, a destruição e a morte do ego, do apego e das ilusões que geram sofrimento.

Kali é uma guerreira feminina, cuja sexualidade se manifesta em sua forma mais atuante e primitiva, já que os instintos se sobrepõem à sua condição de deusa.

É a representação da natureza e a essência de toda a realidade. Deusa da morte e da sexualidade, Kali é a "esposa" do deus Shiva. Em algumas tradições, Shiva é transformado em Kali, que seria um de seus aspectos. Segundo o tantrismo, é a divina "mãe" ou pai do Universo, destruidor de toda a maldade. É representada como uma mulher exuberante, em uma parte da Índia; em outra, como homem de pele escura, que traz um colar de crânios em volta do pescoço e uma saia de braços decepados – expressando, assim, a implacabilidade da morte.

Conta-se que, em uma luta entre Durga e o demônio Raktabija, este fez o desespero de Durga com um maléfico poder: cada gota de sangue derramado se transformava em um demônio. Durga e Shiva, ao tentar matar os vários demônios que surgiam a cada gota de sangue, cortavam-lhes as cabeças (e assim nasciam mais e mais demônios). Já em desespero, surge Kali, que cortava as cabeças e lambia o sangue (daí a representação pelo colar de cabeças, a adaga e a língua de fora). Dessa forma, ela dizimou os demônios de Raktabija.

Mas Kali não é uma deusa maléfica, pois, na verdade, o papel de ceifadora de vidas é absolutamente indispensável para a manutenção do mundo. Os devotos são recompensados com poderes paranormais e com uma morte sem sofrimentos.

A figura da deusa tem quatro braços, pele azul, os olhos ferozmente arregalados, os cabelos revoltos, a língua solta e os lábios tintos de hena. No pescoço traz um colar de cabeças humanas, e nos flancos, uma faixa de mãos decepadas.

Kali aponta o lado escuro da mulher, ou do transgênero, e a verdadeira força feminina. Ela é venerada na Índia como uma mãe pelos seus devotos que esperam dela uma morte sem dor ou aflição.

O mantra de Kali, ou *Kali Mantra*, atua sobre o despertar da energia da vida (kundalini), eliminando o egocentrismo do praticante e preparando-o para alcançar a maturidade, individuação (Jung) e o respeito dos que o cercam. Deve ser entoado oito vezes ao dia: *Om Sri Kalikaya Namah*.

Outros mantras da tradição de Kali.

Om Klim Kalika-yei Namah
"*Om* e saudações. Eu atraio aquela que é negra e poderosa."

Om Hrim Shreem Klim Adya Kalika Param Eshwari Swaha
"*Om* e saudações a Ela, que é a primeira, negra em sua própria realidade, o supremo feminino primordial, que abre caminho através da ilusão, removendo obstáculos e vencendo dificuldades até a verdade completa da existência."

Lalita

Manifestação de Kali que representa o poder criativo do Universo. Lalita é o grande princípio feminino, conhecida como Mãe Divina por Paramahansa Yogananda.

- *Om Shrim Shriyei Namah*
  "*Om* e saudações para a abundância criativa que é a verdadeira forma deste Universo."

- *Om Eim Klim Sau Sau Klim Eim*

Consistindo inteiramente em (*bijas* sílabas-sementes), esse mantra pode ajudar muito a melhorar a concentração e a atrair Shakti para o aquietamento da mente.

Ganesha, Sabedoria e Prosperidade

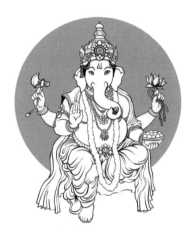

Ganesha é filho de Shiva e Parvati, cultuado como deus da sabedoria, da superação dos obstáculos e da prosperidade. Sua ajuda é solicitada na execução de qualquer projeto, especialmente naqueles de natureza intelectual, material ou profissional. Também está associado à prudência, à diplomacia e ao poder. Arquetipicamente é representado por um homem de corpo robusto e cabeça de elefante. O corpo forte indica firmeza; a cabeça, sagacidade. Sua tromba simboliza o órgão genital masculino associado à força, e sua boca representa o órgão genital feminino, vinculado à intuição. Dessa forma, Ganesha é a manifestação do equilíbrio perfeito, da interação da força masculina e feminina.

Ganesha no Tantra e no Hinduísmo

No Tantra Ganesha é representado por uma divindade amarela ou vermelha, com uma grande barriga, quatro braços e a cabeça de elefante com uma única presa, montado em um rato. Habitualmente está sentado com uma perna levantada e curvada por cima da outra. Em geral, antepõe-se ao seu nome o título Hindu de respeito *Shri* ou *Sri* (Senhor).

Seu corpo é humano, enquanto que a cabeça é de um elefante; ao mesmo tempo, seu transporte (*vahana*) é um rato. Dessa forma, Ganesha representa uma solução lógica para os problemas, ou "Destruidor de Obstáculos". Sua consorte é *Buddhi* (um sinônimo de mente) e ele é adorado, assim como Lakshmi (a deusa da abundância), pelos mercadores éticos e que não fazem mal aos animais. A razão, sendo a solução lógica para os problemas e a prosperidade, é inseparável.

O Deus da Prosperidade

Ganesha é uma divindade amada e muito invocada, já que proporciona prosperidade e também é o "Destruidor de Obstáculos" de ordem material ou espiritual. É por esse motivo que sua graça é invocada antes de iniciar qualquer tarefa com mantras. Todas as sessões de *bhajan* (cântico devocional) são iniciadas com uma invocação de Ganesha, o Senhor dos "bons inícios". Por toda a Índia, o Senhor Ganesha é a primeira deidade colocada em qualquer nova casa ou templo.

Além disso, Ganesha é associado com o primeiro chakra, que representa o instinto de conservação, de sobrevivência e de procriação.

Símbolos

Do mesmo jeito que acontece com todas as outras formas nas quais o Tantra representa semideuses, a figura de Ganesha é, também, um arquétipo cheio de múltiplos simbolismos que expressa um estado de perfeição, assim como os meios de obtê-la.

Ganesha é o som primordial, *Om*, do qual todos os hinos nasceram. Quando Shakti (Energia) e Shiva (Matéria) se encontram, ambos, o Som (Ganesha) e a Luz (Skanda), nascem. Ele representa o perfeito equilíbrio entre força e bondade, poder e beleza. Também simboliza a capacidade discriminativa que provê a habilidade de perceber a distinção entre verdade e ilusão, o real e o irreal.

Atributos

- A cabeça de elefante – Indica fidelidade, inteligência e poder discriminatório. O fato de ele ter apenas uma única presa (a outra estando quebrada) indica a habilidade de Ganesha de superar todas as formas de dualismo; é descrito também que ele retirou sua outra presa para escrever os Vedas.
- As orelhas abertas – Denotam sabedoria, habilidade de escutar pessoas que procuram ajuda e para refletir verdades espirituais. Simbolizam a importância de escutar para poder assimilar ideias. Orelhas são usadas para ganhar conhecimento.

Do Hinduísmo e do Tantra | 165

- A tromba curvada – Indica as potencialidades intelectuais que se manifestam na faculdade de discriminação entre o real e o ilusório.
- Na testa – O *Trishula* (arma de Shiva, Tridente) é desenhado, simbolizando o tempo (passado, presente e futuro) e a superioridade de Ganesha sobre ele; também representam os chamados "três modos da natureza material", bondade, paixão e ignorância, que são superados por Ganesha.
- A barriga – Simboliza a benevolência da natureza e equanimidade, a habilidade de Ganesha de sugar os sofrimentos do Universo e proteger o mundo. A posição de suas pernas (uma descansando no chão e a outra em pé) indica a importância da vivência e da participação no mundo material, assim como no espiritual, e também a habilidade de viver no mundo sem ser do mundo.
- Os quatro braços de Ganesha – Representam os quatro atributos do corpo sutil, que são: mente (*Manas*), intelecto (*Buddhi*), ego (*Ahankara*) e consciência condicionada (*Chitta*). O Senhor Ganesha representa a pura consciência – o *Atman* – que permite que esses quatro atributos funcionem em nós.
- As mãos – Segurando uma machadinha, é um símbolo da restrição de todos os desejos, que trazem dor e sofrimento. Com essa machadinha Ganesha pode repelir os obstáculos. As outras mãos seguram um chicote, símbolo da força. O chicote nos fala que os apegos mundanos e os desejos devem ser deixados, outra mão está em pose de bênçãos, refúgio e proteção (*abhaya*), e a última segura uma flor de lótus (*padma*), que simboliza a realização do seu verdadeiro ser.
- A presa partida – A presa quebrada de Ganesha simboliza sua habilidade de superar ou "quebrar" as ilusões da dualidade. Um elefante normalmente tem duas presas. A mente também frequentemente propõe duas alternativas: o bom e o mau, o excelente e o expediente, fato e fantasia. Ele tem apenas uma presa, para lembrar a todos que é necessário possuir determinação.
- O Senhor, cuja forma é *Om* – Ganesha é também definido como *Om Kara*, que significa "tendo a forma de *Oum*". A forma do seu corpo é uma cópia do traçado da letra *Devanagari* que indica esse *Bija Mantra*. Por causa disso, Ganesha é considerado a encarnação corporal do Cosmos inteiro.

- O rato – O divino veículo de Ganesha representa sabedoria e inteligência. Um rato vive uma vida clandestina nos esgotos, portanto ele é também um símbolo da ignorância. Como veículo do Senhor Ganesha, o rato nos ensina a estar sempre alerta. Outra visão é que o rato representa o ego, a mente com todos os seus desejos, e o orgulho. Ganesha, guiando sobre o rato, se torna o mestre dessas tendências, indicando o poder que as faculdades discriminatórias têm sobre a mente. O rato (extremamente voraz por natureza) é representado próximo a uma bandeja de doces com seus olhos virados em direção a Ganesha, enquanto ele segura um punhado de comida entre suas patas, como se esperando por uma ordem sua. Isso representa a mente que foi completamente subordinada à faculdade superior do Ser, que olha fixamente para Ganesha e não se aproxima da comida sem sua permissão.

Histórias Mitológicas

Decapitado e reanimado por Shiva

Uma vez, quando sua mãe, Parvati, queria tomar banho, não havia guardas na área para protegê-la de alguém que poderia entrar na sala. Então ela criou um ser na forma de um menino, esse ser foi feito da pasta que Parvati havia preparado para lavar seu corpo. A deusa insuflou vida no boneco, então Ganesha nasceu. Parvati ordenou a Ganesha que não permitisse que ninguém entrasse na casa e ele, obedientemente, seguiu suas ordens. Dali a pouco Shiva retornou da floresta e tentou entrar na casa, Ganesha parou a divindade. Shiva se enfureceu com esse menino que tentava desafiá-lo. Ele disse que era o esposo de Parvati e que Ganesha poderia deixá-lo entrar. Mas o garoto não obedecia a ninguém que não fosse sua mãe. Shiva perdeu a paciência e teve uma batalha com Ganesha, decepando sua cabeça com seu *Trishula* (tridente). Quando Parvati saiu e viu o corpo sem vida de seu filho, ordenou que Shiva devolvesse a vida de Ganesha. Mas o *Trishula* de Shiva foi tão poderoso que jogou a cabeça de Ganesha muito longe. Todas as tentativas de encontrar a cabeça foram em vão. Assim Shiva pediu ajuda para Brahma, que sugeriu que ele substituísse a cabeça de Ganesha com o primeiro ser vivo que aparecesse em seu caminho. Shiva então mandou seu exército celestial para encontrar e tomar a cabeça de qualquer criatura, e assim, encontraram um elefante que dormia, tomaram sua cabeça e a colocaram no corpo de Ganesha, trazendo-o de volta à vida. Dali em diante ele é chamado de *Ganapathi*, ou o chefe do exército celestial, que deve ser adorado antes de iniciar qualquer atividade.

Na Índia não há praticamente uma casa, templo ou mosteiro em que sua imagem não ocupe lugar de destaque. Além disso, existe uma corrente do hinduísmo que faz de Ganesha objeto supremo de adoração, e seus seguidores são chamados *ganapatyas*.

Essa divindade aparece em várias manifestações ou formas diferentes, e cada qual exalta uma qualidade.

Segue alguns mantras de Ganesha.

- *Om Gunapravanasaantushtaaya Namahá.*
  Para inspirar virtudes.

- *Om Gunaikabhuvae Namahá.*
  Autorrespeito.

- *Om Gunapoornaaya Namahá.*
  Tolerância.

- *Om Gunavachhakra Samsaraaya Namahá.*
  Escapar da roda de reencarnação. (*Samsara*)

- *Om Gajjapatayae Namahá.*
  Conquistar o poder pessoal.

- *Om Gajatratrae Namahá.*
  Compreender a natureza de tudo.

- *Om Gajamaayaaya Namahá.*
  Destruir ilusões.

- *Om Gajahaetavae Namahá.*
  Meditar na transitoriedade da vida.

Ritual a Ganesha (Pedro Kupfer)

Sri Ganapati púja simplificado

Perante a deidade Ganesha, que tradicionalmente é de madeira, de cobre ou de bronze, fique com os olhos fechados e as mãos unidas em *ãnjali mudrá* durante algumas respirações para aquietar o pensamento. Faça os mantras com a consciência de que você está invocando a força *Sri Ganapati*.

Ao pronunciar a palavra *samarpayami* (que significa literalmente, "eu ofereço"), ofereça dois *akshatha* (arroz sagrado) a Sri Ganapati, com amor e devoção (*akshatha* é arroz inteiro, colorido com cúrcuma e um pouco de água, pode ser preparado com antecedência para a semana e mantido perto do altar). Esse *púja* dura apenas alguns minutos.

É importante visualizar claramente cada parte da oferenda e perceber que, mesmo num ritual simplificado como esse[4], Ganesha ficará muito feliz com o convite que lhe fazemos para que nos visite e manifeste sua energia em nosso dia a dia.

Lembre-se, igualmente, de que o propósito interior do *púja* é purificar o astral e a energia sutil do ambiente, estabelecer uma conexão com os mundos interiores e invocar a presença do Divino.

- *Om dhyanam samarpayami* – Medito em *Sri Ganapati*.
- *Om avahanam samarpayami* – Invoco a força de *Sri Ganapati*.
- *Om ratnasimhasanam samarpayami* – Ofereço um trono com pés de leão a *Sri Ganapati*.
- *Om padyam samarpayami* – Ofereço água para lavar os pés de *Sri Ganapati*.
- *Om arghyam samarpayami* – Ofereço água para lavar as mãos de *Sri Ganapati*.
- *Om achamaniyam samarpayami* – Ofereço água para *Sri Ganapati* beber.
- *Om shnanam samarpayami* – Ofereço água para *Sri Ganapati* banhar-se.
- *Om maha abhishekam samarpayami* – Ofereço *abhishekam* (aspersão de água sagrada) para *Sri Ganapati*.
- *Om pratishtapayami* – Ofereço assento a *Sri Ganapati*, para que permaneça entre nós.
- *Om vasthram samarpayami* – Faço oferendas a *Sri Ganapati*.

---

4 *Nota do autor (tradição ou egrégora de Ganesha).*

Ao concluir, coloque as mãos em *ānjali mudrá*, unidas frente ao coração e, mantendo os olhos fechados por um minuto, agradeça mentalmente pela benção da visita que *Ganapati* faz a sua casa. Se você achou esse ritual curto demais poderá incluir na sequência a repetição do mantra de Ganesha, *Om Gam Ganapataye namah*, durante 27, 54 ou 108 repetições, inspirando pausadamente pelas narinas entre um mantra e outro.

Depois do *púja*, opcionalmente, faça um *arati*, oferecendo luz (a chama de uma lamparina, um *dipak*, ou até mesmo uma vela) à deidade, fazendo movimentos circulares em sentido horário com o fogo, ao mesmo tempo em que você vocaliza ou ouve o cd com o *arati* de Ganapati. Ao longo do *arati*, ofereça a chama a quem estiver presente, para que seja tocada por eles. Para finalizar, ofereça a chama novamente à deidade.

Lista de itens para fazer *púja*:

1. O altar e uma imagem sagrada (*murti*).
2. Dois *dipastambhas* grandes (lâmpadas de pé, com pavios e *ghee*, manteiga clarificada).
3. Fósforos e incenso.
4. *Karpur* (cristais de cânfora), *kurkuma* (pó vermelho), *gopichandam* (argila sagrada) e *chandanam* (pó de sândalo) para oferecer à deidade e colocar nos presentes.
5. Um jarro de água limpa.
6. *Sankha* (instrumento de sopro feito de uma concha do mar), um sino, um *dipak* (lamparina para queimar a cânfora ou a manteiga clarificada) e mais um *dipak* com pavio e *ghee*, que deve ficar aceso ao longo do ritual todo ou, idealmente, ao longo do dia inteiro.
7. Flores inteiras, pétalas, um *japamala*, *aksath*a (arroz com cúrcuma).
8. Dois *kalasas* (jarro de prata ou cobre que sustenta um coco inteiro, decorado com folhas de mangueira), dois pedaços novos de tecido, um coco seco e inteiro, meio quilo de arroz inteiro, uma moeda de ouro ou de prata (o *kalasa* representa a deidade e deve ser colocado do lado da *murti*, imagem sagrada).
9. Noz-moscada (seis unidades), bananas, folhas de bananeira e mangueira para decorar o altar e os *kalasa*s.
10. Naivedya ou prasada (oferenda do alimento): cinco bananas, arroz cozido e um coco seco.

11. Este ou outro livro com os mantras e os procedimentos.

12. Uma bandeja de *sapad* para a prasada: oferenda de doce, parecido com o *halva*, que todos os presentes comerão no fim, preparado com semolina, leite, *ghee*, açúcar, bananas, canela e cardamomo. Cozinham-se os ingredientes numa panela até formar uma pasta gostosa e cheirosa. Uma vez pronta, o *sapad* é decorado com pistaches ou amêndoas fatiadas.

13. Se você quiser se vestir à maneira hindu, poderá usar um *dhoti* ou *lungi*. Essa vestimenta, que consiste apenas num pano de algodão claro enrolado na cintura, não tendo costuras, representa o desapego dos laços materiais, emocionais e mentais. Isso é útil para tomarmos distância das preocupações do dia a dia, na hora em que formos fazer o ritual.

Receita de gajjar halva para a oferenda de alimento (naivedyam)

Ingredientes:

- 500 g de cenoura
- 200 g de açúcar
- 900 ml de leite fresco
- 50 g de *ghee* ou de manteiga
- 25 g de uva passa
- 8 sementes de cardamomo pilado
- 15 g de amêndoas sem pele e cortada em lâminas ou 15 g de pistache

Cozinhe a cenoura ralada e o açúcar no leite até este evaporar. Tome cuidado para não grudar na panela. Use fogo baixo. Depois, adicione o *ghee* e a uva passa e refogue por mais 25 minutos, mexendo constantemente. Apague o fogo e acrescente o cardamomo pilado. Despeje numa travessa e enfeite com as amêndoas ou os pistaches. Durante a preparação, cultive uma atitude serena e faça mantras para manter um estado de atentividade plena.

Capítulo 11

Ética e Comportamento Tântrico

Quando o yogue se torna qualificado, através da prática da disciplina ética, por abster-se de ações ilícitas (*yama*) e da autossuperação (*niyama*), pode então começar a prática de *ásanas* e das outras técnicas.

Yoga Bhasya Varana, 11:29

A conduta e a ética do praticante de Mantra e de Tantra são importantes para o reconhecimento do que se é, e da vida que valha a pena ser vivida. Os yamas e os niyamas são preceitos quase tão antigos como o mundo. Nos *Yoga Sutras* de *Patanjali* (codificador do Yoga, que viveu antes de Cristo), já podemos encontrar referências a esses princípios.

Basicamente, os yamas e os niyamas recomendam a eliminação dos desejos inconscientes que dominam as nossas ações. Assim, o praticante deve observar, meditar seus sentimentos de posse, apego, os impulsos sexuais sem amor, o apetite exagerado, etc.

Yamas

A palavra *Yama* vem do sânscrito e significa "morte" ou transformação. Deriva da raiz *Yam* (controle), e indica a necessidade de destruir, de "matar" os obstáculos que atrapalham o praticante de ter consciência e equilíbrio. Os Yamas demonstram que o aperfeiçoamento e individuação devem ser trilhados de acordo com a missão de cada um, seguindo aquilo que lhe é revelado interna ou externamente.

São cinco as proscrições principais do Yama: *ahimsa*, *satya*, *asteya*, *brahmacharya* e *aparigraha*, que se manifestam por meio dos cinco órgãos de ação (*karmendriyas*): braços, pernas, boca e órgãos sexuais e excretores. Porém são dez os mais tradicionais, que denotam aquilo que não devemos fazer.

Os dez yamas tradicionais

1. *Ahimsa*: não violência. Abstinência em agredir outros, inocência, não causar dor a qualquer criatura por pensamento, expressão ou escrita, em qualquer momento. Esse é o "principal" *yama*. Os outros nove permitem atingir a sua realização.

2. *Satya*: veracidade, palavra e pensamento em conformidade com os fatos.

3. *Asteya*: não roubar, não ter inveja, não ficar em débito com outros.

4. *Brahmacharya*: conduta ética, continência, abster-se de ter relações sexuais, mantendo se fiel quando casado.

5. *Kshama*: paciência, não se sentir impelido pelo tempo, manter a atenção no momento presente.

6. *Dhriti*: estabilidade, superação da falta de perseverança, superação do medo e da indecisão; manter-se em uma tarefa até a sua conclusão.

7. *Daya*: compaixão; conquista do equilíbrio, livrar-se dos sentimentos insensíveis e cruéis para com todos os seres.

8. *Arjava*: honestidade, retidão, renuncia aos enganos e as injustiças.

9. *Mitahara*: moderado apetite (nem comer demais, nem de menos), não consumir carne, peixe, crustáceos, aves ou ovos.

10. *Shaucha*: pureza, evasão de impurezas no corpo, na mente e na fala. Nota: o Yoga Sutras de Patanjali lista *Shaucha* como o primeiro dos niyamas.

Yoga Bhasya Varana

Os cinco yamas principais

- *Ashima* (Não violência) – "Não infligir mal a nenhum ser vivo." Não deve haver ódio, inveja e nem outros sentimentos negativos sobre o que quer que seja. Não se deve agredir fisicamente, nem por palavras, atitudes ou pensamentos (ecologia mental). Mahatma Gandhi dizia: "O autossacrifício de um único homem é milhões de vezes mais poderoso do que o sacrifício de milhões de homens que morrem matando uns aos outros". E também pertence a ele a frase: "Prefiro morrer se o preço da minha vida for a morte de criaturas inocentes". O não matar é fundamental. Para algumas linhas do hinduísmo e do Tantra, isso se aplica a própria alimentação, que é exclusivamente vegetariana e vegana. Hoje é sugerido como não violência o veganismo. O *Ahimsa* é também a base do Jainismo, corrente filosófica muito forte no Oriente, fundada por Mahavir (Grande Herói) e que prega a compaixão e a benevolência para com todos. Alguns jainas chegam a usar um lenço no rosto para não ter de aspirar um inseto, andam nus e chegam à pureza em sentido integral.

- *Satya* (Não mentir) – "Não se desviar da verdade." Uma pessoa plena e total é, consequentemente, uma pessoa sincera. A grande chave de todas as filosofias é a verdade, a expressão máxima da consciência de quem você é. *Satya* é a necessidade de não mentir para si mesmo ou para os outros. É viver o dharma (caminho) como se deve, assim, não basta só praticar a verdade como também lutar para eliminar a mentira. É melhor se calar do que dizer palavras falsas. No Mahabharata, Krishna esclarece a *Arjuna*: "Se o mérito de mil sacrifícios fosse colocado numa balança, em vista do mérito da verdade, a carga da verdade ainda seria a de maior peso". Como existem muitas formas de dizer a verdade, lembramos que é fundamental o tato e o bom senso na colocação da mesma.

- *Asteya* (Não roubar) – "Não devemos nos apropriar ilegalmente daquilo que não nos pertence." O Rabino Nilton Bonder fala sobre as riquezas e do que não se deve ter. Esse preceito exalta, acima de tudo, a dignidade. É importante que cada um consiga aquilo que almeja por meio dos seus próprios esforços e, principalmente, que não cause danos a ninguém. Deve-se também estar atento para não acumular bens materiais em excesso, pois o que é fútil pode se tonar prejudicial. Uma vida mais simples pode ser muito mais prazerosa. Gandhi foi um exemplo de *Asteya* e de simplicidade, pois, como grande líder, teve oportunidade de explorar e de se aproveitar de inúmeras situações. Ele poderia ter ficado com bens que não lhe pertenciam, mas não, Gandhi preferiu manter a consciência tranquila, ajudando o próximo, chegando até a costurar a própria roupa e a plantar o alimento que comia. Vemos ainda exemplos como Francisco de Assis, Zoroastro, Chico Xavier, etc. É claro que a prática de *Asteya* deve ser usada com bom senso, não nos privando de uma vida com qualidade, saúde, cultura, viagens, etc.

- *Brahmacharya* (Não exagerar no sexo) – "Viver com o Sagrado e em busca do mesmo." Caminhar com Brahma (Deus), não é negar o sexo e menos ainda vê-lo como pecado. O Brahmacharya vê o sexo como um dharma (caminho) e, por esse motivo, inúmeras escolas espiritualistas têm como técnica o ato sexual ritualístico (maithuna), baseado no carinho, na beleza e no amor transcendental.

- *Aparigrahá* (Não apego) – "Para encontrar a verdadeira transcendência é preciso se libertar dos apegos". É a necessidade de não levar uma vida baseada nos "negócios" (*neg* = negação; *ócio* = meditação), que só leva ao acúmulo de matéria. O *Aparigrahá* não é a negação da busca de progresso financeiro, todos sabem que ter dinheiro é necessário e não constitui um mal em si. Mas é importante ter propósitos e ideais mais elevados na vida. Assim, deve-se buscar o contato com a natureza, com as coisas belas e simples, e evitar os vícios, os sentimentos de posse e o ciúme. Segundo os textos sagrados, aquele que pratica o *Aparigrahá* encontrará a pureza de espírito. No Tantra puro, os sentimentos de ciúme e de inveja são as piores manifestações de possessividade, devendo ser transmutados.

Niyamas

Niyama significa autodisciplina, orientação e conduta pessoal do praticante tântrico ou yogue. Indica, principalmente, a necessidade que a pessoa tem de atender aos compromissos que ela assume consigo mesma. Quem segue os niyamas, torna-se um ser construtivo, criador, persistente e que busca o aperfeiçoamento do ser.

Nos Yoga Sutra de Patanjali, os niyamas são a segunda parte dos oito passos do *Raja Yoga* e são encontrados no *Sadhana Páda,* verso 32:

- *Sauchan* (Pureza) – É a purificação que nasce no coração, que vem de dentro, a negação de todos os hábitos grosseiros, a meditação em emoções e em pensamentos positivos, elevados. *Sauchan* é a pureza em sentido integral: física, emocional, sentimental, mental e espiritual. Visa manter o corpo saudável pela prática do Yoga ou Budô, as emoções equilibradas pela audição de músicas, como os mantras, os cantos gregorianos, as óperas e os concertos, a mente reestruturada pela prática de meditação e o espírito em harmonia, por meio dos *sadhana* (prática). É importante manter também a pureza de atitudes e os pensamentos com muita serenidade, concentração e bom humor, sem preconceitos ou julgamentos. Afinal, muitos mestres faziam questão de frisar a importância do não julgar. Pratique o ato de não julgamento; isso é fundamental em sua vida. É importante também observar o que comemos, pensamos, escutamos ou vemos na TV. *Sauchan* é a pureza do corpo, a gratidão e o respeito por nosso corpo: o banho diário, a escovação dos dentes, a alimentação sadia e o mais natural possível e, é claro, é evitar as emoções impuras como preocupação, pessimismo, ciúme, inveja, etc.

- *Santosha* (Contentamento) – É a valorização do que se tem e se é agora! Com *Santosha* o ser consegue encontrar equilíbrio interior e vencer todos os obstáculos e dificuldades da vida com firmeza e alegria. Segundo Maharishi Yogi, "essa é a alegria crescente que inunda a alma daquele que medita", é a autoestima, a alegria de estar consigo próprio. O tântrico deve manifestar contentamento no relacionamento com todos e em todas as situações. Quem tem *Santosha* pode encontrar a felicidade nos lugares e momentos mais difíceis. La Ferriére declarou que: "se não podemos estar sempre felizes, podemos pelo menos estar sempre em paz." Uma receita para estar alegre é sorrir sempre que possível. Devemos nos lembrar de que paciência é "paz e ciência", ou seja, a Ciência da Paz. Contentamento está além da duplicidade de felicidade e de tristeza.

- *Tapas* (Austeridade e autossuperação) – *Tapas* significa "calor", "queimar", mas também pode ser traduzido como autodisciplina e purificação, o esforço para chegar a um objetivo. Utilizamos *Tapas* para aperfeiçoar um *ásana* (postura física), dentro da prática de *Hatha Yoga* sem esquecer *ahimsa*, mas não só na prática, podemos usar *tapas* em vários aspectos da nossa vida. Procuramos o aprimoramento, o aperfeiçoamento e a perfeição dentro daquela postura, utilizando o esforço, a persistência e a determinação em executá-la, e assim, adquirimos consciência do nosso corpo, das nossas limitações. É a busca da realização, com esforço e perseverança, apesar das dificuldades que possam surgir. É também a superação das limitações e a disposição para orar, meditar e jejuar. *Tapas* pode ser definido como um procedimento de enfrentar a si próprio e de cumprir com as responsabilidade assumidas consigo mesmo perante o Universo. É o sempre ter fé e seguir em frente. É tomar uma decisão e não voltar atrás, fugindo dos objetivos. No Japão, há o princípio Kaizen de autossuperação e melhoria a cada dia; melhoria é claro, sem orgulho exagerado, mas com muita autoestima.

- *Svadhayaya* (Autoestudo) – Pode ser traduzido como o autoestudo ou a leitura dos textos sagrados. O importante deste autoestudo é a interiorização, conhecer aquilo que somos. Nossos limites, crenças, emoções, etc. Observar nossas práticas diárias, sobre relacionamento com os outros e o mundo, para descobrirmos mais sobre nós mesmos. É a busca do conhecimento interior por meio da introversão e da interiorização. O prefixo *SUA* significa "estudar o seu texto", ou seja, estudar aquilo que está "escrito" dentro de si mesmo. É a busca de ser aquilo que se é em toda a sua plenitude. *Svadhayaya* também aponta a necessidade de estudos externos, que devem ser feitos principalmente com a leitura de textos filosóficos e espirituais. Além disso, todas as práticas como a oração, os mantras e a meditação, também nos conduzem ao crescimento interior.

- *Ishwara-Pranidhána* (Entrega ao Eterno) – Isso está além da fé, da crença. Não é necessária aqui nenhuma crença de um Deus, o importante é perceber que somos guiados e movidos por algo que não sabemos o que é. Somos como um graveto solto na corrente de um rio. É a entrega total (*Nidhana*) de toda e qualquer ação para o Eterno (*Ishwara*). É a busca de uma realização maior e dos esforços necessários nesse sentido. Essa entrega ocorre por meio das boas ações, que podem ser efetuadas em instituições de caridade, creches e orfanatos. Mas essa atitude de doação só é válida se aquele que a pratica não esperar recompensa em troca. Quem pratica o *Ishwara-Pranidhána* deve evitar ao máximo qualquer forma de egoísmo e buscar o equilíbrio e a união com todo o Universo.

Finalizando este capítulo, lembre-se de que essas verdades são universais. É fundamental incorporá-las em sua vida, tê-las sempre na mente e no coração e meditar constantemente sobre as mesmas. Meditação (*meditar-na-ação*) e não só saber de cor.

A prática de yamas e niyamas deve ser observada no dia a dia. Todos são igualmente importantes. Vivenciá-los nos leva a um profundo entendimento e a própria descoberta.

> Eu sou uma criatura de D'us, e meu vizinho é também uma criatura de D'us. Eu trabalho na cidade e ele trabalha no campo. Eu acordo cedo para meu trabalho e ele também acorda cedo para seu trabalho. Da mesma maneira que ele não pode superar-me com seu trabalho, eu não posso superá-lo com meu trabalho. Você diria que eu realizo grandes obras e que as dele são pouco importantes? Nós aprendemos que não importa se uma pessoa fez muito ou pouco, contanto que dirija seu coração aos céus!

> *Texto Rabinico*

Capítulo 12

A alimentação do Yoga segundo o professor Oberom

Não me importa saber se um animal é capaz de pensar, sei que é capaz de sofrer, e por isso o considero o meu próximo.

(Albert Schweitzer)

Oberom é professor de Yoga da Humaniversidade e do curso de Curadores Quânticos junto comigo e Juliana Araújo (Krishna Priya), e ativista de verdade, com dedicação e disciplina, do veganismo e do amor ao Planeta e aos animais. Nada melhor e mais coerente, portanto, que meu irmão Oberom escreva o capítulo sobre alimentação no Yoga e no Tantra.

A alimentação na literatura clássica do Yoga

Na literatura clássica do Yoga, principalmente nos documentos ligados ao *Hatha Yoga*, encontramos alguns pontos importantes sobre alimentação. Por exemplo, o *Hatha Yoga Pradipika*, afirma que a alimentação é também responsável pela integração do aspirante às práticas do *Raja Yoga*.

Svatmarama, o autor do texto, em sua abordagem sobre os yamas e niyamas, trata de dez posturas éticas além das citadas por Patanjali. Não foi ele o primeiro a abordá-las, mas talvez tenha sido a sua obra que as tornou mais popular; é também a base de conduta do *Sanatana Dharma*, a essência do hinduísmo. Nos yamas encontramos: *ahimsa*, não violência; *sathya*, veracidade, *asteya*, não roubar; *brahmacharya*, continência; *kshama*, paciência; *dhrti*, perseverança; *daya*, compaixão; *arjava*, retidão; *mitadhara*, dieta vegetariana moderada e *shaucha*, pureza. Nos niyamas encontramos:

tapas, autossuperação; *santosha*, contentamento; *astikya*, confiança; *dana*, caridade; *lshvarapujana*, entrega e devoção a Deus; *siddhantashravana*, ouvir os ensinamentos espirituais; *hri*, humildade ou modéstia; *mati*, inteligência ou vontade espiritual; *japa*, meditação em um mantra, e *hutam*, autossacrifício.

Nesse conjunto mais amplo de "setas éticas", para deixar mais claro, Svatmarama traz o conceito de *mitahara*, dieta vegetariana moderada, ou seja, sem carne de mamíferos, peixes, aves e ovos. Convém, portanto, evitar todos os alimentos que não são benéficos à saúde física, emocional e mental, e que possam infringir outros preceitos.

A última colocação do parágrafo anterior torna o texto cabível para a proposta abordada no livro *Vegan Yoga*, Oberom, Ed. Alfabeto, que se embasa em uma conduta firmada em princípios claros quanto à adoção do veganismo diante do panorama atual. No primeiro capítulo do *Hatha Yoga Pradipika*, no sutra 58, Svatmarama propõe a dieta ideal para o yogue: "Mitahara, a dieta vegetariana moderada, é aquela na qual 3/4 da fome é satisfeita com alimentos que sejam cozidos com *ghee*, que sejam saborosos e saudáveis, ingeridos como uma oferenda a Shiva". Vale lembrar o que o *ghee* representa hoje para as vacas, os bezerros e o meio ambiente, assim compreendemos que essa era a sugestão direcionada às pessoas de sua época, uma vez que o tratamento dispensado aos animais era completamente distinto daqueles existentes nos dias de hoje. Com o cenário atual, Svatmarama não incluiria o *ghee* como alimento adequado, uma vez que infringe outros preceitos por ele citados.

Os grandes pensadores escreveram dentro de uma abordagem relacionada ao contexto e época em que viveram. Podemos levar em consideração, sem qualquer conflito, as citações referentes a produtos lácteos, mel e mesmo a palavra "vegetarianismo" ou "vegetariano", nas menções dos grandes iniciados e dos trechos da literatura clássica, que cabem muito bem à ideia central do tema proposto. Isso se entendermos toda citação de vegetarianismo como sendo estrito, ou aquele baseado em uma dieta que não gera sofrimento e morte de seres sencientes, dieta de origem unicamente vegetal e não lactovegetariana, como normalmente se entende. O que os sábios propunham com a adoção da dieta lactovegetariana visava alcançar o que expõe hoje o veganismo, uma postura de respeito aos animais, livre de uma conduta violenta. Isso inclui uma dieta vegetariana estrita, para só assim não gerar sofrimento aos animais de qualquer espécie, respeitando a não violência e a harmonia na relação homem/animal/natureza, que hoje uma dieta lactovegetariana não contempla mais.

Notem que a tradição indiana ainda sustenta e promove uma dieta que envolve subprodutos advindos do leite, confirmando assim o que está nas escrituras, pois não consideravam o animal pastorado como privado de sua liberdade e por não precisar matar a vaca para obter o leite, não se mostrava qualquer violência nesse hábito, ao contrário dos dias de hoje. No contexto atual, produtos como o *ghee*, o iogurte ou mesmo o leite (assim como qualquer alimento de origem animal) infringem os princípios descritos pelos próprios sábios.

Svatmarama diz que existem seis obstáculos que prejudicam a prática de Yoga: "O excesso de alimento, os esforços muito violentos, a loquacidade (falar demasiadamente), o rigor ascético, o relacionamento inadequado com as pessoas e a instabilidade". A quantidade é um aspecto muito importante, ainda que sejam ingeridos alimentos *sáttvicos*. Svatmarama, no *Hatha Yoga Pradipika*, também oferece uma lista de alimentos benéficos ao praticante: O trigo (que era diferente do produzido hoje), o arroz, a cevada, o *shastik* (tipo de arroz), bons milhos, o leite, *ghee*, a manteiga, o açúcar (naturalmente não se refere ao açúcar consumido hoje), o mel, o gengibre, *parwal* (legume indiano da família cucurbitáceas), os cinco legumes verdes (*jivanti, vastumulya, aksi, meghanada e punarnava*), lentilha (ou feijão do tipo *mung*) e água pura. Esses são os alimentos mais benéficos para os praticantes de Yoga.

Nas descrições de Svatmarama são citados alimentos cujos estudos comprovam grande potencial nutritivo. São completamente saudáveis e não comprometem os princípios éticos citados por ele, mas os quais ele condena afirmando serem prejudiciais, como as verduras, por exemplo. Em contrapartida, cita alimentos que hoje, com o avanço da nutrição, sabemos que não fazem bem à saúde e, no entanto, estão listados por ele como parte da dieta moderada do yogue, como o leite e a manteiga, por exemplo. Além desses, o *ghee* e o mel, que trazem o agravante de infringir os yamas e niyamas.

O *Gheranda Samhita*, outro texto clássico do Yoga, um manual de *Hatha Yoga* do século 17, versa sobre *kriyá, ásana, mudrá, pratyahara, pranayama, dhyana e samadhi* ao longo de 351 estrofes distribuídas em sete capítulos. De autoria do sábio Gheranda, esse manual propõe uma disciplina de sete passos, *sapta-sadhana*, ao descrever não menos de trinta e dois *ásanas* e vinte e cinco *mudrás*. Além disso, ainda delineia um extenso tratamento das técnicas de purificação, *shodhana*, e se delonga sobre o fenômeno do *samadhi*. Mas, atendo-se à questão da alimentação, ele diz: "Aquele que pratica Yoga sem moderação na dieta pode incorrer em várias doenças e não obter o sucesso esperado" (Gheranda Samhita, 5.16).

O *Shiva Samhita* é um texto em 540 estrofes sobre *Hatha Yoga*, o mais jovem dos livros clássicos datado do século 18, de autoria desconhecida. A obra está composta na forma de um diálogo entre Shiva e sua esposa Parvati, no qual ele ensina as práticas do *Hatha Yoga* para sua consorte. O tratado é um documento claro que envolve noções filosóficas, descreve a estrutura do corpo sutil, *ásanas*, *pranayamas*, *mudrás* e *chakras* (centros de energias do corpo) de forma aprofundada e agrega diferentes pontos de vista sobre as linhas do Yoga, tais como: *Mantra, Yoga, Hatha Yoga, Laya Yoga* e *Raja Yoga*.

No *Shiva Samhita*, capítulo 3, verso 38, encontramos a seguinte observação: "Quando a pessoa está bem estabelecida em sua prática, já não há necessidade de se observar essas restrições. O praticante deve tomar pequenas refeições de cada vez, com menos intervalos entre elas". Normalmente, impomos uma ordem consciente de como será nossa disciplina alimentar, o que é importantíssimo enquanto não dominamos a mente cheia de desejos. Mas depois, mantendo a dieta pura e em harmonia com o corpo, é possível seguir as próprias orientações desde que não interfira no processo (vida) alheio, sendo homem ou animal.

"As Leis de Manu" (*Manusmriti* ou *Manava-Dharma-Shastra*) é um dos textos sagrados do hinduísmo, redigido em forma poética, cujas diretrizes estão expostas em versos. Este documento teria sido criado por um santo eremita chamado Valmiki, em torno do ano 1500 a.C. *As Leis de Manu*, assim como o Código de Hamurabi (o rei sumeriano), são conhecidos como os mais antigos compêndios de normas morais e éticas da humanidade. Existem estudos indicando que originalmente o documento era composto de mais de cem mil dísticos (grupo de dois versos), e que cortes e interpolações feitos em épocas diferentes teriam o reduzido a fim de torná-lo mais acessível à leitura integral do texto. Nas edições de hoje constam 2.685 dísticos distribuídos em 12 livros. O documento é abundante em passagens proibitivas em relação ao consumo de carne.

A alimentação do Yoga segundo o professor Oberom | 183

O livro cinco de *As Leis de Manu* praticamente é destinado a esclarecer a conduta do homem em relação ao seu alimento, e com bastante clareza, exclui do cardápio os alimentos que geram sofrimento daquele que deseja estar afinado com o dharma. De forma bastante lógica, em uma parte do texto, encontramos a seguinte afirmação: "Sem matar os seres vivos, a carne não pode ser utilizada, e como matar é contrário aos princípios de ahimsa, deve-se, então, renunciar ao consumo de carne". Logo, sem ferir os animais, nos dias de hoje o consumo de laticínios, ovos e mel não pode ser feito, pois, como ferir (o outro e a si mesmo) é contrário aos princípios de *ahimsa*, o desapego a esses alimentos torna-se parte de uma conduta reta.

Ainda no quinto livro do código de *As Leis de Manu*, citando apenas algumas passagens, uma vez que há uma coletânea abundante de versos que discorrem sobre o tema, vemos nas dísticas 48-49: "Carne nunca pode ser obtida sem danos de seres vivos, e ferir seres vivos é um impeditivo para se alcançar as bênçãos celestiais. Dessa maneira, devemos nos afastar do consumo de carne. Considerando bem a desagradável origem da carne e a crueldade de agrilhoar e assassinar seres corpóreos, devemos nos abster inteiramente de comer carne". Outra passagem: "Aquele que permite o assassínio de um animal, aquele que o corta, que o mata, compra ou vende, aquele que o cozinha, que o serve e que o come, todos devem ser considerados como assassinos do animal. Não há nenhum pecador tão grande como aquele que não cultua aos deuses, aos ancestrais e aquele que busca robustecer sua própria carne pela carne de outros seres."

O Rig Veda é o primeiro dos quatro Vedas, que são as bases para *As Leis de Manu*, e são os livros que alicerçam todo o hinduísmo e as suas vertentes. Nele existem vetos explícitos ao consumo de qualquer tipo de carne, mas valoriza a importância do leite dentro da cultura védica, porém com certa raiva explícita. Traz uma concepção punitiva, não pela instrução à engrenagem kármica (como no Velho Testamento, "olho por olho, dente por dente"), mas o faz como no Rig Veda: "Aquele que compartilha de carne humana, de carne de um cavalo ou de qualquer outro animal, que priva outros do leite pelo assassinato das vacas, ó rei, se como um demônio ele não desistir por outros meios, então, você não deve hesitar em cortar fora sua cabeça."

No *Shantiparv* encontramos: "Patifes e velhacos iniciaram a oferenda de bebidas alcoólicas, peixes, animais e sacrifícios humanos em um *yagya* (rito). Eles têm um temperamento demoníaco e desejam comer carne em um *yagya*. Nos Vedas, comer carne é proibido". Badarayana-Vyasa deixa claro no *Brahma Sutra Bhasya*, que comer outros elementos além daquilo que é o alimento adequado (que nutre o corpo, a mente e o espírito), só é liberado em situação extrema, no caso de vida ou morte. Badarayana coloca assim: "Todos os tipos de comida só são permitidos quando a vida está em risco; só neste caso é relevado."

No *Mahabharata* podemos ler: "O virtuoso Narada disse que o homem que se alegra em aumentar sua própria carne comendo a carne de outras criaturas, se encontrará com o desastre". No *Bhagavad Gita*, que é parte do grande poema épico, *O Mahabharata*, também há discursos de Krishna condenando o consumo de carnes ou mesmo se opondo aos maus-tratos para com os animais. Por exemplo: "Não faça aos outros o que, se fizessem para ti, te causaria dor. Se uma pessoa me oferece com Amor e devoção folhas, flores, frutas ou água, eu as aceitarei". Krishna ainda acrescenta: "Aquele que não é invejoso, mas é um amigo bondoso para todos os seres vivos, que não se considera proprietário e está livre do filho ego, que é equânime tanto na felicidade quanto na aflição, que é tolerante, sempre satisfeito, autocontrolado e ocupa-se com o Yoga com determinação, tendo sua mente e inteligência, focados em Mim – tal devoto me é querido."

Tais valores partem da premissa básica de apoiar-se na justiça, mas a doutrina muitas vezes enrijece a percepção e, quando antes era aceitável o consumo do leite, por exemplo, por não envolver violência e sofrimento, a mesma doutrina transforma esse consumo em lei de conduta. Engessado, o costume ignora o fato de que hoje infringe os princípios da própria tradição. E os laticínios seguem na dieta da maioria, mesmo gerando violência e sofrimento. O que era uma sugestão livre de crueldade se tornou hábito, que na realidade atual envolve a tortura e a morte dos animais.

Seria uma ignorância, mesmo constatando que o mundo está mudado, manter intacta uma tradição que já não cabe nela e que fere inclusive seus princípios mais básicos. Aqui me refiro às orientações alimentares dos textos clássicos que ferem o veganismo.

Texto Recomendado do Livro: Vegan Yoga, Oberom, Ed. Alfabeto

Capítulo 13

Chakra Púja Mantrificando a Shakti – Técnica do Giro Tântrico (Kara Nyâsa)

Não existe nada neste Universo que não esteja contido no corpo humano. Tudo o que está aqui, está em toda parte; o que não está aqui, não está em nenhuma parte.

Vishvasara Tantra

Aqui mesmo (neste corpo) estão o rio Ganga, Prayaga e Varanasi, o Sol e a Lua (isto é, o masculino e o feminino) e os lugares sagrados... Não existe outro lugar de peregrinação nem morada de felicidade semelhante ao meu corpo. Em verdade, o yantra, que é o próprio corpo, é o melhor de todos os yantras. Gandharva Tantra.

Shiva Samhita

O *Chakra Púja Nyâsa Devanyâsa*, também conhecido como a onda do chakra, círculo de energia ou técnica do giro tântrico, é uma amorosa e belíssima prática mística que atua como um poderoso estimulador da energia kundalini através dos chakras e dos canais prânicos, desenvolvendo, assim, maior potencial orgástico que pode ser utilizado para meditação e *samadhi*, além do êxtase da experiência mística.

É uma prática pouco conhecida no Planeta, sendo ensinada ou iniciada (*Parampara* é o nome dessa iniciação que transmite poder e conhecimentos transpessoais por meio de uma sucessão de mestres e discípulos) a poucos discípulos que forem realmente persistentes em suas buscas e práticas. Faz parte do Tantra secreto (*Gupta Vidyá*).

Em grupos que ministro o Tantra (técnicas e terapias), ensino passo a passo essa liturgia e, principalmente as mulheres, ficam fascinadas, encantadas com a beleza e os efeitos da técnica.

Início da liturgia

A liturgia inicia-se com os praticantes sentados confortavelmente num colchonete ou tatame limpo e de bom gosto. Shiva (o homem) senta-se numa almofada e permanece atrás de Shakti (a mulher) e ambos aquietam suas mentes e emoções, fecham os olhos, descontraem a face e voltam à atenção para o *ajña chakra*. Após a concentração, ambos podem sussurrar por alguns minutos o mantras *Om Sri Gam* ou *Om Sri Klim*. Feito isso, inicia-se o movimento rotatório de girar no mesmo eixo, no sentido horário, de forma suave, mantendo a coluna ereta.

Prática – movimentos

O primeiro movimento é feito por Shiva (quem está detrás) que respira suavemente no pescoço da Shakti (quem se senta na frente), enviando assim parte de seu prana (energia) e unindo as mãos, como em oração à frente do peito, em *Pronan ānjali mudrá*, saudando a essência de sua Shakti e mentalizando ou pronunciando o mantra de saudação *Om Hará* ou *Om Namah Ayâ*.

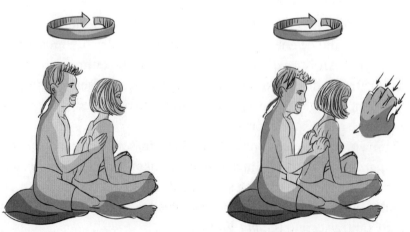

Chakra Púja Mantrificando a Shakti – Técnica do Giro Tântrico (Kara Nyâsa) | 187

Iniciam-se os toques deslizando as mãos de forma sutil, bem leves, da cintura aos ombros e sem a utilização de óleo. Os movimentos são, em sua maioria, de baixo para cima. Atente para que pelo menos uma das mãos fique sempre em contato com a Shakti durante toda a prática. Suavemente, passa-se a ponta dos dedos, sem utilização das unhas, movimentando a energia prânica e kundalini de baixo para cima.

(Observe com atenção a sequência de desenhos).

Repita esse movimento várias vezes e, novamente, faça deslizamentos prazerosos com as mãos. Em seguida, o movimento tem o mesmo formato do anterior, a não ser as mãos que tocam mais forte. As mãos de Shiva devem ser absolutamente macias e perfumadas. Shiva poderá cruzar as mãos fazendo com que haja troca de polaridades. Nesse ponto, depois de feito algumas vezes os movimentos anteriores, Shiva poderá repeti-los com um pouco de óleo nas mãos. Trabalhe a região dos rins *swádhistkána chakra* com muita delicadeza.

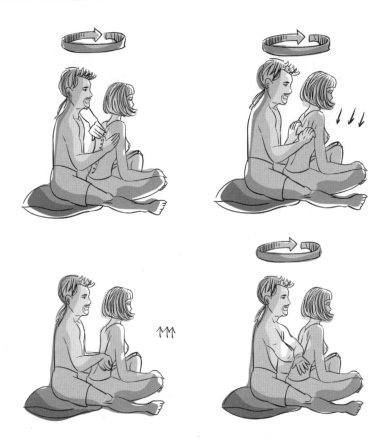

Trabalhe a região dos ombros com toques profundos e prazerosos. Repita várias vezes o movimento de trazer as energias de baixo para cima.

Faça vários movimentos com atenção nos braços, pescoço, rosto e lateral do corpo, muito suavemente e com muito carinho, morda o pescoço de Shakti (com os lábios, ou se utilizar os dentes, morda levemente). Esse movimento ativa o *vishuddha chakra*, e trabalha os seus "nós energéticos" que tanto atrapalham a elevação de kundalini. Sempre com muito carinho e, porque não, amor, beije delicadamente em volta das orelhas. Faça movimentos dos dois lados e lembre-se de que todo o *chakra púja* é feito como uma dança circular, uma celebração, um ritual criativo e amoroso.

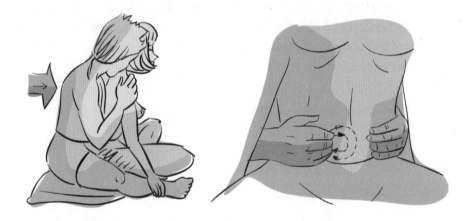

Encoste suavemente seu peito às costas de Shakti, sem pôr peso, o ideal é só encostar os pelos de seu corpo nas costas de Shakti.

Os movimentos na barriga são feitos preferencialmente com óleo, prefira os movimentos no sentido horário e alguns poucos no anti-horário. Façam movimentos fechados e abertos, com os dedos e com as palmas das mãos. Aqui um mestre ou um discípulo tântrico treinado consegue estimular a kundalini da Shakti; são impressionantes as contrações abdominais que, às vezes, culmina em um orgasmo sem toques. Assista a uma apresentação ao vivo e surpreenda-se. Na barriga, atente que enquanto se gira com os dedos com uma das mãos a outra segura na cintura. Toca-se também próximo dos rins e em toda a cintura, inclusive na região uterina e ovariana, onde se concentram a maior carga de energia da Shakti. Tudo isso de maneira muito carinhosa.

Os seios na civilização retrógrada são considerados uma área sexual e até mesmo um tabu. No Tantra não. É uma região do corpo absolutamente sagrada, como todas, e que deve ser muito tocada e acariciada. Faça movimentos suaves e circulares. Observe os detalhes dos movimentos feitos nos seios.

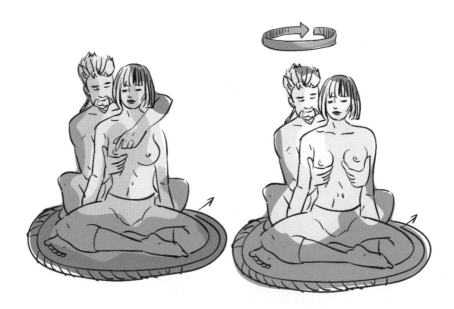

Deve-se tocar um seio de cada vez e dar atenção especial aos mamilos. O importante, sempre, é o toque ser prazeroso e não machucar. Sinta, observe as reações da Shakti e dê-lhe prazer.

Nesse ponto, Shiva irá para frente da mulher e a mesma irá sentar-se sobre as suas pernas, encaixando-se perfeitamente. O homem terá de estar com as pernas bem treinadas a fim de acomodar o peso da Shakti. Shiva deverá beijar o peito e os seios da Shakti com absoluta devoção. Tudo com muita calma, não deixando nenhuma região sem um toque ou carinho.

O abraço durante o giro tântrico permite uma total união e integração mística do casal.

Há o desaparecer mútuo. Durante o abraço, o casal poderá beijar-se de forma suave, sem se utilizar somente da sexualidade, mas, sim, explorando mais a sensualidade.

Termina-se a prática de *chakra púja* com a Shakti deitada e o Shiva sentado massageando sua barriga e seu peito.

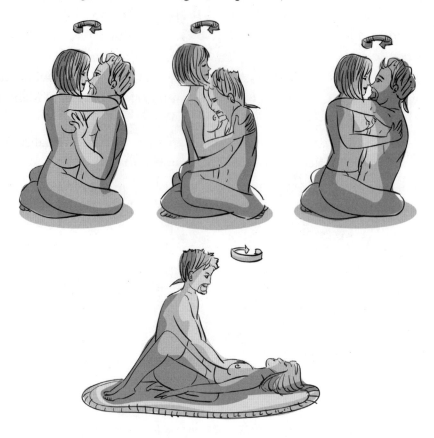

Visualizações Especiais

- Quando tocar no *múládhára chakra*: visualize a cor vermelha no homem e violeta na mulher envolvendo toda a pelve com energia e poder. Mentalize a geração de fogo, de calor e de energia quente. Shiva deve ainda mentalizar o mantra *Lam*.

- Na região do *swádhisthána chakra*: imagine que a energia está sendo puxada para cima e que a sua cor se altera para laranja vívido. Quando sentir que na barriga surge um grande calor ou até mesmo contrações esporádicas, é o momento de fazer movimentos circulares ao redor do umbigo para canalizar mais força. O mantra mentalizado é o *Vam*.

- Na área do *manipura chakra*: quando passar as mãos para o plexo solar você sentirá que as contrações abdominais e o calor aumentam. A sensação de quem aplica ou recebe os movimentos é de que toda a região dos três primeiros chakras se torna uma força só. Nesse momento, visualiza-se uma forte cor amarela ou verde em toda a região. Faça movimentos circulares suaves de agarrar a barriga (movimento semelhante de Qi Gong), conhecido como garras do tigre. O Mantra mentalizado é *Ram*.

- No *Anáhata chakra*: os toques deverão ser suaves e com a visualização da cor verde. Os toques são cheios de amor e de sentimento devocional. Os movimentos também são circulares e a respiração de ambos deve ser bem profunda e completa. A visualização é de que o chakra se abre tal qual um botão em flor. O mantra mentalizado é *Yam*. No Tantra esse centro é como o Sol do Coração, é energizado também por mantras solares, em especial o *Hrim*.

- No *Vishuddha chakra*: os movimentos são suaves e com muita gentileza, pois se refere à garganta que é uma região sensível, principalmente na parte frontal. As mordidas suaves na área cervical devem ser muito sutis e delicadas. A mente de Shiva deve vibrar o mantra *Ham*.

- *Ajña chakra*: de suma importância na elevação de kundalini, você deixará que as pontas dos dedos o toquem sempre de maneira suave e visualizando a cor azul índigo. O mantra indicado para mentalização é o *Om*. O Terceiro Olho é energizado ainda por mantras luminosos, como o *Krim* ou *Klim*, e os mantras de Chinnamasta como *Hum*. *Soma* ou a Lua do chakra da coroa (*sahásrara chakra*) que se situa acima do *ajña chakra* é energizado por mantras lunares, em especial *Srim*, e os mantras de *Sundari*, como *Aim Klim Sauh*.

Atenção: Todos os movimentos deverão ser repetidos por várias vezes.

A respiração de ambos deverá ser profunda e a visualização deverá ser dos chakras e de kundalini se movimentando por todo o corpo, mas, principalmente, na região do *ajña chakra*.

Após a primeira prática do giro tântrico, pergunte a Shakti se ela prefere toques mais suaves ou fortes e do que ela mais gostou e o que mais pode ser oferecido.

Tantra – Maithuna Sexo Tântrico

Amigas sempre me compartilham que os piores amantes são aqueles que não sabem ou não têm humildade de perguntar o que dá mais prazer à mulher. Regularmente demonstro *chakra púja* ao vivo, e isso é absolutamente lindo, mágico e uma das maiores formas de prazer que uma mulher pode receber.

Requisitos e preparação para a prática:

- Roupas: as mais confortáveis possíveis e que não apertem na cintura. Se o clima permitir, permaneça nu. Isso estimula muito um dos objetivos da prática que é a sensorialização de todo o corpo.
- Mentalização: as indicadas no decorrer deste capítulo.
- Local: o mais tranquilo e belo possível. Acenda incenso de sândalo ou tulasi e certifique-se de que não serão incomodados.
- Aroma: use óleos de sândalo, ylang-ylang ou patchouli.
- Música: escolham as músicas que mais agradem, mas se certifiquem de que sejam suaves e façam da técnica uma dança relaxada.
- Tempo: reserve no mínimo uma hora para essa prática.

Dicas de mantra para o Chakra Púja

Os *bijas mantras* abaixo podem também ser usados durante a prática nos diferentes chakras e centros de energia.

- *Krim:* pode ser usado para energizar todos os chakras.
- *Hum:* pode ser usado para fortalecer todos os chakras com um calor expansivo e força.
- *Hrim:* pode ser usado para preencher todos os chakras com radiância e espaço.
- *Srim:* pode ser usado para nutrir todos os chakras e provê-los de felicidade e deleite.

A Shakti se move em seu interior, é o Poder do Feminino durante a prática do giro tântrico e causa grandes e poderosas mudanças. Elas podem ser desconcertantes e poderosas, e podem alterar a sua vida, mover você para a maturidade, levá-lo ao Amor e ao Conhecimento de si.

Quando Shakti se move em seu interior, o Grande Feminino a abençoa de uma maneira significativa. Isso é chamado de Graça Divina.

Shakti leva ao êxtase, subindo pela coluna do *múládhára* ao *anáhata chakra* onde o amor reside, onde o Conhecimento está contido. Leva ao encontro de Si mesmo. Induz você a contatar os "níveis superiores" da realidade, tais como os domínios onde residem os Grandes Seres e os seres celestiais (*devas*), produzindo a verdadeira libertação (*moksha*).

O sábio Ramana Maharshi, do século 20, que todos concordam em considerar verdadeiramente iluminado, afirmou que a kundalini sobe a partir de qualquer *lakshya* (foco de concentração) escolhido pelo adepto. Na mesma conversa com um peregrino que visitou sua ermida, o sábio identificou a kundalini com a energia vital (*prana-shakti*). Em outra parte, Ramana Maharshi identifica a kundalini com a própria realidade suprema. A partir dos poucos comentários que ele fez sobre o poder da Deusa e os conceitos correlatos, deduzimos que ele lhes atribuía a mesma realidade que qualquer outra coisa no orbe da existência finita. Do ponto de vista de sua própria realização, porém, todos eram igualmente ilusórios. Como só estamos tratando aqui da dimensão empírica ou finita podemos tomar suas afirmações como uma confirmação da existência da kundalini, dos canais sutis (nadi), dos centros sutis (chakra) etc. Pode-se dizer que os adeptos que não experimentam os fenômenos característicos da kundalini no processo de iluminação tomaram um atalho no caminho.

Georg Feuerstein

Capítulo 14

Maha Maithuna Shakti
Portal para o Êxtase

O tantrismo ensina você a reverenciar seu parceiro sexual e a transformar o ato sexual em um sacramento de amor.

Nitya Lacroix

O Maithuna é a união sexual alçada à sua maior sublimidade e pureza, é quando cada cônjuge, no desfrute da bem-aventurança, se une em castidade no ser do outro e, se transcendendo, unificados no genuíno amor, se fundem jubilosamente na Unidade de Deus. A proposta é sábia, austera e linda. O devoto representa Shiva, e sua esposa (legítima), é a Shakti, a Mãe Divina, Parvati. A fim de assegurar tão rara magnificência espiritual, o casal, por longo tempo, se engaja em austera disciplina. Pureza e santidade são absolutamente indispensáveis. Sem elas, maithuna não passa de normal fornicação. Por motivos técnicos e litúrgicos, a união não deve culminar na ejaculação natural, pois isso derrubaria a dignidade, a pureza e a significação cósmica do ato. Ora, isso é imensamente difícil e sem dúvida impossível a quem não seja dotado de um grau elevadíssimo de autocontrole, pureza espiritual e santidade. A energia seminal retida é então canalizada para um nível divinizante mais sutil.

Mestre José Hermógenes

Maithuna, uma das práticas do amálgama e dos *sadhanas* tântricos, é uma poderosa e velada técnica de meditação, êxtase e plenitude. É o ato sexual íntimo, pleno, sem pressa, meditativo. Sua prática também é conhecida como *Shaktização*, pois os praticantes encarnam a consciência de Shakti. É o *maha mudrá* (grande gesto sagrado) no qual homem-Shiva e mulher-Shakti se reconhecem como unidade ou realidade suprema.

| 195 |

O Ocidente vê no maithuna somente a magia sexual, em que se busca o aperfeiçoamento erótico entre as pessoas, não compreendendo sua ritualística. Como exemplo, quem não observa o que está por detrás das imagens vê, até mesmo o batismo cristão, tão somente como um banho de água na criança, o que é superficial e inculto. Sabemos da inverdade disso, pois para somente melhorar a conduta sexual temos outros caminhos descritos em manuais orientais sobre como fazer amor, conhecidos como *Ananda Ranga*, *Vatsyayana* e as posições sexuais do *Kama Sutra*. O que afirmo com ênfase é que não se deve confundir esses manuais sexuais com o maithuna, como é feito diariamente em revistas populares, internet, programas de televisão e supostas escolas de massagem.

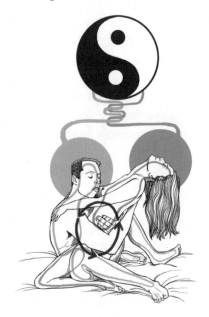

Maithuna é uma técnica profunda e naturalista, que permite elevar nossa sensibilidade à "milésima potência". O mundo moderno com o auxílio das redes de internet faz (e vê) o sexo como algo sem intimidade, sem amor, gentileza ou consciência. Algumas religiões tem uma visão doentia, patológica do sexo e, inclusive, ao contrário do Tantra, colocam a mulher abaixo do homem. O tântrico observador da natureza íntima contida no Universo procura na união dos polos opostos à unidade maior, sem se ocupar em confusões de abordagem ética e moral. Ele é acima de tudo um libertário ou alguém em busca da libertação (*samadhi*). Busca a sublimação do ego por meio da força máxima do Universo que está contida no amor, no desejo e nos mistérios que cercam a escolha da parceira amorosa como veículo de transcendência. São o *animus* e a *anima* em busca da unificação.

Durante a prática do maithuna, o homem assume o papel de Shiva e a mulher de Shakti, e ambos realizam o *Maha Yantra* que os une em *Atma* (Si mesmo eterno). A prática eleva a grande mãe kundalini pelo canal *sushuma* e ilumina a consciência tocando os centros superiores.

Neste capítulo, descrevo alguns tópicos do maithuna, mas já de início defino que é fundamental nessa liturgia prolongar ao máximo a duração do ato sexual, ser amoroso e gentil, desenvolvendo assim a consciência de Si Mesmo.

O clímax do Yoga tântrico não é o orgasmo, mas o êxtase – a identificação do praticante com o Si Mesmo transcendente, além da personalidade egóica.

George Feuerstein

Assim, além do êxtase, o maithuna facilita o conhecimento de sua natureza única, o reconhecimento de quem você É, e, para isso, existe uma estrutura prática que auxilia a obtenção dessa jornada – caminhar passo a passo.

Você poderá utilizar-se de todas as partes da prática ou somente de algumas no início. Vá aos poucos, mas busque realizar com disciplina o ritual completo.

Atenção: O maithuna – ato sexual ritualizado – é o processo final, na qual é importante uma preparação anterior muito séria e competente por meio do Yoga ou de outras práticas tântricas que envolvam um corpo saudável.

Angas
Partes da Liturgia Sexual Sagrada

Faça do sexo uma meditação a dois. Não o combata, não se oponha a ele... O ato sexual não é um diálogo entre homem e mulher, é o diálogo do homem com a natureza, por intermédio da mulher, e da mulher com a natureza por intermédio do homem. Por um instante, você se insere na corrente cósmica, na harmonia celeste, está de acordo com o todo. Assim, o homem se realiza por meio da mulher e a mulher, por meio do homem.

Osho

Amor, ternura, consciência, respeito, faça da liturgia, acima de tudo, uma prática espiritual. Algumas escolas de linhagem de esquerda ensinam que o ritual de maithuna poderá ser realizado com pessoas estranhas, pois assim haveria, segundo essas escolas, um maior potencial de erotização. No Tantra de linhagem de direita pouco se pratica o maithuna, e quando isso ocorre, é feito com quem você ama, ou seja, alguém casado ou com um longo e íntimo namoro. Na escola de linha do meio é permitida a opção de escolha pessoal, respeitando a transcendência de valores mundanos e egoístas. De toda forma, o ideal é que haja no maithuna um compromisso, uma união amorosa. Isso é claro no texto do Mahanirvana Tantra:

> O casamento sob a lei de Shiva é de dois tipos. Um é terminado na conclusão do rito e o outro tem a duração de uma vida. Ambos requerem um alto nível de compromisso. Quando é declarado em voz alta: "Aprove o nosso casamento de acordo com a lei de Shiva"; o compromisso de um casamento é verdadeiramente assumido.

Medite neste texto até incorporar esse ideal a suas práticas, e porque não, na própria vida. Após, reflita nos textos abaixo de dois mestres hindus:

> No Tantra, a prática de maithuna é usualmente citada como sendo a forma mais simples de despertar a *sushumná nadi*, uma vez que ela recomenda uma prática (a relação sexual) com a qual a maioria das pessoas já estão acostumadas. Entretanto, francamente falando, poucos estão preparados para esse caminho. A relação sexual comum não é maithuna. O ato físico pode ser o mesmo, mas a estrutura que o antecede é totalmente diferente.
>
> *Swami Satyananda Saraswati*

> Outra coisa difícil no *sadhana* tântrico é o cultivo da atitude de indiferença. A pessoa tem de virtualmente se tornar um *brahmacharya* (seguidor do Divino) para poder libertar a mente e as emoções dos pensamentos sexuais e de paixões que normalmente surgem nesse momento. Ambos os parceiros devem estar absolutamente purificados e internamente controlados antes de praticar o maithuna. Isso é muito difícil de compreender para a pessoa comum, uma vez que, para a maioria, a relação sexual é o resultado da paixão e da atração física ou emocional, tanto para a reprodução quanto para o prazer. Somente quando você está totalmente purificado é que essas prioridades instintivas estarão ausentes. Conforme a tradição, o *dakshina marga* (caminho da direita) deve ser praticado por muitos anos antes que se

possa entrar no caminho do *vama marga*. Só então a relação do maithuna não ocorrerá exclusivamente para a gratificação física. O propósito é muito claro – despertar a *sushumná*, liberando a energia da kundalini do *múládhára chakra*, e expandindo as áreas inconscientes do cérebro.

Swami Satyananda

Caso não tenha adquirido essa prática, não estará apto a controlar a paixão e a excitação, porque você não tranquilizou seu cérebro. Esse caminho não é para ser usado indiscriminadamente como um pretexto para a autoindulgência sexual. Ele é dirigido para *sádhakas* sérios e praticantes maduros, que estão evoluídos e que vêm praticando o *sadhana* para despertar a energia potencial e atingir o *samadhi*. Esse caminho deve ser considerado como um veículo para o despertar, caso contrário, ele poderá se tornar um caminho para a queda no abismo.

Swami Satyananda

As práticas tântricas devem ser observadas e incorporadas na sua vida antes de tentar obter resultados prazerosos com *Maha Maithuna Shakti* , e deve seguir este passo a passo.

1. YAMA SHAKTI: é o poder de praticar os cinco yamas, ou observâncias tântricas, da não violência, veracidade, controle da energia sexual, não roubo e não possessividade (*ahimsa, satya, brahmacharya, asteya* e *aparigraha*), que constituem os princípios, estilos de vida por trás de todas as verdadeiras práticas de Tantra. Yama Shakti provê a capacidade de dirigir nossa vontade internamente, por meio do encerramento dos movimentos extrovertidos do prana, da mente e dos sentidos. Significa ser capaz de dominar nossos impulsos vitais e transformá-los em determinações para a Plenitude (objetivo da psique, da alma). Todo verdadeiro poder começa com a conservação de energia, por meio da qual se pode crescer até um limiar mais elevado de transformação.

2. NIYAMA SHAKTI: é a capacidade de praticar os cinco niyamas da autodisciplina, do autoestudo, da entrega ao Divino, da pureza e do contentamento (*tapas, svadhayaya, ishvara pranidhana, saucha* e *santosha*). É o poder estabilizador de um estilo de vida disciplinado, por meio do qual podemos sustentar nossos esforços ao longo do caminho tântrico em nossa vida. É manter um estilo de vida saudável que sustenta um fluxo

inteiro de energia e de consciência. Uma autodisciplina desenvolvida sob os niyamas, em que nossas ações diárias são imbuídas de consciência. Os niyamas constituem o verdadeiro estilo de vida tântrico.

Dias Abençoados para a prática

Em geral, as Shaktis estão em períodos altamente energéticos para o maithuna no pré e no pós-menstrual, apesar de que a praticante adiantada de Tantra poderá criar condições energéticas sempre que desejar. Na lua cheia, Shakti tem mais potência sexual e na lua crescente Shiva está mais viril. Na lua nova, ambos estão relativamente sexuais e na minguante a energia pode não estar muito propícia.

O quinto dia de lua cheia e o quinto da lua crescente são considerados especiais para o Tantra. Quanto aos horários, Shiva é mais energético nos períodos solares e as Shaktis nos lunares. Para se manter mais prolongada a atividade sexual o melhor horário é o das 13hs às 23hs, principalmente para Shiva que deverá ser aquele que mais necessita reter o êxtase orgástico, afim de durar muito o ritual.

Outra boa dica é respeitar o horário de nascimento de um dos praticantes, que é um momento mágico e com grande potencial energético do dia. Faça amor nessa hora.

A Shakti na TPM deve praticar o maithuna e assim poderá aliviar a tensão, e ainda usará a força muitas vezes irada ou depressiva como energia potencial.

É importante que o maithuna não seja interrompido. Determine o tempo em que irá realizá-lo e certifique-se de que não haverá interrupções. Existem liturgias de 2 horas até 21 dias dentro de escolas tântricas tradicionais (não estou exagerando).

Bhuta Pasharana – limpeza do templo externo

Utilize incensos de absoluta qualidade e naturais (jamais com petróleo). No espaço escolhido tenha um copo de água com sal marinho, que vai atuar como um absorvente de energias astrais inconvenientes para o ambiente. Escute músicas de Sitar ou mantras, mesmo quando não houver ninguém no local, para que o mesmo fique com a vibração desses sons sagrados. Sugiro os mantras de Krishna Das e Deva Premal.

Trono do amor

Crie um santuário exterior. O ambiente harmônico deve agradar a ambos. Utilize tapeçarias, cortinas, ornamentos, imagens de Shiva Nataraj, Shakti, Ganesha, utilização de aromas estimulantes em perfumes e incensos e objetos que os olhos reconheçam beleza. As cores também atuam na atmosfera do ambiente: o vermelho e o laranja são estimulantes, e o violeta e azul escuro induzem a um estado de paz.

O local deverá ser arejado, limpo, com espaço, o chão deve ser macio e ter toalhas, lenços umedecidos de papel e cobertores disponíveis. Seja ecológico.

A cama, o colchonete ou futon serão confortáveis e firmes, e devem estar próximos ao chão. Plantas e flores darão um clima de naturalidade. Velas colocadas em castiçais auxiliam na decoração do ambiente.

Utilize sempre os quatro elementos em forma de altar: Fogo (um arquétipo que representa o fogo interior), Ar (incensos), Água (natural) e Terra (flores vivas ou cristais).

O Tantra é uma espiritualidade das matas, da natureza, assim, todo o ritual poderá ser realizado num bosque ou numa floresta ou, quem sabe, nos Himalaias. Caso tenha essa facilidade, toda a descrição acima em relação à preparação do ambiente é desnecessária.

As músicas representam o elemento Éter, o transpessoal, portanto, escolha com atenção. Músicas New Ages como a de Loreena McKennitt, do Aurio Corra e de Patrick Bernhardt são ótimas. Som de Sitar limpa as nadis. Beethoven é curativo do físico, Mozart nos coloca conscientes do momento presente, Bach é romântico, e como já indiquei, os mantras extraordinários de Krishna Das e Deva Premal dão um toque hindu à liturgia.

O *Ananga Ranga* ensina: Decore as paredes do quarto de amor com belos quadros e outros objetos sobre os quais os olhos possam repousar com prazer. Espalhe alguns instrumentos musicais, sucos, água de rosas, essências, leques e livros contendo ilustrações de posições amorosas. Luzes esplêndidas devem brilhar, refletidas por largos espelhos, e nem o Shiva nem a Shakti devem sentir qualquer reserva ou vergonha, entregando-se em completa nudez às suas paixões não reprimidas, sobre uma bela cama, decorada com úteis travesseiros e coberta com um dossel. Os lençóis devem ser cobertos com algumas flores e perfumados, e deve-se queimar incensos doces. Em tal cenário, o Shiva, subindo ao trono do amor, deve possuir a Shakti com tranquilidade e conforto, realizando todos os desejos e caprichos do casal.

Utilize ainda pedras coloridas enfeitando o ambiente, símbolos do yantra *Om* (ॐ), castiçais, hibiscos, flores simbolizam o Tantra, imagens de *lingans* e *yonis*, e o que sua criatividade permitir.

> Uma vez Shiva disse a Parvati: Minha querida, eis aqui uma bela casa. Vá ungir-se com pasta de sândalo e, enquanto as abelhas zumbem e o sol se põe, nós dois faremos amor em uma cama deliciosa coberta de flores. Terei muito prazer em beijar-lhe os lábios vermelhos e brilhantes, e em acariciar-lhe o corpo.
>
> *Padma Purana*

Vestuários

Nada de materiais sintéticos e botões, zíper ou nós: Prepare-se adequadamente. Evite cintos, pois atrapalha a circulação do *manipura chakra*. Utilize roupas ecológicas de seda ou cetim, com desenhos simples, como quimonos ou pijamas indianos, por exemplo, ou ainda robes, tudo simples e de bom gosto, proporcionando prazer ao toque da pele. Não utilize animais mortos em contato com o corpo. Lembre-se: couro é animal. O aspirante que causa dor, sofrimento e matança de animais não pode nem deve fazer práticas de tradição, seja o Yoga, o Tantra Sadhana ou o Maha Maithuna. A Shakti deve usar vermelho, pois essa é uma cor excitante para Shiva; e ele, por sua vez, utiliza a cor violeta, por suas propriedades estimulantes apreciadas por Shaktis. Da mesma forma que você se prepara para um grande evento, prepare-se para o que pode ser um dos maiores êxtases (masculino) ou êntases (feminino) de sua vida.

O perfume do jardim

O óleo de jasmim é colocado nas mãos; óleo de patchouli no pescoço e no rosto; âmbar ou almíscar (sintéticos) nos seios e nos órgãos sexuais; extrato de valeriana no cabelo, óleo de sândalo nas coxas e perfume de açafrão nos pés da Shakti. Em Shiva, aplica-se sândalo nos seguintes lugares do corpo: testa, pescoço, barriga, peito, genitais, braços, pernas e pés.

Sândalo (estimula todos os chakras), patchouli (estimula Shiva), almíscar (estimula Shakti), tulasi (confere força física), mogra (favorece o romance) e violeta, jasmim e rosas (são ativadores da energia amorosa).

Você poderá pingar uma gota dessa essência na máquina de lavar, dessa forma, todas suas roupas ficarão perfumadas. O praticante tântrico é conhecido por ser muito perfumado, mas não exagere.

O Planeta água sagrado

O banho de imersão, de chuveiro ou, se estiverem na natureza, de cachoeira ou mar (sendo esses os mais indicados) deve ser realizado com a utilização de sabonetes neutros e esponjas naturais. Recomenda-se banhos de ervas purificadoras e de poder, como o alecrim, alguns dias antes da liturgia.

O banho não é só um hábito higiênico como também potencialmente um processo de purificação física e emocional.

Os tântricos, antes de se banharem, seja em cachoeiras, lagos, rios, mar ou até no chuveiro, evocam *Vishnu* – O Deus das águas.

> Deve-se primeiro banhar o corpo com água corrente; depois aplicar perfumes ou enfeites. Esse tipo de banho deve ser combinado com controle de respiração. O efeito é destruir a impureza interior e exterior e preparar a pessoa para a espiritualidade.
>
> *Lakshmi Tantra*

Ásana Shakti – Surya Namaskar

As principais posições físicas (*ásanas*) que estimulam os chakras e a kundalini são as que trabalham a região da coluna e a flexibilidade das áreas anterior e posterior do corpo. É importante que você permaneça na mesma posição por algum tempo e não as repita. Pratique com muita atenção para não se machucar ou forçar seu corpo. Respeite os seus limites físicos. A prática de Yoga é benéfica e necessária para manter um corpo saudável, em equilíbrio e com energia em alta. Faça Yoga antes que você precise (por toda a vida).

> Para o Tantra o corpo e o espírito não são separados, um não é superior ao outro.
>
> *Nitya Lacroix*

No dia da prática, logo pela manhã, o casal pode realizar a saudação ao Sol – Surya Namaskar. Essa prática remota do Tantra de saudação a Sávitri (Deus-Sol) é conhecida por yogues e tântricos de todo o Planeta.

Nas figuras, seguem-se um mantra para cada *ásana*, que amplia seus efeitos. Além de fornecer flexibilidade e força física, os movimentos ajudam a estimular os chakras. Esta sequência deverá ser repetida de uma a 108 vezes (praticante adiantado), de preferência pela manhã, com a face voltada para o nascer do sol.

Os benefícios físicos e energéticos dessa prática e do Yoga são tantos, que seria impossível enumerá-los aqui. Pratique-o não só no período do maithuna. Cuide-se sempre e lembre-se de que essa prática se tornará mais competente se for realizada com um instrutor de Yoga tântrico.

É absolutamente aconselhável que o praticante tenha o hábito de praticar Yoga de linhagem tântrica como o *Hatha Yoga* ou *Sivananda Yoga*, ou alguma linhagem séria que venha da mãe Índia.

Se isso não for possível (o que provavelmente é causado por alguma desculpa injustificável) sugiro a prática de artes marciais sérias, não competitivas, que tragam paz ao praticante e ao Planeta. Ainda destaco o Chi Kung, Aikido e Tai-chi-chuan (que pratico há 30 anos, tendo sido iniciado pelo mestre Liu Pai Lin).

O Tantra é sinônimo de Yoga. Um está contido dentro do outro.

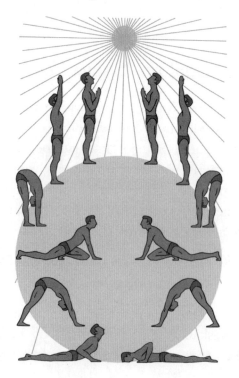

Descrição detalhada de cada posição

Atenção: Estude bem antes de praticar.

1. De pé com os olhos fechados, pés unidos, coluna ereta, voltado para o sol nascente, junte as palmas das mãos à frente do peito em *pronam mudrá*. Obs.: Durante toda a prática, mantenha o alinhamento da coluna, aquiete a mente e observe a respiração que deve ser rítmica, suave e fixe o olhar na ponta do nariz.

2. Inspire profundamente, elevando os braços acima da cabeça, alongando todo o corpo e fazendo uma pequena flexão para trás.

3. Expire lentamente, abaixando o tronco, braços esticados, coluna ereta, até atingir o solo com as palmas das mãos. Com o pescoço relaxado e os joelhos estendidos (no começo, se não alcançar o chão, dobre os joelhos), alongue toda a parte posterior das pernas e do tronco.

4. Inspire, levando a perna esquerda para trás com o joelho tocando o chão. Flexione a perna direita até que o joelho encoste no peito, alongando a virilha.

5. Leve para trás a outra perna até o corpo ficar apoiado sobre as palmas das mãos e as pontas dos pés. Eleve os quadris formando um V invertido com o corpo enquanto inspira.

6. Desça os quadris numa expiração, mantendo-se reto como uma tábua, e depois desça todo o corpo numa flexão de braço, apoiando no solo a testa, o joelho e o peito. No começo é possível apoiar primeiro os joelhos para quem não tem muita força.

7. Expire abaixando os quadris e apoie todo o corpo no chão. Mantenha as mãos na linha dos ombros e inspire elevando o tronco e mantendo a pelve apoiada no chão. Retorne na expiração.

8. Inspire enquanto eleva os quadris, deixando a cabeça entre os braços, e forme novamente um V invertido com o corpo.

9. Traga de volta a perna esquerda, mantendo-a à frente do peito e apoiando o joelho direito no chão.

10. Volte lentamente esticando o joelho e trazendo a perna direita para junto da esquerda. Junte os pés, mantendo as mãos no chão.

11. Inspire e suba "desenrolando" a coluna e voltando à retroflexão (item 2).

12. Volte a postura inicial. Sentindo necessidade, encerre a prática ou recomece a sequência quantas vezes desejar.

O sono

Durante os dias de prática (ou não), o sono é um fator de equilíbrio. Quando pratiquei maithunas longos, na minha preparação, afastei-me da cidade grande a fim de dormir adequadamente.

Lembra que o sono é sagrado — Yoganidra

Algumas dicas:
- Durma em ambientes absolutamente escuros.
- Utilize cores relaxantes no ambiente de dormir. Aromatize-o com lavanda.
- Alimente-se somente de frutas antes de deitar.
- Os parceiros devem manter contato mútuo durante o sono, seja com um simples encostar de mãos ou com a posição tântrica de nutrição na qual o casal se abraça por trás.
- Durma nu e faça algum relaxamento profundo antes de se deitar.
- Descubra a sua quantidade de sono ideal.
- Não tenha nenhum produto de origem animal morto no quarto.

O espírito humano tem duas moradas. Este mundo e o eterno além. Existe também um terceiro mundo, o sempre mutante mundo dos sonhos. Quando o espírito está na terra dos sonhos, então todos os mundos pertencem a este espírito. Upanishad

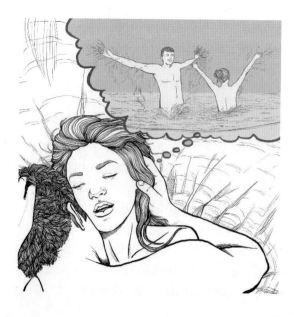

Pranayamas Shakti – exercícios respiratórios

Aqui praticaremos técnicas respiratórias adiantadas, vá aos poucos. Leia antes o capítulo de *pranaymas* e pratique. O Tantra é prático e não teórico.

Lembrando que a primeira inspiração dever ser contada no seu ritmo natural. Se você leva 6 segundos para inspirar, este é o tempo base para o resto do exercício.

O tempo é sempre 1, 4, 2 (inspiração, retenção, expiração, respectivamente). Se a inspiração leva 6 segundos, a retenção será 6 x 4 = 24 segundos e a expiração 6 x 2 = 12 segundos. Assim, o exercício se adapta a qualquer tipo de praticante, iniciante ou avançado.

Se você começar num ritmo e precisar mudar, tanto para menos como para mais, é só respeitar a regra base. O quadro demonstra as opções para praticar:

	INSPIRAÇÃO	RETENÇÃO COM AR	EXPIRAÇÃO
TEMPO (REGRA BÁSICA)	1x	4x	2x
	4 seg.	16 seg.	8 seg.
	3 seg.	12 seg.	6 seg.

Pranayama Shakti para distribuição de energias

- Deite-se de costas.
- Posicione as mãos sobre o abdômen.
- Inspire contando um tempo e mentalizando que o prana se distribui por todas as suas células, membros, veias, nervos, artérias, músculos do seu corpo e para região genital.
- Retenha o ar contando quatro tempos e sinta os efeitos da mentalização.
- Expire, contando dois tempos.

Obs.: esse *pranayama* deve ser feito em todos os momentos de falta de energia.

Pranayama Shakti para a energização da água (*ou vinho ritualístico*)

- Inspire elevando um copo de vidro ou cristal cheio de água com a mão direita.
- Retenha o ar mantendo o copo no alto.
- Expire e despeje a água num copo vazio que deverá estar em sua mão esquerda.
- Mentalize que o prana está contido na água.

Bhástrika Shakti – aumento da energia corporal

- Inspire e expire pelas narinas, rápida e vigorosamente, produzindo bastante barulho e expulsando o ar com força.
- Cuidado para não sacudir os ombros ou contrair os músculos da face durante o *pranayama*.

  Obs.: esse *pranayama* deverá ser praticado com relativa moderação, para que não cause distorções na velocidade cardíaca (arritmia).

Kumbhaka Bandha

- Inspire fazendo uma respiração completa, contando um tempo e inclinando a cabeça para trás. Execute o *jiva bandha* colocando a língua dobrada no céu da boca. Retenha o ar contando até quatro tempos. Expire fazendo a respiração abdominal completa contando até dois tempos.

  Obs.: esse *pranayama* estabiliza as ondas mentais e pode conduzir o praticante ao *samadhi* provisório (pequena iluminação).

Sukha Purvaka

- Posicione as mãos em *jñanã mudrá*. Com o dedo médio da mão direita, obstrua a narina direita. Inspire pela narina esquerda, um tempo enquanto medita no mantra *Om Sri Klim*. Retenha o ar nos pulmões, quatro tempos enquanto medita no mantra *Om Sri Gam*.
- Obstrua agora a narina esquerda, expire pela narina direita em dois tempos, meditando no mantra *Om Sri Srim*.
- Repita algumas vezes a sequência agora iniciando a inspiração pela narina direita.

Obs.: esse *pranayama* atua no humor do praticante, purifica as nadis e contribui para o despertar de kundalini. Além disso, pode ser praticado por toda a vida, pois proporciona saúde. Ainda com a prática contínua, é possível aumentar o tempo em cada fase. Exemplo: 3/12/6, 4/16/8.

Pranayama para autotratamento e energização

- Sente-se com a coluna ereta.
- Inspire contando um tempo.
- Retenha o ar contando quatro tempos.
- Expire contando dois tempos.

  Obs.: ao inspirar, mentalize que está absorvendo prana e que este se dirige para onde a cura se faz necessária, na retenção do ar, pouse as mãos na parte afetada e, ao expirar, mentalize que o prana flui de suas mãos e extirpa o problema.

Shiva-Shakti pranayama – polaridade tântrica

- O casal senta-se com a coluna ereta, pernas cruzadas, frente a frente com as mãos.
- Ambos aproximam seus rostos e, consequentemente, as narinas, e quando um expira o outro inspira seu alento.
- Após alguns minutos de prática, entoam juntos o mantra *Om Sri Klim* e um leva a mão do outro em contato com o coração.

Tântrica pranayama – ativação energética de chakras e kundalini

- O casal senta-se frente a frente com as mãos em *pronam mudrá* (palma contra palma, ambas na frente do peito).
- Ambos vocalizam oito vezes o *bija* dos chakras de baixo para cima (*Lam, Vam, Ram, Yam, Ham* e *Om*) tocando-se mutuamente nos respectivos chakras.
- Deem as mãos polarizando. Mão esquerda toca a direita e vice-versa.
- Fiquem alguns instantes em silêncio.
- Terminem com o mantra *Om Sri Gam*.

Yantra Shakti Pranapratistha

É um símbolo que representa o corpo de uma divindade, elemento ou energia. A cruz cristã representa o corpo de cristo, os tântricos utilizam os yantras na meditação como uma área sagrada com força egregorial. Uma representação do macrocosmo. Ele também atua como um talismã de energias auspiciosas e proteção, mas sua função principal é a contemplação e interiorização do símbolo. Shiva com o dedo médio, ou pincel, desenha sobre o solo onde o casal estiver praticando o maithuna, um triângulo feminino com a ponta para baixo. A Shakti desenha, do mesmo modo, um triângulo masculino com a ponta para cima, sobreposta ao de Shiva. O casal poderá, somente com autorização de um mestre tântrico, fazer a prática do maithuna no centro do símbolo; se não houver autorização, deixe-o ao lado esquerdo de Shakti durante rituais ou no maithuna. Leve esse conselho a sério.

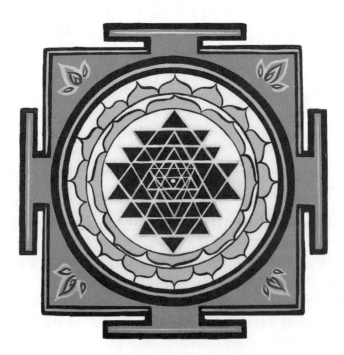

Yantra Shakti pranapratistha

Bindu Shuddhi

Shiva marca a testa de Shakti com o dedo indicador, o sinal da iluminação no formato de um ponto vermelho fogo entre as sobrancelhas. Shakti marca a testa de Shiva com símbolos masculinos como, por exemplo, um tridente, um ponto no meio de três traços horizontais ou ainda uma lua com um ponto em cima.

Cada uma dessas figuras ou símbolos geométricos possuem atributos metafísicos próprios e um potencial energético chamado *Akkriti Shakti*, que são utilizados em várias liturgias e iniciações.

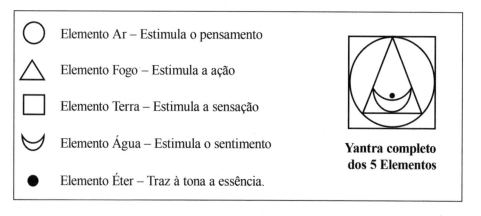

Você pode deixar o *yantra tatwa* dentro dos ambientes das práticas de tantra ou maithuna e voltar seu olhar para os mesmos durante o ritual, a fim de estimular seus elementos internos (*tatwas*) e aquietar sua mente.

Bhuta Shuddhi – limpeza do templo

Ao preparar o organismo para aproveitar todo o potencial orgástico e místico da prática, é necessário que as nadis estejam limpas, e isso se realiza em toda a técnica já apresentada de *pranayamas, mantras, ásanas* e os *kriyás*, que são práticas de purificação orgânica, consideradas pela escola de mão-direita do Tantra, como fundamental. Na escola Kaula, a alimentação é o mais importante.

Alguns Kriyás – limpezas do corpo físico

- *Jalabasti* – limpeza intestinal com introdução de água.
- *Dhauti* – limpeza do estômago com água e sal.
- *Nauli* – limpeza do intestino com movimentos corporais e massageamento.
- *Kapalabhati* – limpeza das fossas nasais com respiração.
- *Jalaneti* – limpeza das fossas nasais com água morna.
- *Trataka* – exercícios e massageamento nos olhos.

Essas práticas citadas só devem ser realizadas com o acompanhamento de instrutores de Yoga. Por isso aqui não dou maiores detalhes. Saiba mais sobre os mesmos no capítulo de *pranayama*.

A purificação não deve somente ocorrer no corpo físico. "Limpar" as emoções indesejáveis na prática como medo, ciúme, raiva, mágoa, rancor, ódio etc., é de suma importância. E como deve ser feito? "Sente-se na paz", como se ensina no Tai-chi, e somente observe esses sentimentos/pensamentos, passando por sua mente. Não se envolva com os mesmos e respire fundo, concentrando-se no respirar. Acalme-se e o próprio tempo irá relaxá-lo (acostume-se a realizar essa prática antes de dormir, ao menos, por cinco minutos).

Anna Shakti Tantra – alimentação sagrada

Veja sempre o Tantra como um sistema libertário que, na maioria de suas escolas, nada proíbem em dietas alimentares, mas sempre incentivam algo muito natural, próximo ao lactovegetariano, a seus praticantes que necessitam de uma purificação corporal, visto que muitos ocidentais se alimentam de carne (principalmente vermelha), se embebedam, fumam, não se lavam adequadamente, etc., são considerados intoxicados e não aptos a práticas adiantadas.

Entenda os tipos alimentares na ordem do menos ao mais recomendável.

1. CARNIVORISMO – Consumo exclusivo de carnes. Esse modelo alimentar pode se subdividir numa outra classe, o carniceirismo praticado por abutres e hienas. Algumas escolas tântricas proíbem todas as carnes, outras, somente as vermelhas. Em meus seminários de Tantra, proíbo o consumo de carne vermelha aos praticantes adiantados.

2. OMNIVORISMO – Alimentação constituída de componentes de todos os grupos: carnes, vegetais, ovos, etc. Esse grupo inclui também os antropófagos. Tanto esse grupo como o citado acima, alimentam-se com comida de cachorro, bichos mortos e animais putrefatos.

   Em meu primeiro longo jejum – já não me alimentava de carnes há mais de 60 dias –, no segundo dia de prática, o cheiro de putrefato saía de minha pele e, principalmente, da boca. Uma pessoa omnivorista, quando fica algumas horas sem se alimentar, já começa a cheirar mal e, mesmo escovando fortemente os dentes, tende a não neutralizar o mau hálito. Outra curiosidade é que mesmo após meses como vegetariano eu ainda defecava carne vermelha que ficara presa em meu intestino. Diverticulite é o nome da doença de quem tem os intestinos entupidos. Dá para fazer amor com alguém assim? Pessoas enfezadas são assim. Cheias de fezes. Se você faz parte desse grupo alimentar, coloque muitas frutas na sua alimentação.

3. MACROBIÓTICA – Compreende todos os tipos de vegetais (sobretudo cereais) e carne branca, como peixes e aves. Mas é necessário um cuidado especial com a alimentação macrobiótica radical, pois existem inúmeras controvérsias acerca de sua eficácia. Eu mesmo não me adaptei a esse sistema apesar de praticá-lo por anos. O Tantra é de linha oposta à macrobiótica no que se diz respeito a muitas frutas que são proibidas na macro.

   Obs.: Existe ainda outra classe de alimentação muito próxima da macrobiótica, que é a de consumo de peixe e frango. Essa opção é preferível que ao de comer "carne vermelha", que, além de mais tóxicas, são responsáveis pela destruição de matas e do Planeta para a criação de pastos.

4. OVO-LACTO-VEGETARIANISMO – Elimina todas as carnes, mas aceita o consumo de outros derivados animais como o leite e os ovos, ao lado, é claro, dos vegetais.

5. LACTO-VEGETARIANISMO – Tem os mesmos princípios do grupo anterior, mas não inclui ovos.

6. VEGETARIANISMO – Só se alimenta de vegetais, que podem ser cereais, verduras, legumes, frutas e, em alguns casos, até flores. Não existe o consumo de carne, leite ou ovo de espécie alguma.

7. NATURISMO – Consumo exclusivo de alimentos crus e sem tempero, ou seja, em sua forma natural.

8. FRUGIVORISMO – É a linha ideal para muitos praticantes, pois só consomem frutas, ou seja, alimentos vivos dotados de uma energia mais sutil e que podem, pelo plantio da semente, permanecer em seu ciclo reprodutivo. O livro *Medicina Nutricional*, de Mário Sanches, fornece excelentes explicações acerca dessa corrente alimentar.

Upasana (Jejum)

Pratique somente com orientação de um instrutor experiente de algumas escolas de Yoga, Tantra e orientação médica. Mesmo assim, não aconselho longos jejuns e muito menos os que se abstêm de água.

Quanto a se alimentar de luz, aconselho muitíssimo esse método, mas somente aos que fisicamente já morreram.

Se necessário faça mudanças graduais, ou não (consulte um nutricionista vegetariano ou vegano) sem fanatismo, observando as mudanças de seu corpo e sempre consultando especialistas, médicos ou nutricionistas.

A pessoa que pratica o Tantra sem moderar a dieta é vítima de várias doenças. O tântrico deve comer arroz, cevada, feijão, castanhas, frutas e outras coisas saudáveis. Comidas puras, doces e refrescantes devem ser ingeridas em quantidade correspondente à metade do estômago. Isto é chamado de moderação em dieta.

Gheranda Upanishad

Mantra para sacralizar o alimento antes das refeições

Om annapate annasya
no dehi anamivasya shushminah.
Pra dataram tarisha urjam
no dhehi dvipade chatuspade.

Om, Senhor do alimento,
dê-nos comida fortificante e sadia.
Abençoe-nos e dê-nos força,
para nós e os animais.

Frutoterapia

Temos dois chakras menores que se encontram abaixo da língua e próximos do palato mole, que tem o nome de *jiva chakra* e que são estimulados no Tantra pelo beijo, por frutas e por alimentos vivos – é aqui ainda que homeopatas sugerem a colocação de remédios cardíacos e os alopatas os remédios sublinguais. Ao praticar o Tantra, tenha o costume de se alimentar de frutas e, ao mastigá-las, passe-as nos chakras da boca. Cada fruta tem um atributo mágico. As principais são:

- Banana – representa o *lingam*, poder masculino.
- Mamão – representa a *yoni*, poder feminino.
- Maçã – representa também a *yoni*, além do conhecimento de si.
- Morango – o coração, a capacidade de amar.
- Caqui – néctar da *yoni* (lubrificante vaginal).
- Uva – sêmen de Shiva. Estimula a sexualidade masculina.

Dicas alimentares:

A alimentação pesada impede o prana e a kundalini de fluir pelo corpo de forma pulsante e ordenada. Assim, mastigar muito bem os alimentos facilita a digestão e o fluir, física e energeticamente. Só não mastigue muito a carne vermelha, para não formar aquele "bolo" de cadáver na boca (se você fizer isso, dificilmente se alimentará de carne novamente o que dentro da visão da maior parte das escolas tântricas é proibitivo).

As monodietas – alimentação durante um pequeno período somente com uma fruta, é indicada para purificação. As melhores frutas para isso são: mamão, maçã, uva, banana, abacaxi (ideal para desintoxicar).

No momento da prática do maithuna, recomenda-se somente alimentar-se de frutas e outros alimentos vivos e, proíbe-se, todas as carnes, açúcares, sal, tóxicos, fumos e alimentos artificiais. O tântrico é conhecido por ter um corpo saudável, limpo, cheiroso e flexível.

Alimentos estimulantes

Gengibre, guaraná, manjericão, salsa, alho (atenção ao hálito), cardamomo, coentro, curry, açafrão, tahine, ginseng, catuaba, gergelim, alcaparra, canela, orégano, hortelã, mostarda, oliva, pimenta, cravo, salsa, sálvia, anis, tomilho, café puro, chá e mel de jatai. Os legumes com formato que penetram na terra como cenoura, mandioca, tubérculos, estimulam Shakti e as raízes energizam Shiva.

> Das coisas materiais, o alimento é a principal, é o remédio para todas as doenças. E todas as coisas provem do alimento.
>
> *Taittriya Upanishad*

Água

Na época dravídica (povo que pratica o Tantra) a água do esgoto era separada da água potável. Hoje em cidades "civilizadas" é comum a utilização de água tratada com substâncias químicas como o flúor. Em muitas cidades, temos urina e fezes (esgoto) tratados.

Água natural com Ph saudável é o ideal para o tântrico, na temperatura ambiente e deve ser tomada com calma. Existem bastões que modificam o Ph da água e eu recomendo muito.

Os banhos de chuva são na natureza recomendados por textos tântricos assim.

> A água alimenta e sustenta o espírito e também o corpo físico. Ela é considerada o elemento mais importante, já que purifica e eleva o indivíduo do plano mundano para o transcendental. Águas de montanha, de fonte e de chuva são altamente benéficas e são consideradas nobres pelos sábios.
>
> *Garuda Purana*

Adoração – Púja

Adoração, veneração e respeito. *Púja* é uma doação energética ou material. No ato sexual é uma veneração do ser amado que pode ser realizada de forma material (*Pañchapuja*) presenteando com flores, frutas, joias, perfumes, poemas, roupas, etc., e o *manas púja* que se presenteia com amor, carinho, ternura, votos de felicidade e outros sentimentos.

No maithuna, reserva-se um tempo especial para os *Pújas* entre os praticantes (*swabháva*).

Expressar o amor com intensidade, tocando o peito e olhando nos olhos da parceira, é um auspicioso *púja*. A Shakti gera a vida, cuida e alimenta seu "seio". Todo seu corpo é preparado para acolher a vida. Venere-a.

> O conhecedor da verdade deve sempre adorar o poder feminino, de acordo com a revelação dos Tantras. Deve-se adorar a mãe, a irmã, a filha, a esposa e todas as Shaktis. Durante este tipo de adoração, deve haver contemplação da unidade essencial da sabedoria e meio, os princípios masculinos e femininos.
>
> *Hevajra Tantra*

Sobre a nudez feminina e a adoração (*Púja*) de Shakti, Mircea Eliade escreveu:

> Toda Shakti nua encarna a Deusa. Portanto, a primeira etapa consiste em olhá-la com a mesma admiração e o mesmo desprendimento que se sente ao considerar o insondável segredo da Natureza e sua capacidade ilimitada de criação. A nudez ritual da yogini tem valor místico intrínseco. Se, diante da Shakti nua, não descobrirmos no mais profundo de nosso ser a mesma emoção aterradora que sentimos diante da revelação do Mistério cósmico, haverá apenas um ato profano, com todas as consequências já conhecidas. A segunda etapa é a transformação da Shakti-Prakriti em encarnação da Shakti: a companheira do rito torna-se uma deusa, assim como yogue deve encarnar o deus.

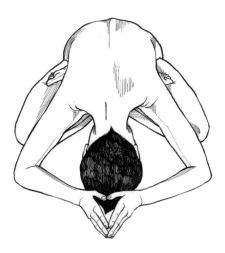

Manaskriyá, a mentalização criativa

Essa é uma técnica usada para desenvolver, unificar e direcionar o potencial mental que, de modo geral, está disperso. Essa técnica nada tem a ver com autossugestão ou hipnose, mas consiste em concentrar a energia do pensamento de forma que seja criado no plano mental o objetivo que desejamos ver realizado em outro plano qualquer da nossa existência. *Manaskriyá* significa literalmente atividade mental.

A atividade rotineira, dispersiva, reduz consideravelmente a capacidade de realização que possuímos. Com a mentalização unificamos essa energia psíquica, que habitualmente se encontra dispersa, e nos concentramos em um objeto só, de maneira que este se cristalize na realidade. Ao criar esse alvo no plano mental, estamos criando, ao mesmo tempo, um substrato psicológico favorável para que ele se manifeste no mundo objetivo.

Visualizar é transformar ideias ou conceitos abstratos em imagens mentalmente visíveis.

No Universo, tudo é energia em forma de vibração. O pensamento também é uma manifestação dessa energia, que vibra em um plano mais sutil. Ao unificar os pensamentos, fazemos um processo de condensação dessa energia, concentrando e desenvolvendo o nosso potencial e precipitando, criando no plano mental o que desejamos concretizar.

Isso implica em diversas aplicações práticas no nosso dia a dia. Um pensamento potencializado facilita a realização de qualquer objetivo. Claro que isso não é instantâneo, nem se trata de ficar sentado fazendo pedidos. É necessário ter muita persistência para se chegar lá; a velocidade da realização de algum objetivo vai depender da quantidade de energia mental e física investida nele. Através do *manaskriyá* vamos direcionar os efeitos da prática de acordo com os nossos interesses.

Apresentamos a seguir quatro recursos que poderão ser utilizados durante o seu *sadhana* pessoal.

◆ Visualização de cores

Cada cor tem um efeito bem definido sobre o ser humano, nos diversos planos da sua existência. No *sadhana*, pode ser utilizada a visualização de diversas cores, conforme os objetivos do praticante. As cores escolhidas devem ser sempre claras, suaves e luminosas. Evite às escuras, carregadas, pesadas, muito quentes ou demasiado frias.

- O alaranjado é estimulante, vitalizante, energético e está relacionado à saúde fisiológica.
- O rosa vibra afetuosidade, carinho, amor e compreensão.
- O verde esmeralda é a cor da paz, alegre e extroversor.
- O azul turquesa tranquiliza, relaxa e descansa.
- A cor lilás vibra proteção, meditação e subtilização kármica.
- O violeta neutraliza o karma negativo e eleva a tônica vibratória.
- O dourado ativa o poder mental, a realização e as funções psíquicas, e está ligado à vida e ao calor do sol.

Faça a respiração completa. Ao inspirar, visualize a cor com a qual você irá trabalhar como se fosse uma infinita quantidade de minúsculas esferas luminosas preenchendo o ar à sua volta. Acompanhe esses pontos de luz colorida visualizando que eles penetram pelas narinas a cada inspiração, percorrendo os condutos respiratórios e chegando até os pulmões.

Durante a retenção com ar, visualize que os alvéolos absorvem a luz, e que ela passa para o sangue, banhando o seu corpo por dentro e impregnando cada célula. Ao exalar, imagine essa cor emanando pelos poros, como se fosse um vapor brilhante. Imagine o seu corpo irradiante como o sol, vibrando nessa cor. Repita o exercício diversas vezes.

Outra forma de se fazer esse exercício é direcionar a cor para algum ponto específico, uma região do organismo que você quiser beneficiar ou alguma circunstância que desejar influenciar.

✦ Mentalização direcionada

Quando quiser ver realizado um objetivo qualquer, deverá visualizá-lo diariamente. Para aumentar a força de visualização é importante que os pensamentos permaneçam estáveis, fixos nessa contemplação. Faça vários ciclos de respiração completa e ritmada, visualizando luz dourada envolvendo o seu espaço vital, e imagine no interior de sua cabeça uma tela mental. Projete nela uma imagem ou uma série de imagens que representem o seu objetivo da forma mais clara possível, como se ele já estivesse acontecendo. Conclua o exercício visualizando todo o seu corpo brilhando como um sol dourado.

✦ Manaskriyá para despertar kundalini

Na posição de meditação da sua preferência, utilize a respiração completa, mantendo o ritmo quadrado e visualizando o prana entrando pelas narinas. Inspire de forma lenta, profunda e controlada, direcionando e concentrando o prana no *múládhára chakra*, que começa a ser ativado e adquire uma coloração de brasas incandescentes. Durante a retenção, com os pulmões cheios, visualize a kundalini na forma de uma serpente ígnea, ascendendo pelo interior da *sushumná nadi*. Na sua ascensão, ela desperta e ativa cada chakra, fazendo com que eles se desenvolvam e brilhem intensamente. Faça *jihva bandha* e *múla bandha*. Na expiração, sinta a força no *ajña chakra*, ativando e despertando as potencialidades deste centro: mente superior, conhecimento e intuição linear. Ao reter a respiração com os pulmões vazios, mentalize que essa energia chegou no *sahásrara chakra*, na forma de luz dourada e começa a jorrar desde o alto da cabeça. Repita o exercício diversas vezes, mantendo sempre clara a imagem da ascensão da energia ígnea até o padma coronário.

✦ Manaskriyá para ativar os chakras

Na posição e atitude anterior, direcione o prana na inspiração para o chakra que quiser desenvolver. Visualize a bioenergia na forma de milhões de minúsculas esferas luminosas penetrando nesse centro. No tempo da retenção, *kumbhaka*, imagine esse chakra se tornando intensamente luminoso, com a sua cor própria. Visualize-o pulsando, enquanto executa mentalmente *o bija mantra* correspondente. Ao exalar, imagine o chakra irradiando luz e energia em todas as direções. Com os pulmões vazios, permaneça em contemplação, sempre concentrado no centro de força que estiver ativando. Você poderá fazer um ciclo sobre cada centro, ou vários ciclos naquele chakra específico sobre o qual estiver trabalhando.

Leelas – brincadeira sagrada

Brincar, praticar danças sagradas, jogos lúdicos, um sorriso cativante, dançar unidos ou exaltar os elementos tradicionais litúrgicos tântricos, assim como respirar juntos numa entoação de massagem tântrica, giro tântrico, etc., são maneiras tradicional de Leela, que é aguçar os cinco sentidos físicos:

- OLFATO: permita que o seu cheiro característico, sem perfumes, seja percebido e reconhecido pelo(a) parceiro(a); o perfume e o incenso são essenciais num segundo momento. Com a parceira de olhos fechados, peça que cheire perfumes diversos, flores, frutas e óleos. Permita um tempo longo para a olfação que está relacionada com o elemento Terra.
- PALADAR: coloque na boca do ser amado, frutas, sucos ou vinhos (pouquíssimo). Estimule o elemento Água.
- AUDIÇÃO: falar sussurrando no ouvido quais são suas vontades e o que você quer fazer com ele(a), perguntar onde gostaria de ser tocado(a). Sinos tibetanos, palavras de amor, músicas com sons da natureza e toda a variedade de sons melodiosos estimulam a audição e o elemento Éter.
- VISÃO: o olhar expressa o desejo. Observe o corpo um do outro, admirando cada parte, olhando os genitais, os seios, a barriga, os pés, etc., isso é bastante excitante. Olhos nos olhos é uma técnica tântrica. Além disso, você poderá colocar na frente da parceira flores, frutas, conchas, mandalas, figuras eróticas e fotos inspiradoras. Tudo isso estimula o elemento Fogo.
- TATO: estimule cada parte do corpo como quem desvenda o mistério da existência, toque com as mãos, dedos, língua, nariz, lábios, sem pressa, de preferência com os olhos fechados para trabalhar melhor o sentido; isso toca o elemento Ar. Explorem-se, brinquem com o corpo.

No livro *O que é corpolatria?* (o título é bem tântrico) os autores, Wanderley Codo e Wilson Senne nos contam:

> É hora, e já é tarde, de perseguir de maneira consciente um corpo saudável. É hora, e já é tarde, de buscar o prazer, sem medo, e a qualquer custo.

A dança também é um *Leela* e é fundamental no Tantra, que diz que a dançarina rejuvenesce a si e ao parceiro com sua dança. Diz o Hevajra

Tantra: "Se alguém dança, quando chega a alegria, que isso seja feito tendo como objetivo a iluminação."

Dedique um tempo à prática dos *Leelas* e da dança (leia os capítulos de dança sagrada).

O beijo

Ato que expressa grande variedade de emoções: amor, ternura, gentileza, paixão, carinho e respeito. O beijo demonstra o quanto o casal está envolvido e expressa os seus verdadeiros sentimentos.

O beijo boca a boca é chamado de contato dos portais superiores na visão tântrica, e pode estimular desde carinho até a paixão. São trocas de energia e secreções vitais de Yang por Yin.

O Tantra considera o beijo como uma parte profundamente importante do maithuna. Temos vários tipos de beijos tântricos:

- Beijo reto: ambos os lábios se tocam.

- Beijo em curva: ambas as cabeças são curvadas.

- Beijo de língua: um dos parceiros toca a língua, dentes e palato do outro com a própria língua.

- Beijo envolvido: um dos parceiros toma os lábios do outro entre os seus lábios.

- Beijo esquimó e maori: feito encostando a testa e o nariz com muita calma e delicadeza. No fabuloso filme *A Encantadora de Baleias*, vemos a tradição deste "carinho", que permanece até hoje em um sistema cultural que ainda mantém suas raízes, a tribo Maori.

No *Ananga Ranga* está escrito: Quando a Shakti está cheia de desejo, deve colocar o lábio superior no inferior da boca do Shiva, mastigando-o, mordendo nesta região com suavidade. Ele deve fazer o mesmo com o lábio superior da Shakti, tomando cuidado para sugá-lo com delicadeza. Dessa forma, ambos ficarão sexualmente estimulados e sua paixão produzirá muito calor. Quando a Shakti está dominada pela paixão, deve cobrir os olhos do amante em suas mãos e, fechando os próprios olhos, deve introduzir a língua em sua boca. Mova a língua de um lado para outro, para dentro e para fora, com movimentos agradáveis que sugere formas mais íntimas de prazer ainda por vir. O beijo ainda troca secreções e energias vitais altamente mágicas.

No *Kama Sutra* encontramos: "Quando um Shiva beija o lábio superior de uma Shakti, isso é conhecido como 'Beijo Especial do Lábio Superior'. Nesta ocasião, ela deve beijar o lábio inferior do parceiro."

O Tantra ensina, ainda, que o lábio superior da Shakti tem relação reflexológica com sua Yoni. Várias Shaktis são estimuladas tão somente utilizando estímulos no *Shankhini nadi*, a concha da sabedoria no lábio superior.

O abraço

No Tantra, qualquer contato mais íntimo entre corpos é uma forma de abraço, mas o toque com intenção mais emocional e sentimental é o que o maithuna utiliza, ao contrário dos abraços reprimidos corporalmente, que se tocam superficialmente e sem contato da região sacra. No Tantra o abraço é uma forma de contato profundo e, certamente, de corpo inteiro. Veja alguns tipos de abraço:

- ÁRVORE TREPADEIRA: em pé, como uma trepadeira se enrola numa árvore, faça o mesmo com sua parceira.
- SUBINDO NA ÁRVORE: em pé, ambos se abraçam apaixonadamente, como se desejassem subir um no outro.
- MISTURA DE ARROZ COM GERGELIM: deitados, abraçando-se fortemente com os braços e coxas e tocando *lingam* e *yoni*.
- MISTURA DE LEITE E ÁGUA: todas as partes são encostadas.
- ABRAÇO DA TESTA: coloca-se muita atenção e carinho na testa e os braços enroscam-se na cintura.

Pode-se ainda abraçar somente partes do corpo, como abraços dos peitos, coxas, seio e pelve.

Quaisquer que sejam os pensamentos em suas mentes, estes desaparecem completamente com o ímpeto arrebatador do abraço apaixonado. Quando um Shiva e uma Shakti são um só, assim abraçados, não há nada em todo o mundo que supere a alegria sublime daquele momento.

Kuttni Mahatmyam

Zonas erógenas – os portões do sagrado

No Tantra, qualquer parte do corpo pode ser estimulada e se transformar numa área de prazer.

Shakti/Yoni – espaço sagrado

Os chineses ensinam que ao se colocar a boca na *yoni*, sente que se bebe da fonte da vida, e os tântricos ensinam que ali está kundalini, e para tocá-la, deve-se abrir a *yoni* e descobrir seus segredos.

Shiva sempre explorará e questionará a Shakti qual a melhor maneira de tocar a *yoni*, diálogo e desinibição são aconselhados. As Shaktis tântricas são estimuladas desde sua iniciação sexual a explorarem a sua *yoni* em frente ao espelho, em atitude de autodescoberta, e compartilham isso com seus amantes.

Os tântricos sempre olharam o estímulo oral como natural e prazeroso. É fundamental perguntar para a parceira como ela gosta de ser tocada. Algumas Shaktis gostam de toques fortes, outras suaves, mais sutis.

> Ela deve fazer com que ele sugue sua *yoni* e mostre o seu prazer. Inalando o odor, ele deve penetrá-la com a língua, procurando as secreções. Ela deve dizer: "Coma minha essência! Beba as águas da libertação! Ó, filho, seja um escravo, seja pai e amante!"
>
> *Chanda-maharosana Tantra*

Shiva/Lingam – bastão de luz

Uma Shakti toca o *lingam* de seu parceiro como o *lingam* que originou toda a vida. O princípio masculino da existência. O próprio Shiva.

> Todos os deuses adoram o *lingam*, símbolo do Senhor Shiva.
>
> *Mahabharata*

Para Shiva ter ereções prolongadas, Shakti deve tocá-lo da base do pênis em direção à ponta e evitar tocar a glande. Se for tocar os testículos, faça-o com muita delicadeza.

O banho de chuveirinho frio antes de dormir, ou morno durante o dia, estimula a vascularização genital de Shiva.

Lembre-se: todo o maithuna deve ser feito de maneira rítmica, relaxada e carinhosa. A ejaculação, segundo a maior parte das escolas tântricas radicais, deve ser evitada, principalmente fora da *Yoni*.

Nomes dos órgãos sexuais em algumas tradições que respeitam a sexualidade.

Yoni	Lingam
Caverna Sensível (chinês)	Arado (tântrico)
Caverna Secreta (chinês)	Chave do Desejo (persa)
Concha (latim)	Cetro de Jade (chinês)
Coração Interno (chinês)	Cogumelo da Imortalidade (chinês)
Entrada da Vida (chinês)	Dardo (arábico)
Fenda Vermelha (taoista)	Embaixador (chinês)
O Lótus da Sabedoria Feminina (sânscrito)	Explorador (arábico)
Passagem Dourada (chinês)	Flauta de Jade (chinês)
Passagem Misteriosa (taoista)	Flecha do Amor (tântrico)
Pérola Vermelha (chinês)	Fogo Mágico (Ocidente esotérico)
Portão de Jade (chinês)	Lança (sânscrito)
Puro Lírio (chinês)	Pássaro Vermelho (chinês)
Rosa Mística (Ocidente esotérico)	Pesquisador (arábico)
Travesseiro de Almíscar (chinês)	Pico do Yang (chinês)
Vale Misterioso (taoista)	

Posições sexuais – intenção e saudação à deusa

> Uma importante abordagem yogue, comum tanto ao Veda como ao Tantra, é considerar nosso Eu verdadeiro como uma Divindade. Isto é honrar a presença Divina dentro de você mesmo – respeitar seu próprio ser e consciência como sagrados, imortais e imaculados. É entrar em contato com o Deus ou Deusa dentro de você e procurar alinhar a sua consciência, motivação e comportamento segundo a sua sabedoria e graça. Você é Shiva e Shakti, e pode encontrar a graça deles sendo fiel às suas aspirações mais elevadas e desejos mais profundos!
>
> David Frawley

No ritual de maithuna é a Shakti que, na maioria das posturas do ato sexual sagrado, fica sobre ou na frente de Shiva. Essas são, a priori, as posturas nas quais podem se ter maior liberdade de movimento, proporcionando maior dificuldade de Shiva em ejacular, pois é tirado de sua postura ancestral de "cobrir a fêmea", assim, seu inconsciente aponta que o objetivo é não fecundar, prolongando com isso o contato e o sagrado maithuna.

Nas escolas patriarcais, Shiva cobre a fêmea por trás, como os animais, ou fica por cima "possuindo" Shakti. No Tantra, é Shakti que possui Shiva. Podemos ainda acrescentar que como Shakti é reverenciada, Shiva olha para cima adorando a deusa. A mulher é a divindade encarnada no corpo da Shakti, que é a manifestação na Terra da própria existência.

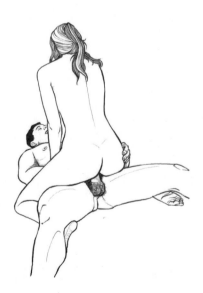

Posturas

Nagara Bandha

Shiva abre as pernas de Shakti, apoiando-as em sua cintura, proporcionando maior dificuldade de Shiva a visão de seu *lingam* penetrando a *yoni*. Shakti poderá envolvê-lo com suas pernas para maior intimidade.

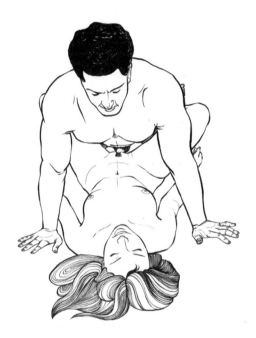

Avidarita Ásana

Shakti levanta suas pernas e as apoia sobre o peito de Shiva, que se senta entre suas coxas. A sensibilidade das solas dos pés dela junto à pele e aos pelos causa excitação, enquanto os dedos dos pés de Shakti podem brincar com seu peito.

Traivikrama Bandha

As pernas de Shakti são abertas como uma tesoura, uma perna deitada e a outra elevada até a cintura, ombros ou até o alto da cabeça de Shiva, enquanto ele a penetra.

Smarachak Ásana

Shakti deita-se de costas e Shiva vem por cima. Ambos abrem as pernas amplamente e os braços também para cima, Shiva segura nas mãos de Shakti proporcionando um contato gostoso do corpo, bem como dos genitais. O peso de Shiva faz com que seu osso púbico massageie a região carnuda do Monte de Vênus.

Jrimbhita Ásana

Shakti deita-se de costas e Shiva coloca uma almofada sob os quadris dela. Shiva ajoelha-se entre suas pernas para conseguir penetrá-la como o "Céu envolve a Terra".

Sphutma Bandha

Shiva penetra Shakti, que está deitada de costas, levantando suas pernas e segurando as coxas bem próximas dele. Shakti pode apertar e contrair sua *yoni* como que sugando o *lingam* (*mula bandha*).

Puhapaka Ásana

Shiva está deitado em cima de Shakti olhando um para o outro, com suas pernas e braços juntos, como se estivessem entranhados.

Para que Shiva faça a penetração, Shakti abre as pernas, curva os joelhos, mostrando totalmente sua *yoni* para esse *púja*, como a deusa que é, e então ela pode abaixar as pernas. Essa posição oferece contato estimulante da raiz do *lingam* com a *yoni*. Shakti, aqui, comporta todo o peso de Shiva, por isso essa posição não é ideal para todos os casais.

Karkata Bandha

Os dois se deitam de lado, com Shiva entre as coxas de Shakti; enquanto as pernas dela entrelaçam o corpo dele, tornando mais fácil o movimento. Shakti pode ajustar a posição de forma que o clitóris fique em contato direto com a pele quando se movimentam.

Lata Ásana

Podem deitar-se de lado ou ficar em pé. Shakti respira forte misturando sua respiração com a de Shiva. Ela ergue as pernas até o ombro dele, isso permite maior penetração e excitação. Os dedos de Shiva acariciam cabelos, braços e pernas da Shakti.

Postura sentados

As posições sentadas contribuem para meditação e visualização. Os amantes devem permanecer tranquilos, mas alertas a qualquer nuance de participação e de prazer. Não é necessário ficar sentado o tempo todo. Elas podem ser praticadas de forma mais suave, recostando-se em uma almofada.

Rati Ásana

Shiva senta-se com as pernas abertas. Shakti cobre todo seu *lingam* com seu corpo. Eles se entreolham profundamente; suas bocas se unem, suas línguas se misturam.

Chanchala Ásana

Shiva senta-se com os pés no chão. Shakti, de costas para ele, senta-se em seu *lingam* com suas pernas encaixadas nas pernas dele. As mãos de Shiva estão livres para tocar-lhe os seios e o clitóris.

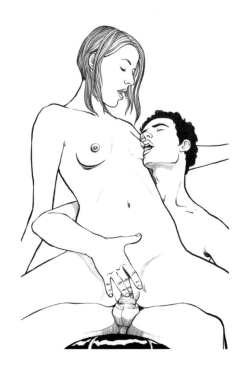

Vaidhurit Ásana

O casal sentado entrelaça as pernas para acrescentar a sensação de unidade. É, sem dúvida, uma das melhores posições para a prática de maithuna.

Samyama Ásana

Shakti coloca as pernas no alto da cintura de Shiva, enquanto ele segura o pescoço dela em suas mãos. Em cada mudança de ângulo das pernas de Shakti, variam as sensações.

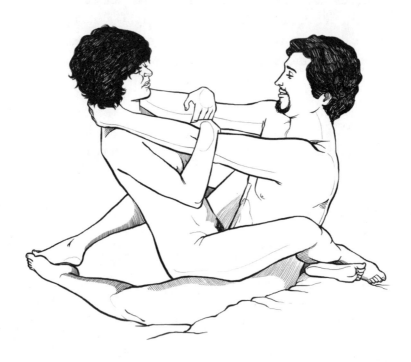

Ekadhari Ásana

Para iniciar essa posição, Shiva senta-se na cama, recostando-se confortavelmente, com suas pernas abertas. Shakti, de costas para ele, agacha-se, com as pernas abertas e delicadamente se acomoda sobre o *lingam*. Os parceiros se mexem à vontade. A mão de Shiva fica livre para estimular os mamilos e o clitóris de Shakti e ela pode massagear a próstata de Shiva.

Posturas em pé

As artes indiana, nepalesa e tibetana, incluindo esculturas em pedra, bronze e pinturas, mostram muitas variações de relações sexuais em pé.

Yoni Ásana

Shiva está em pé com as pernas afastadas, segurando Shakti pelos pés ou nádegas e ela entrelaça as pernas em sua cintura. Ele pode encostar-se em uma parede, ou deitar sua parceira para concluir a posição. Divindades nessa posição são pintadas em bandeiras para decorar paredes de templos no Nepal e no Tibet, desfrutando da alegria do êxtase.

Bandara Ásana

Shakti ajoelha-se e coloca as mãos no chão, enquanto Shiva está em pé sobre e atrás dela.

Ele abre as duas luas das nádegas e penetra-a, com delicadeza. As mãos dele estão livres para massagear os mamilos ou estimular o clitóris.

Gajasawa Ásana

Shakti deita na cama, de bruços, com uma almofada sob a região da bacia e as pernas abertas. Shiva se deita sobre ela, flexionando suas costas para cima, apoiando-se sobre os braços e com seus quadris para baixo. Assim, ele sente a maciez das nádegas que ela impulsiona. Como essas posições "por trás" nem sempre permitem que o *lingam* toque o clitóris, elas são melhores praticadas quando para terminar o maithuna, no momento em que Shakti esteja bem excitada e facilmente orgástica.

Shiva ou Shakti podem também estimular o clitóris com as mãos.

Purushavita Bandha

Richard Burton diz que essa postura do ato sexual é considerada um grande horror por algumas escolas radicais orientais, que dizem: "maldito seja aquele que se fez a Terra e o Céu". No Tantra, e em suas práticas, isso não faz sentido. Terra, aqui, representa Shiva deitado, e a Shakti, erguida, representa o Céu. Essa é uma postura muito conhecida na Índia, vista em pinturas, nos museus e nos templos, com muita frequência. Segundo os mitos hindus, essa é a posição favorita da deusa Kali quando copula com Shiva. É uma das posturas prediletas de se fazer amor de muitos praticantes tântricos.

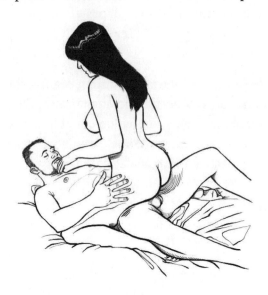

Viparita Ásana

Shakti deita-se sobre Shiva que está deitado de costas. Ela junta suas pernas e as aperta, movimenta-se para frente e para trás, devagar no início, para erotizar a ambos, e depois mais rápido. Shiva desenvolve movimentos circulares com os quadris, proporcionando mais prazer. Shakti, além de poder tocar as costas de Shiva com as mãos, ainda estimula seus chakras.

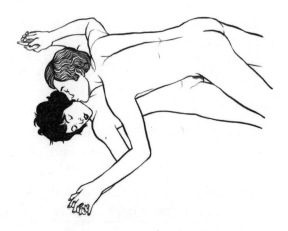

Posições tântricas clássicas

Essas técnicas são as mais ensinadas por mestres tântricos, e são consideradas clássicas, porque fornecem movimentos relaxantes, exercem controle orgástico – por não serem altamente eróticas e nem conter movimentos de vaivém – e têm um forte impulso de veneração a Shakti.

> Quando se completa a subida da kundalini, a consciência individuada do adepto se desfaz, pelo menos temporariamente, no estado de *nirvikalpa-samâdhi* ou êxtase transconceitual. Embora esse estado releve a nossa verdadeira natureza – Ser-Consciência-Beatitude (*sat-cit-ânanda*) –, ele exclui a consciência corpórea. Por isso, pode ser considerado uma realização incompleta. Enquanto o inconsciente ainda guarda sementes kármicas que esperam para dar seu fruto, esse estado elevado é mais cedo ou mais tarde substituído pelo estado de consciência vulgar. Pela repetição do despertar da kundalini e da experiência de *nirvikalpa-samâdhi*, as sementes do karma vão aos poucos rareando.
>
> *George Feuerstein*

Purushávita

Shakti acima de Shiva controla, nessa posição, todos os movimentos. Apesar de Shiva poder se movimentar, ele evita, e a adora (*púja*) como manifestação do feminino. Shiva ou Shakti podem estimular o clitóris e os seios, ou ainda trocar massagem na barriga, peito e rosto.

Sukhásána

Shiva sentado em chão macio recebe Shakti com as pernas cruzadas ou com as plantas dos pés se encostando. Ambos fazem toques amorosos e sensuais nas respectivas costas.

Upavishta-variação

Shiva senta-se em chão macio e une as plantas dos pés, uma a outra, próximas ao períneo (sede de kundalini) e acolhe Shakti em seu colo.

Tiryakásana

Shiva deita-se de lado e Shakti deita-se com a barriga para cima. Ambos enroscam as pernas, deixando uma das pernas de Shakti sobre o quadril de Shiva. O corpo dela fica perpendicular ao dele. As mãos acariciam, não é necessário muito movimento.

Janujugmásana

Conhecida como postura em X, ela é altamente recomendada, pois permite controle orgástico e dos movimentos de Shakti. Essa posição é tão antiga que o yogue belga André Van Lysebeth ensina: "Essa posição de maithuna bem mostra quanto o tantrismo tem profundas raízes na pré-história indiana, e é comovente evocar os casais de outras eras ao praticá-la hoje em dia."

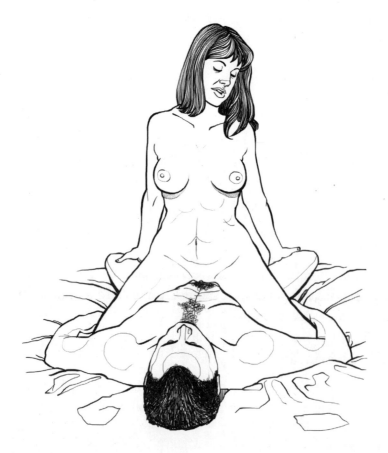

Shaktis na visão tântrica

Essa classificação corresponde aos quatro elementos da natureza (não se refere a elementos astrológicos), fazendo uma distinção dos tipos de mulher. Isso é só um apontamento e jamais será verdade absoluta. Aliás, nada é absoluto no universo, em tudo há exceções.

Prithivi Shakti – Shakti temperamento Terra

É a parceira mais ligada aos valores e às preocupações materiais e familiares, portanto, muito pouco dos seus desejos são de natureza sexual ou transpessoal. Em princípio, são pessoas reprimidas, que buscam somente a suposta "segurança" dos envolvimentos, mas o prazer e a felicidade não é valorizado. O ato sexual com essa parceira requer muita paciência e imaginação, pois ela terá de pudores a medos, muitas vezes timidez exagerada ou neurótica e dificuldade em alcançar o orgasmo, a não ser com estimulação oral. Normalmente, é uma parceira possessiva e que não se cuida fisicamente, não se faz sedutora.

Apas Shakti – Shakti temperamento Água

Sensível e receptiva é uma amante, mas pode se perder nas próprias águas (sentimentos) e ser uma pessoa pessimista e depressiva. Teme intimidade física e detém possível timidez. Dificilmente toma as iniciativas e não há dinamismo em seus movimentos sexuais.

Vayu Shakti – Shakti temperamento Ar

É a Shakti que tem a sexualidade no corpo e na mente. Romântica e cativante, só não tem tanta energia como a Shakti Fogo. É muito brincalhona. Harmoniosa ao se vestir e seduzir. Precisa de certo estímulo e é relativamente controladora. No ato sexual precisa conversar, trocar experiências sobre as posições sexuais e se molda aos interesses do parceiro.

Agni Shakti – Shakti temperamento Fogo

É a companheira ideal para quem quer muita ação e iniciativa. Seu corpo literalmente dança, é solto, flui e é flexível; ela se cuida, é perfumada, sensual, atraente e não tem pouca ou nenhuma possessividade. Desinibida, cheia de energia, toca seu parceiro com adoração e carinho. A maioria de minhas parceiras para o maithuna foi escolhida pela energia Fogo. Elas estão quase sempre de bem com a vida. Nos atos sexuais escolhem as posturas e normalmente são aquelas em que elas ficam por cima.

Formas de liturgias sexuais

Existem seis possibilidades ou níveis de maithuna enquanto ato sexual.

- 1º NÍVEL: *Smarnanam* – é a visualização ou a imaginação de um ato sexual.
- 2º NÍVEL: *Keli* – estar e ficar na companhia do sexo oposto, ou da parceira amorosa, observando atitudes, gostos e maneiras do outro.
- 3º nível: *Guhyabhashanam* – é a palavra gentil e amorosa. Conversar sobre amor e sexo. Durante o maithuna, você poderá permanecer em silêncio ou não. No dia a dia declarar amor é parte importante do Tantra, lembre-se de que "Os iluminados ensinam que Deus é amor; portanto falar de amor é falar de Deus."
- 4º NÍVEL: *Samkalpa* – grande desejo de manter relação, tocar, beijar, acariciar.
- 5º NÍVEL: *Prekshenam* – massagem, carícia ou enamoramento. O iniciado em Tantra sempre perguntará a sua parceira como e onde ela gosta de ser tocada.
- 6º NÍVEL: *Kriyanishpatti* – ato sexual completo – Maithuna.

Menstruação – águas sagradas

O adepto tântrico deve olhar uma Shakti menstruada com reverência e admiração. Ela é a personificação viva de Kali, o poder da transcendência; seu sangue menstrual (*Khapushpa*) é a essência florida de toda a feminilidade, o próprio sangue da vida. Possuidor de qualidades sobrenaturais. É uma potente força rejuvenescedora e transformadora, purificando todos os venenos através de seu fogo alquímico. Realizando ritos sexuais com uma Shakti menstruada, o adepto pode mais rapidamente avançar em seu caminho para a Libertação.

Kaula Tantra

A retenção – urdhavarretas

A retenção orgástica (energia nervosa do orgasmo masculino, feminino) constitui prática fundamental dentro do maithuna.

Em várias escolas tântricas podemos observar tendências diferentes em relação a ter o orgasmo úmido ou não. A linhagem Kaula, segue uma tendência na questão orgástica de *madhyamika* – caminho do meio – assim, aceita tanto a prática com ou sem orgasmo.

De toda forma, para os praticantes iniciantes é fundamental a retenção orgástica por um período, o que aumentará o prazer final conduzindo ao êxtase. Esse é um dos segredos tântricos: aumento da energia sexual na fricção dos genitais por um longo período de contato sexual sem orgasmo. Alguns tratados ensinam que o ideal é o acúmulo da energia orgástica, orgone ou kundalini, e não o controle seminal. Já algumas escolas ensinam o contrário, que o tântrico deve reter a ejaculação de toda forma. Afirmam que o sêmen é força vital pura e deve ser mantida. O objetivo do *coitus reservatus* é fazer o sêmen se transformar em *ojas,* uma energia que ativaria os chakras superiores (*ûrdhva-reta,* o sêmen em elevação).

Ensina Dattatreya, meu iniciador primeiro no Tantra, que:

> O homem comum busca somente o relaxamento do gozo sexual, o orgasmo depois de dez minutos, que é ejaculação precoce para o praticante tântrico... Pratique sem medo, traumas e de forma lenta e meditativa... Não tenha pressa... E o maithuna transforma os praticantes em divindades vivas.

A retenção – a sustentação do prazer por longo tempo – permite a consciência corporal, a tranquilidade da mente, o estímulo do hemisfério direito cerebral, o aumento de energia e, consequentemente, da saúde. Haverá um aumento da libido e da produção de hormônios e de endorfinas que reduzem o aparecimento de doenças, dores, desânimo, estresse, depressão, medo e outros distúrbios.

Toda prática tântrica que inclui retenção deve ser realizada aos poucos. Vá gradualmente aumentado o tempo de retenção.

Absorção mútua

Os Tantras e os textos ancestrais do *Hatha Yoga* nos ensinam a mística de "absorver o equivalente do seu parceiro" em todas as uniões que envolverem emissões de sucos vitais. É a absorção consciente das secreções femininas ou masculinas já alquimizadas. Essa técnica é ensinada em seminários de maithuna, devido a seu aspecto iniciático secreto e a necessidade de muito treino para, por exemplo, com o *lingam,* absorver o sêmen já transmutado da *yoni* feminina.

Este texto abaixo, de Alexandra David-Néel (primeira mulher a estudar no Tibet), fala de suas peregrinações místicas por aquela região, e nos dá um conhecimento fabuloso de mestres que cominam as retenções e a absorção e as usam de forma transpessoal.

"Parece que Tsang Yang Gyatso foi iniciado em certos métodos que permitem, ou talvez até estimulem o que nos afigura libertinagem, e que o seria, de fato, para qualquer outra pessoa que não fosse iniciada nesse treinamento singular e sobre o qual é difícil falar a não ser em um livro de medicina.

O que permite suspeitar que Tsang Yang Gyatso era um adepto dessas práticas é, entre outros indícios, uma história evidentemente fantasista, mas cujo símbolo é perfeitamente claro para quem conhece o treinamento de que se trata. A história é a seguinte:

'Tsang Yang Gyatso encontrava-se no terraço superior de seu palácio do Potala, acompanhado de pessoas que se escandalizavam com sua vida licenciosa.

– Sim, eu tenho amantes – disse ele em resposta às reprimendas que lhe eram dirigidas – e vós, que falais tanto, também as tendes, mas pensais que ter uma mulher seja o mesmo para vós e para mim?

Aproximando-se, então, da beira do terraço, ele urinou por cima da balaustrada. O jato líquido desceu até a base do Potala e depois subiu ao terraço superior e penetrou no Grande-Lama pelo mesmo lugar de onde havia saído. Então, ele se dirigiu aos que o cercavam.

– Fazei o mesmo – disse-lhes – e se não o conseguirdes, compreendei que meu passatempo com as mulheres é diferente do vosso.'

Contada dessa maneira, esta história pareceria simplesmente burlesca, mas é possível que ela seja o eco desnaturalizado de um fato real.

Certas classes de oculistas tibetanos ensinam um método de aprendizagem semifísica, semipsíquica, incluindo práticas singulares tais como fazer remontar o líquido seminal prestes a escapar durante as relações sexuais, ou aspirá-lo e reabsorvê-lo quando ejaculado.

Curiosas razões são dadas para explicar a utilidade de tais exercícios. No primeiro caso, não se trata apenas de conservar em si a energia que os tibetanos creem estar contida no sêmen, pois os ascetas que observam rigorosamente o celibato chegam a isso naturalmente, mas de excitar essa força latente pela relação sexual e, em seguida, não deixá-la desperdiçar-se. No segundo caso, diz-se que a energia inerente ao esperma pode ser enriquecida durante o ato sexual, com uma parte da energia feminina de que ela se apropria e que leva consigo quando a reabsorção se efetua.

Alguns acreditam que dessa maneira podem praticar uma espécie de vampirismo sutil, ao apropriarem-se da força psíquica das mulheres marcadas por sinais especiais que eles consideram como fadas encarnadas.

O sinal que distingue as pessoas capazes de realizar essa estranha proeza consiste em trazer os longos cabelos enrolados em uma única trança pendendo sobre as costas. Mas, hoje em dia, declarou-me um iniciado, um bom número de supostos Naldjorpas adotou esse penteado 'sem terem o direito de usá-lo'.

Os noviços se exercitam aspirando um líquido (água ou leite) pelo canal da uretra.

Poderíamos dizer muitas coisas sobre esse lado singular das ciências secretas tibetanas. Mas é importante afirmar que por mais ridículas ou chocantes que essas práticas possam nos parecer, jamais são usadas lascivamente ou tendem ao gozo sexual.

Os hindus conhecem o treino especial que acaba de ser citado; encontramo-lo descrito em diversas obras do *Hatha Yoga*. Teriam os tibetanos tomado conhecimento dessa prática por meio dos nepaleses, com os quais mantiveram relações durante os séculos que se seguiram à introdução do budismo em seu país? É bem possível; todavia, a origem dessas práticas, assim como as de todo o sistema tântrico ao qual elas se relacionam, permanece ainda misteriosa.

Tanto na Índia como no Tibete, afirmam alguns – e não sem fundamento – que os termos usados na descrição dessas práticas realistas não têm relação verdadeiramente com os objetos que parecem designar. No que se refere aos tibetanos, posso afirmar que existe entre eles uma linguagem mística chamada 'linguagem das dakinis', cujas palavras tiradas da língua do povo têm um sentido especial para os iniciados.

Pode-se então perguntar se aqueles que declaram que a interpretação figurada é a única verdadeira e purificam arbitrariamente uma doutrina que foi originalmente bastante materializada, ou se, pelo contrário, os defensores das práticas grosseiramente materiais não enfraqueceram uma doutrina originalmente espiritual.

Provavelmente, nenhuma alternativa se apresentará ao espírito de um ocidental, mas o mesmo não ocorre com o oriental, que não erige entre as coisas do espírito e as relativas ao corpo, uma linha divisória estanque que uma educação que se prolongou durante séculos nos induz a ver.

'Iniciado tentando experiências', simples escravo, de sentidos muitos exigentes, ou, talvez, as duas coisas simultaneamente, o sexto Dalai-Lama deixou uma lembrança agradável, e até uma espécie de culto não oficial e semi-secreto lhe é prestado pela gente simples de Lhassa. Um misterioso sinal vermelho marca, nessa cidade, algumas casas onde, segundo a tradição, Tsang Yang Gyatso teria se encontrado com suas amigas e, furtivamente, homens e mulheres tocam com a fronte esses sinais em louvor ao jovem libertino, que foi um avatar do místico Senhor da Compaixão Infinita."

Iniciações tibetanas – Alexandra David-Néel, Ed. Pensamento

Dicas para a retenção orgástica durante o ato sexual

- Faça amor mesmo quando não houver muita excitação inicial.
- Não se deixe excitar demais durante o maithuna. Relaxe. E faça dele uma liturgia.
- Respire profundamente com retenção longa de ar nos pulmões.
- Regule o ritmo de seus movimentos.
- Contração demorada do ânus com retenção de ar.
- Visualize os chakras girando no sentido horário (como se estivessem colados em seu corpo).

Procure praticar retenção durante 30 minutos no 1º dia, uma hora no 2º, duas horas no 3º, e ir aumentando gradativamente, evitando, assim, sensibilidade exagerada na *yoni* feminina e dores nos testículos de Shiva.

Ele deve reter a respiração e contrair o baixo-ventre..., deve pressionar o calcanhar contra a base (o escroto e a língua contra o céu da boca). Concentrando seus pensamentos oscilantes e controlando a respiração, evitará que o sêmen seja liberado. Assim que deve se praticar o Yoga da liberação.

Chandamaharosana Tantra

No momento em que Shiva está para ejacular, ele deve levantar a cabeça e prender a respiração. Com um olhar zangado e revirando o olho da esquerda para a direita, deve contrair o estômago, fazendo o sêmen retornar e penetrar-lhe as veias. Essa excelente prática tem o efeito de melhorar a visão e fortalecer o espírito.

Yu-Fang-Pi-Chuh

Técnicas tradicionais de retenção

1. *Mula Bandha*: contração dos esfíncteres do ânus e da uretra por longos períodos de tempo (contraia todo o assoalho pélvico) essa técnica se assemelha ao pompoarismo, que é uma parte absolutamente mínima do amálgama tântrico e virou moda entre leigos e curiosos ocidentais. Os iniciados podem fazer a contração de acordo com os batimentos cardíacos.

2. *Jiva Bandha*: consiste em colocar a ponta da língua próxima ao palato mole e a garganta, e empurrá-lo para cima.

3. *Trataka*: olhar (de pálpebras fechadas) o *ajña chakra*, 3º olho, no centro da testa ou fixar o olhar aberto num ponto fixo. O ideal é a chama de uma vela.

4. *Jalandhara Bandha*: encostar o queixo relaxado contra o peito.

O *Vigyan Bhairav Tantra* é uma escola que ensina dezenas de técnicas meditativas (muitas delas só compreendidas com o auxílio de um guru) que podem ser realizadas tanto na prática do maithuna como em meditações solitárias. Abaixo as principais técnicas do *Vigyan*.

O *Maha Mayara Tantra* tem dezenas de técnicas de observação meditativa, e o Tantra tem centenas de técnicas de observação.

- Observe a pausa entre as duas respirações.
- Perceba o ponto de mudança entre as duas respirações.
- Constate o ponto de união entre as duas respirações.
- Note quando a respiração para.
- Fique consciente do Terceiro Olho (*ajña chakra*).
- Pare suas atividades, dê uma pausa durante as atividades cotidianas.
- Observe algum ponto (*ekagrátá*) sem piscar.
- Observe algum ponto com absoluta devoção.
- Sugue algo e torne-se o próprio sugar.
- Sinta-se totalmente sem peso. Flutue.
- Fique consciente de sua coluna vertebral.
- Coloque toda atenção em seu coração.
- Não escolha nada, não tome decisões, permaneça.
- Olhe amorosamente algum objetivo (ou pessoa).
- Sente-se sobre suas nádegas de forma consciente.
- Pratique meditação em veículos em movimentos. Seja testemunha.
- Observe, sem se envolver, alguma dor em seu corpo.
- Permita que o passado vá passando por sua mente sem nenhuma identificação.
- Sinta um objetivo e funda-se a ele.
- Observe suas mudanças de animo/humor sem tomar partido.
- Confronte todos os seus desejos e deixe-os ir.
- Imagine-se sem nenhuma energia. Sem nenhuma força.
- Sinta devoção. Ame e se liberte no amor.
- Feche os olhos e não se movimente. Olhe seu interior.
- Vá para além dos sons e das palavras.
- Entoe um mantra lentamente e se torne UM com o som.
- Entoe um mantra com sentimento e encontre a harmonia oculta.
- Feche os olhos, tampe os ouvidos delicadamente, contraía a barriga e observe seu som interior.
- No início do ato sexual permaneça consciente do fogo que nasce e vá com essa consciência até o final do ato.
- Entre em comunhão profunda com o ser amado.
- Quando surgir uma alegria, tome essa alegria em todo o seu ser.

Portal para o Êxtase | 243

- Sente-se e encontre a satisfação de estar aqui e agora.
- Quando surgir um desejo intenso permaneça inalterado.
- Sente-se e observe quem está sentado.
- Não julgue.
- Esteja pleno a esse momento sem nenhuma ambição ou esperança para o futuro.
- Perceba que tudo que existe faz parte da unidade. Tudo é parte da existência.
- Visualize uma luz (sugiro a cor laranja) subindo por sua coluna.
- Perceba todo o Cosmo, todo o Universo à sua volta.
- Devi, perceba-se como luz.

Osho nos deixou *O Livro dos Segredos*, composto por quatro volumes interpretando o *Vigyan Bhairave*, eu os recomendo.

Visualização

Pode-se imaginar durante todo o maithuna a elevação de kundalini. Imagine que pela coluna vertebral sobe, vindo do *múládhára chakra*, uma forte corrente de energia laranja, que quando chega ao *ajña chakra*, torna-se uma linda flor de lótus aberta na cor violeta.

Quanto mais se permanecer em excitação durante o maithuna, mais se produzirá a energia que levará Kundalini-Shakti aos chakras superiores. Mesmo se no final da prática houver a ejaculação, não há necessidade de se culpar, pois já houve o prolongamento da excitação e o prazer foi maior.

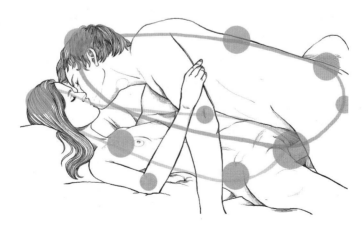

Meditações

Após a prática do maithuna, o casal poderá fazer alguma técnica de meditação. Poderá ser juntos ou separados. As técnicas que sugiro são: Meditações do mestre Osho: Nataraj, kundalini ou uma variação do Shiva Netra. O mantra *Om Sri Gam*, o giro tântrico ou a massagem tântrica. Leia sobre outras fantásticas meditações no livro: *Meditação, a Arte do Êxtase*, de Osho.

> Há metafísica o bastante em pensar em nada. Que tenho eu meditado sobre Deus e a alma e sobre a criação do mundo? Não sei. Para mim, pensar nisso é fechar os olhos e não pensar.
>
> *Fernando Pessoa*

Shiva-Netra (a meditação do *ajña chakra*)

Uma vela deve ser usada para esta prática. A meditação dura em média 30 minutos e tem dois estágios que devem ser repetidos. A técnica pode ser utilizada ao final do maithuna com o casal compartilhando ou não a mesma chama da vela.

- PRIMEIRO ESTÁGIO: sente-se e observe a chama da vela com o olhar relaxado. Pode-se piscar sem perder a concentração.
- SEGUNDO ESTÁGIO: fecham-se os olhos e, lentamente, oscila-se de um lado para o outro como se fosse uma árvore que o vento movimenta. Repita algumas vezes os dois estágios.

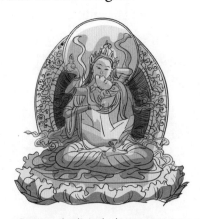

Yab-Yub: exercício meditativo de divindades em transe sexual e transpessoal; Shiva e Shakti unidos num abraço extasiante.

Meditação kundalini

Envolvendo danças e movimentos de chacoalhar, essa é a minha técnica de meditação predileta de êxtase. Ela deixa o praticante muito sedutor, pois sua aura energética transpira sensualidade. Aos dezesseis anos, realizei essa técnica do mestre Osho com o meditador de nome Setu, e nunca mais a abandonei. Costumava, na adolescência, fazer kundalini antes de sair para paquerar, e seus efeitos eram facilmente sentidos. Kundalini movimenta os chakras, estimula a libido, deixa o corpo solto. Osho comentava sobre a técnica: "Muita energia kundalini despertará em você. Sentirá a vida pulsando e vibrando. Após a energia ser despertada pelo chacoalhar, a dança é útil para fazer a energia se movimentar pelo corpo e retornar ao Universo, à existência. Então o silêncio segue-se, a quietude segue-se."

- PRIMEIRO ESTÁGIO: aproximadamente por 15 minutos, sacuda e chacoalhe todo o seu corpo. Comece pelas mãos e pés e depois mexa tudo. Seja completo no chacoalhar, movimente-se, envolva todo seu ser no MOVIMENTO.

- SEGUNDO ESTÁGIO: durante 15 minutos ou mais, simplesmente dance, celebre, viva, goze o momento. Dance para você, pouco importa se você julga o movimento bonito ou não, seja original e deixe os movimentos fluírem. O mestre Zaratustra disse: "Não acredito em um Deus que não saiba dançar." Eu também não.

- TERCEIRO ESTÁGIO: sentado, fique imóvel, voltando à atenção a alguma música suave que deve estar tocando.

- QUARTO ESTÁGIO: sentado ou deitado, apenas observe suas sensações corporais e/ou seus pensamentos. Observe sem nenhum envolvimento.

A visão total é tão clara que o indivíduo não pode mais que rir, e até em aparência ser irreverente, quando vê fantástica superestrutura de superstição e mistério que se há erigido sobre e em torno à simplicidade elementar que é a Verdade.

Sri Nisargadatta Maharaj

Nataraj – dança de Shiva

- PRIMEIRO ESTÁGIO: simplesmente dance como um ser possuído pela dança. Faça seus movimentos, crie, solte-se, seja original.
- SEGUNDO ESTÁGIO: sente-se em silêncio e observe seu corpo e seus pensamentos.
- TERCEIRO ESTÁGIO: volte a dançar por alguns poucos instantes em profunda celebração e gratidão.

Finalização da liturgia

Após a prática da meditação, ou do ato sexual, evita-se o desinteresse das trocas carinhosas. Saboreiem o final, acariciem-se, brinquem e se amem.

O maithuna costuma energizar o casal, portanto, na maioria das vezes, não há necessidade de sono.

Fiquem deitados juntos em concha ou com os genitais unidos mesmo sem a excitação de Shiva, ou ainda utilize a energia do maithuna para atividades criativas.

> Quando uma Shakti estiver cansada, deve colocar a testa na do amante e descansar, sem perturbar a união de seus órgãos sexuais. Após ter descansado, Shiva deve virar-se e começar a fazer amor de novo. Se os amantes passam algum tempo brincando e acariciando um ao outro no início, e também ao final do amor, então seu êxtase e confiança aumentarão. Os jogos de amor aumentam o prazer.
>
> *Sutra Tântrico.*

Desejando dormir, certamente você dormirá em paz. Se necessitar de um relaxamento final para aquietar as energias, pratique *Shavasana*: deite-se de bruços, inspire profundamente contraindo todo o corpo, apertando as mãos, esticando as pernas e os pés, tencionando o rosto e, após alguns instantes, relaxe todo o corpo de uma só vez. Repita algumas vezes.

Apesar de tantas práticas ensinadas neste livro, tive a precaução de não colocar aqui todos os segredos do maithuna, pois algumas partes precisariam de uma preparação física adequada que não pode ser ensinada por meio de textos.

Mesmo que alguém um dia escreva ou traduza os textos adiantados do maithuna, ainda assim, sem a iniciação e a supervisão de um mestre, os rituais estariam incompletos. Isso acaba sendo uma proteção do sagrado em relação aos curiosos, aos não iniciados, aos místicos teóricos e aos especulativos. Parte do que pode ser ensinado, você encontra neste livro.

Que suas práticas sejam abençoadas por todos os Budas e mestres tântricos.

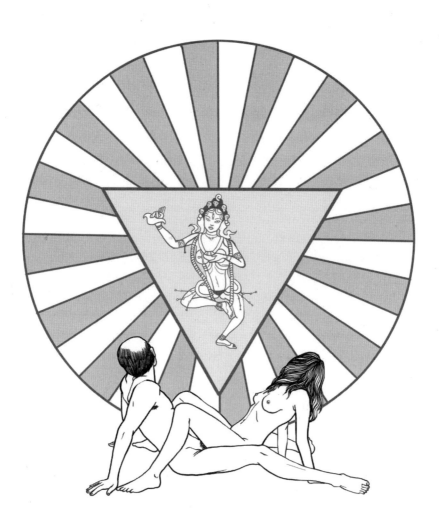

Capítulo 15

Kundalini, Ajña Chakra e "Vajroli"

O Tantra aceita tudo. Seja o que for, é aceito de todo o coração. É por isso que o Tantra pôde aceitar o sexo totalmente. Por cinco mil anos o Tantra tem sido a única tradição que o aceitou completamente, a única em todo o mundo. Por quê? Porque o sexo é o ponto onde você está e qualquer movimento vai ser a partir do ponto onde você está.

Você está no centro sexual; a sua energia está no centro sexual. E a partir desse ponto, ela deve se mover para cima, muito além. Se você rejeitar o próprio centro, então pode continuar se enganando que está se movendo, mas você não pode se mover. Então está rejeitando o único ponto onde o movimento é possível. O Tantra aceita o corpo, aceita o sexo, aceita tudo. E o Tantra diz que a sabedoria aceita tudo e transforma tudo; somente a ignorância rejeita. Mesmo um veneno pode se tornar um medicamento, mas apenas por meio da sabedoria.

O corpo pode se tornar um veículo para aquilo que está para além do corpo e a energia do sexo pode se tornar uma força espiritual.

Osho

Em meus estudos com Earlyne Chaney e Willian L. Messick, conheci muito da visão tântrica no ocidente. Aqui, resumo essa visão ocidental e diferenciada sobre a sexualidade tântrica, kundalini e magia sexual. Partes do texto são palavras dos autores citados.

Desde tempos antiquíssimos – quando buscadores e místicos começaram a procurar iniciação aos Mistérios Transpessoais, nos dias da antiguidade até o tempo presente – Instrutores Espirituais e Gurus têm dividido seus discípulos em três categorias:

250 | Tantra – Maithuna Sexo Tântrico

1. DOMÉSTICOS – aqueles que se casam, praticam atividades sexuais normais, criam e educam seus filhos e depois, na meia-idade, tornam-se celibatários, ou passam a praticar o sexo Tântrico (maithuna).

2. PARCEIROS TÂNTRICOS – aqueles que se unem, mas são treinados na arte da prática sexual Tântrica.

3. CELIBATÁRIOS – aqueles que não se casam e se tornam sacerdotes ou sacerdotisas.

O Casamento Tântrico

O casal Tântrico recebe do guru uma versão inteiramente diferente da compreensão usual do que é o sexo comum. Enquanto as massas da humanidade profundamente envolvidas em atividades sexuais buscam o sexo com o propósito de atingir o clímax, ocorre exatamente o oposto com os amantes Tântricos. Na atividade usual das massas, macho e fêmea se unem em um pânico aparentemente frenético para atingir o que acreditam ser o sucesso supremo – o clímax, o orgasmo.

Esse casal é treinado para conquistar um objetivo inteiramente diferente. Em primeiro lugar, enfatiza-se a consciência de que deve ocorrer a união não apenas dos órgãos físicos, mas também nos níveis emocional, mental, psíquico e espiritual. Assim, o casal Tântrico procura expressar o amor não apenas fisicamente.

O mestre, guiando o casal Tântrico em direção ao Yoga tântrico, instrui-os segundo um método ióguico por meio do qual o controle respiratório e os "fechos" musculares são empregados durante o intercurso, num esforço de converter o clímax sexual em conservação do fluido seminal e não seu desperdício fora do corpo. A perda promíscua e excessiva do fluido seminal torna difícil à mente absorver conhecimento e sabedoria, simplesmente porque é negada às células cerebrais a sua porção de essência ascendente do sêmen – *Ojas*. O sêmen aqui, inclui os fluidos tanto do homem como da mulher, porque a mulher possui sêmen assim como o homem – ou um fac-símile do mesmo – embora os fluidos difiram em consistência.

Nos ensinamentos tântricos, o sêmen masculino é chamado *virya*. O feminino é *raja virya*. Mas tanto os homens como mulheres praticam os mesmos *kriyás* e *mudrás* para atingir a ascensão e alquimia dos fluidos reprodutivos. A força de kundalini – que permeia o sêmen – é chamada *Ojas*. É esta essência que se eleva pelo canal *sushumná*, e não a substância gelatinosa do sêmen. *Ojas* eleva-se, separa-se e escapa da substância do sêmen. Sua alquimia, sua força aumentada e finalmente sua ascensão através de *sushumná* são atingidas pelo controle da respiração, da mente e do controle muscular físico nos fechos que acabamos de examinar.

Essa transmutação seminal é, com efeito, o principal propósito de toda a meditação. Inicialmente, há o desejo de Deus, à medida que a meditação prossegue, o aspirante geralmente tenta por meio de várias técnicas, de controle respiratório (*nayama*), de cantos, etc. – elevar a kundalini e abrir o Terceiro Olho. Uma vez que a kundalini tenha sido desperta, pode acontecer de um dia, durante a meditação, ocorrer um momento em que o *virya ojas* comece automaticamente a se elevar na direção do chakra do umbigo, trazendo uma sensação de alegria indescritível. Após se mover lentamente para cima para atingir o chakra da coroa, volta-se e começa fluir novamente para baixo. Chegando ao chakra da raiz torna a se elevar outra vez, repetindo um ciclo contínuo. Esse processo é conhecido como *Urdhvareta*.

O praticante, durante a meditação, é capaz de discernir se o *ojas* do fluido seminal está fluindo para cima, na direção do chakra do coração. Há uma sensação de que o orgasmo está por vir, mas a essência do fluido está se elevando na direção do cérebro. Atingindo o chakra do 3º olho, traz insuperável bem-aventurança. O praticante a reconhece porque experimenta uma espécie de orgasmo sexual dentro da cabeça, com a união das glândulas pituitárias e pineal no terceiro ventrículo. Quando esse processo está por ocorrer, não é incomum que os músculos abdominais e os órgãos da região pélvica sejam puxados fortemente para cima e uma cavidade se forme no centro do abdômen. À medida que *ojas* passa em sua ascensão, os órgãos e músculos afrouxam sua tensão e relaxam.

Segundo *Hatha Yoga Pradipika*:

> O mestre de *Vajroli* alcança *Siddhi* (poderes psíquicos) por seus próprios esforços, mesmo quando não segue precisamente as regras do Yoga. O *bindu* (a essência do sêmen) deve ser puxado para cima por contração, seja para o homem, seja para a mulher. Quem pratica Vajroli alcança *Siddhi*.

O chamado *bindu* cósmico orgástico deve ser retido e preservado nos chakras superiores. Aquele que for capaz de reter o clímax torna-se mestre da morte e conhecedor da Yoga, pois a descarga de *bindu* traz a depressão e suas consequências, enquanto a retenção traz vitalidade, vigor, poder e concentração. Se o *bindu* está firme, onde está então o temor da morte? O *bindu* que é controlado pelo poder da mente confere vida. Por essa razão, deve ser cuidadosamente controlado. O orgasmo deve ser preservado pela poderosa contração dos órgãos genitais.

Segundo *samadhi*, o *bindu* é experimentado somente depois que *ojas* (fluido seminal) se eleva. Os chakras e *ida*, *pingala* e *sushumná* têm a mesma estrutura no homem e na mulher. O poder da kundalini é o mesmo. A única coisa que difere é a consistência do fluido seminal. Nesta era da Kali Yuga (a Idade Cósmica, ao longo da qual a humanidade está passando), o homem não entende a importância de conservar o fluido seminal. Uma gota infinitesimal contém inúmeras sementes germinativas, umas delas, implantada no óvulo feminino, começa a formação de uma nova vida seminal – certamente isso fala de seu misterioso poder ativo. Cada gota é preciosa. Com a prática, seja da continência, do celibato ou do Tantra, a meditação se torna mais fácil. Quando o homem aprende a transmutar os fluidos do sêmen, gera dentro de si a essência vital necessária para reter a juventude. Perda de sêmen em algumas escolas tântricas significa perda de força, beleza, juventude, magnetismo, poder curativo e radiância interna e externa. Portanto, cada aspirante é instruído por seu guru a entesourar e a conservar cada gota do fluido de ouro.

Os amantes tântricos são instruídos sobre a suprema importância de começar a união sexual primeiramente por meio do contato físico – os toques, os beijos, as carícias, o fluxo de amor mental – sendo o amor mental de suma importância.

Por fim, chega a união dos órgãos físicos, não com o propósito de se precipitar para o orgasmo, mas simplesmente porque a união sexual é o mais perto que duas almas apaixonadas podem chegar enquanto estão habitando os corpos físicos. É a fusão de duas almas a um ponto tão próximo quanto as barreiras corporais podem permitir. Tais pares procuram fundir-se alma a alma, em realidade acham que os corpos "estão no caminho" – assim como o beijo dos amantes que desejariam que os narizes desaparecessem, porque estes também estão no caminho.

Quando o maithuna, a união sexual sagrada, ocorre entre os praticantes Tântricos, representa o ato de unir duas almas em algo íntimo, pleno, que desobstrua os corpos. O amor é importante nos níveis emocional, mental, psíquico e espiritual. Se na união que pode ser completada em poucos minutos, ou muitas horas – ocorrer um orgasmo, não se culpe em relação a isso. Mas o propósito do Tantra é evitá-lo e experimentar a união amorosa fazendo uma pausa quando o orgasmo se aproxima, contendo a paixão até que as emoções revoltas se acalmem. Pode-se também praticar o controle respiratório e o fecho da raiz ensinado anteriormente, num esforço para deter o orgasmo. Essa atividade sexual – a contínua troca de carícias, o coito e a pausa para o emprego da técnica da respiração-fecho – continua até que ambos sintam-se preenchidos. As carícias, a expressão do amor em todos os níveis e a transmutação do clímax resultará num crescimento de energia e de poder que pode durar por muitos dias – ao passo que um orgasmo teria resultado em alta tensão para atingir o alívio do clímax, a expulsão do sêmen contendo força vital e um súbito desânimo e afrouxamento, resultando na exaustão total de todas as energias. Mas o sucesso último do sexo tântrico é conseguir a elevação da kundalini ao *anáhata chakra* (coração) e em casos raros ao *ajña* (Terceiro Olho) e um orgasmo no interior do cérebro em lugar dos órgãos reprodutivos. Em Tantra, o orgasmo é comparado a um cavalo em disparada que, estacando subitamente, projeta o seu cavaleiro para diante, por sobre sua cabeça, como o disparo de um relâmpago. Com a retenção do orgasmo, *ojas* é projetado do sêmen da mesma maneira, viajando espinha acima como um relâmpago liberado. Assim, ao deter o orgasmo, eleva-se do sêmen, nos órgãos sexuais, o orgasmo interior – ou seja, a ejeção de *ojas* do sêmen, transmutando-o dos órgãos reprodutores inferiores para cima, através de *sushumná*, para atingir o Terceiro Olho no cérebro.

O sêmen não é perdido pelo homem, é mantido em seu interior – mas um impacto de energia é liberado pelo *ojas* transformado, enquanto se projeta para cima através de *sushumná* para atingir o Terceiro Olho. No cérebro, *ojas* – a essência espiritual do sêmen físico – estimula a glândula pineal masculina a atingir sua própria ereção física. Esta, por sua vez, excita a pituitária e ambas experimentam seu próprio orgasmo no leito nupcial do terceiro ventrículo do cérebro, abrindo o Terceiro Olho.

Os parceiros tântricos retêm o orgasmo físico e atingem a "expulsão" ou "explosão" do *ojas* ascendente ao mesmo tempo – de modo que *ojas* suba através de *sushumná* e atinja o *ajña e anáhata* no macho e na fêmea conjuntamente. Esses dois iniciados, experimentando um orgasmo no interior do Terceiro Olho, simultaneamente, estão expressando o amor tântrico em seu apogeu – e é para isso que o guru espera treinar seus discípulos.

Para os amantes tântricos, o objetivo não é o orgasmo. É a retenção. Amar-se, acariciar-se, sintonizar-se mentalmente e desfrutar do sexo comum, mas manter sob controle o orgasmo físico que se aproxima e é enviado como *ojas* pela espinha acima (*sushumná*) com a esperança de atingir o clímax. O sêmen masculino não é ejaculado na *yoni* feminina. Nenhuma força vital é perdida. Transmutada, esta resulta em energia perpétua e substância mental para os bem-sucedidos. É difícil. As atividades sexuais normais retiram completamente as energias corporais. Ocorre uma liberação total das forças sexuais originadas – forças biológicas naturais inatas no homem e na mulher. Elas simplesmente necessitam ser liberadas. O casal usual libera-as do modo sexual normal. Assim, perdem o sêmen, perdem energia física, perdem a tensão originada e experimentam aquilo que acreditam ser o verdadeiro propósito do sexo – o orgasmo.

São apenas os amantes tântricos bem-sucedidos que, tentando conservar o sêmen físico, conseguem, simultaneamente, abrir o chakra do coração. Com efeito, é raro o casal que consegue esse objetivo último. Muitos conseguem deter o orgasmo em andamento, mas não experimentar o *ojas,* o orgasmo pleno. Somente aqueles que conseguem esse êxtase é que notam quão superior é a união tântrica da união física "normal".

O Mestre treina os participantes tântricos a dominar as energias sexuais em uma prática com três finalidades:

1. Sentir um orgasmo dentro do cérebro e atingir a realização, ou pequeno *samadhi.*

2. Conservar o sêmen e a força vital (*Ki* ou *Ojas*).

3. Ativar a kundalini e ter uma experiência da mesma.

Para tal Instrutor, o quadro completo da atividade sexual praticada pelo casal comum parece estranhamente fora de foco. Como para eles o propósito último é atingir o orgasmo, quando tal objetivo não é atingido por um dos parceiros, isso resulta em frustração, enfado, tensão, ressentimento e, eventualmente, possível rejeição de um pelo outro – e, com frequência, o divórcio. Sofremos tamanha lavagem cerebral com o objetivo do orgasmo que deixamos de perceber que o sexo deveria ser uma união em todos os níveis – físico, psíquico, emocional, mental e espiritual. É por isso que alguns casamentos são tão bonitos e outros são desastres totais.

União abençoada

O terceiro grupo sob ensinamentos do guru é o dos celibatários. A estes são ensinadas técnicas yóguicas e tântricas específicas para sublimar o chamado sexo normal – técnicas que auxiliam na transmutação das energias sexuais em um estado de vibração superior, elevando-se a kundalini. Alguns mestres estimulam seus casais domésticos e pares tântricos a trabalharem no sentido de celibato total à medida que alcançam e atravessam a meia-idade. Isso se aplica especialmente ao casal tântrico que, após anos de esforço, não foi capaz de despertar a kundalini por meio da atividade sexual. Alguns são bem-sucedidos, atingindo o celibato total, outros usam o Tantra para transmutarem a força sexual e, assim, atingirem a união com Deus, que é a meta última de cada iniciado, seja de um indivíduo doméstico, seja de um yogue tântrico, seja de um celibatário total.

Libertação e Kundalini

O despertar da kundalini não significa que o praticante receba automaticamente a iluminação. São necessários meses, e até anos, para atingir tal estado – que implica na libertação sobre a roda dos renascimentos. Libertação é o estado de consciência que permite o praticante a observar e colocar-se acima do destino e dos desejos do mundo da matéria, e liberta a alma da necessidade de buscar maior experiência em uma forma física terrena. Mas, algumas almas, mesmo após o despertar da kundalini, procuram conhecimento em outra encarnação. O mestre Osho ensinava sobre esse caminho. Após o despertar, a maior parte das almas necessita ao menos de três anos para chegar à liberação, e isso somente pode ser alcançado se o devoto praticar intensa meditação e *sadhana* (práticas espirituais) – ou serviço diário e devoção ao seu Instrutor.

Muitos praticantes não vivem nas vizinhanças do Instrutor Terreno junto ao qual procuram orientação. Mas expressam sua devoção por meio do serviço diário pela sua causa, meditação e cantos diários (repetição do nome de algum ser divino). E devem permanecer constantemente devotados ao seu dharma (a correta execução de suas obrigações diárias). É aí que a fé desempenha um papel absoluto.

Após ser despertada, se o aspirante continuar as práticas com disciplina, constância e a viver plenamente, com amor de seu guru ou divindade tântrica, a kundalini torna-se crescentemente poderosa e sua libertação mais assegurada. Sem as práticas e a entrega, ela poderá descer novamente para o chakra da raiz. É a meditação diária mesclada à fé que irá manter queimando os fogos da kundalini e determinar o quão rapidamente o devoto irá atingir a libertação. Muito irá depender do grau de devoção expressado pelo Instrutor ou Deus.

Uma pessoa reconhece que está chegando ao estado de libertação quando as visões interiores mais elevadas começarem a se manifestar nela. Esses acontecimentos visionários podem ser acelerados se, durante a meditação, o indivíduo tiver diante de si um retrato ou uma estátua de seu instrutor ou deidade e, ao menos uma vez por dia, expressar-lhe sua devoção. As visões em ascensão podem frequentemente incluir o instrutor terreno do indivíduo, ou a deidade que este venera – Jesus, Maria, Buda, Krishna, Shiva, Rama ou algum outro ser realizado em Deus.

Se as visões não ocorrerem antes que você abandone o seu corpo atual, e se não alcançar a libertação, então, quando renascer outra vez, o seu status espiritual irá começar no mesmo ponto em seu novo corpo. Num caso assim, você poderá nascer como uma criança yogue ou como preceptor espiritual com grandes poderes já desenvolvidos. E se tornará um Instrutor desde o início de seus dias. Ou irá experimentar a kundalini ativa, o Terceiro Olho desperto, e visões interiores, mesmo enquanto criança. Yogues como esses tornam-se grandes Mestres e são assim reconhecidos desde cedo em suas vidas. Eles deixam um rastro de glória durante sua estada na Terra e partem deixando-a um lugar muito melhor por terem estado aqui. Assim, a resposta quanto à libertação, é que o ritmo de seu progresso depende da intensidade das meditações e de sua devoção, não apenas ao seu Instrutor Terreno, mas também à deidade que você cultua.

Capítulo 16

Dança Sagrada Tântrica

Eu sou o amor puro dos amantes que lei nenhuma pode proibir.

Krishna

Sem tesão não há solução.

Roberto Freire

Tantra é a Yoga, a Filosofia, a Religião ou a Técnica de Desenvolvimento Pessoal, nascida na Índia e que tem como ritual e mistério a relação sexual. A finalidade imediata do Tantra é o prolongamento indefinido do estado orgástico tido como o estado de *ananda* (delícia), estado de graça – Comunhão com Deus – Comunhão com o Cosmos.

Se a relação sexual não tem fim (não tem ejaculação), então ela se faz modelo de alto poder indutor sobre todas as relações da pessoa consigo mesma, com os outros e com o Universo...

É clássico na História o casamento de reis velhos com mulheres jovens – com intenção explícita de rejuvenescimento. Em muitas sociedades primitivas a iniciação sexual dos jovens – de ambos os sexos – era feita por pessoas maduras, com a dupla vantagem da experiência e do rejuvenescimento.

Mas, diz Bermudez, o notável psicodramatista argentino: "o amor dá coragem".

José Ângelo Gaiarsa

Essa técnica, meditativa, ousada, criativa e plena, é inspirada em danças reichianas do psicoterapeuta Wilhelm Reich, numa abordagem moderna do Tantra baseada no mestre Osho e em práticas de danças e de sexualidade sagrada e desenvolvida por mim e por José Ângelo Gaiarsa. Trabalhei dirigindo grupos de crescimento e de plenitude com o mestre Gaiarsa, chamado *Anima Soma* durante anos.

Por ser uma técnica de inspiração tântrica, a Dança representa a própria dança da criação do Universo realizada por Shiva, o dançarino cósmico, e deve ser vista em todos seus movimentos como uma dança sagrada. (O que faz algo ser sagrado é a intenção – assim, sacralize seus movimentos). Aqui também o homem e a mulher se veem como deuses. O homem é Shiva, a mulher, Shakti, portanto, essa é a dança de dois deuses e isso faz toda a diferença na intenção de amor e meditação.

> O Tantra é muito semelhante na técnica e nos propósitos da função sexual. É preciso conter continuamente a tendência a disparar em direção ao orgasmo, mas essa contenção, exercida durante a atividade erótica e cuidadosamente regulada em função da excitação, pretende a mesma coisa: fazer a gente se sentir vivo – sempre vivo – também depois de uma Meditação Erótica.
>
> O orgasmo é a morte do desejo – quem não sabe disso? O orgasmo – esse desmancha-prazeres!
>
> O problema da Meditação Erótica é oposto ao de Buda: se o desejo faz sofrer, então será preciso matar o desejo – diz o Mestre. Não, diz o Tantra; o problema é cultivar o desejo, mantendo-o dentro dos limites do aprazível (não do doloroso) e, conservando-o permanentemente vivo. Então a felicidade do desejo – o desejo é o ponto mais alto da vida – se espalha por todas as demais funções e contatos, deixando o indivíduo sempre pronto e interessado em tudo – mesmo sendo raiva, medo ou tristeza. Até dor. A dor viva é boa.
>
> *José Ângelo Gaiarsa*

A seguir descrevo a técnica conforme a ministro em grupos e formações tântricas, inspirado na descrição do mestre José Ângelo Gaiarsa, contida no livro *O Sexo, Reich e Eu*, Ed. Summus, que assistiu uma liturgia da dança Sagrada e a descreve de forma genial em seu livro. Descreverei hora em primeira pessoa, ora em segunda ou terceira, mas sempre de forma visceral, poética e facilitando sua prática. Pratique!

Prática:

A dança é realizada normalmente em dupla, mas pode ser feita em grupos de praticantes tântricos adiantados (pessoas muito bem trabalhadas e pouco recalcadas sexualmente). Minhas sugestão é que seja em dupla.

O ideal é que todos fiquem com poucas roupas ou até mesmo nus. O ambiente deve ser preparado com muito bom gosto, a luz suave. As músicas são escolhidas "a dedo" e devem ser mágicas, lentas. Sugiro as do grupo Enigma ou algo que tenha a mesma sensualidade e fluidez.

Após essa preparação, o casal – Shiva e Shakti – iniciam movimentos corporais separados por alguns metros um do outro, lentamente, acompanhando a música. Esses movimentos devem permanecer por toda a prática: lentos, conscientes, plenos, entregues e soltos. Os movimentos iniciais lembram a dança de Shiva (Yoga) ou dois passos da Dinâmica de Rudolf Laban (dançarino), que são o flutuar e o deslizar. Eles podem ser descritos como movimentos que imitam com os braços e o corpo acompanhado as asas de um pássaro ou as ondas do mar. Os quadris também flutuam, deslizam, levando todo o corpo.

Usa-se muito as mãos e os braços, e tudo é muito solto e silencioso. Permita-se dançar assim só por algum tempo.

Após a dança, separados durante alguns minutos, vá aos poucos se aproximando com o olhar fixo. Olhos nos olhos de verdade. Sem desvio do olhar. Permitam-se permanecer assim por alguns instantes. Logo após, as mãos vão se aproximando, inicialmente tocando as pontas dos dedos e, aos poucos, tornando o toque das mãos pleno. Olhos nos olhos, mãos se tocando, mãos e corpos dançando fluidicamente. Agora há uma nova flutuação, rítmica, que é criada pela parceira na dança Shiva e Shakti.

Ambos se tocam com carinho e uma generosa gentileza. Todo o movimento deve fluir respeitando as características de cada praticante/dançarino com um sincronismo de peso, braços cinturas e outras diferenças. Com as mãos e os olhos, cada um vai dando e recebendo amor.

Os corpos agora, mediante a uma oscilação rítmica, começam a dialogar não só com as mãos e os olhos, mas de forma mais total, plena, sempre mantendo o equilíbrio e fluindo com as músicas.

Fique consciente.

Faça tudo lentamente.

Dance até que as pernas se toquem, depois as costas, as coxas, as faces e as mãos, que, trançadas umas nas outras, permitem um desequilíbrio mútuo que logo vira equilíbrio. Isso é a dinâmica da vida. É a dança da vida.

Dê ênfase aos quadris soltos e flexione-os fazendo movimentos rotativos, em forma de oito ou deslizando. Permita que a aproximação seja plena. A emoção chave é se entregar. Vá se sentindo a cada instante mais livre. Deixe as inseguranças e incertezas do que fazer e assim permita que os movimentos nasçam... surjam... aconteçam pouco a pouco.

Aceite que cresça e nasçam situações de amor, beleza, intimidade, sensualidade, tudo o que viver, mas sempre de forma amorosa, lenta, delicada e consciente. Saia em absoluto do automático.

Sinta o parceiro, dê apoio com seu corpo e peça apoio, ondulando de forma contínua, deslizando um pelo outro, se tocando, se amando.

Enrosquem as mãos, pernas, corpos, deslizem-se em volta um do outro. É a fusão da dualidade na unidade.

Essa dança pode durar o tempo que desejar, mas seja criativo. O Tantra e suas práticas não são repetitivas, rotineiras, robóticas, chatas, sem imaginação, automáticas, constantes e inconscientes.

O requisito essencial da Meditação Tântrica é o estado de meditação – de calma, de controle suave, de presença tranquila. É o não perder a cabeça. Mas é também um usar a cabeça de modo muito sutil e habilidoso, não para lutar contra o ato, mas para levá-lo adiante sem que ele termine (na ejaculação).

O orgasmo natural, creio, tem enorme influência semântica em relação ao termo TERMINAR e seus cognatos, acabar, "chegar ao fim". O orgasmo é uma sensação complexa e praticamente nos compele a falar e a compreender o que seja o FIM de uma coisa. É tão diferente o estado antes, durante e depois do orgasmo (ejaculação), e essa experiência, na certa, marcou profundamente a sensação de fim.

Durante a Meditação Tântrica o esforço persistente de conter o ímpeto para o orgasmo vai aos poucos trazendo percepção de que nada termina, de que "a realidade é um acontecer global e contínuo" – como querem os iluminados.

José Ângelo Gaiarsa

O Tantra é criatividade, ousadia, originalidade, prazer, surpresa, carinho. E essas características fazem parte do seu Ser, do seu Self.

Seja carinhoso e relacione seu corpo com o do parceiro. Dançar juntos, acariciar, abraçar e sensualizar é terapêutico e libertário, são características tântricas. Dê e receba prazer.

Seja livre. Se entregue a uma Liberdade total, absoluta e prazerosa.

As pessoas quando buscam outras para amar, estão procurando verdadeira, profunda e genuinamente liberdade!

José Ângelo Gaiarsa

Perca a cabeça, isso mesmo, perca a cabeça na dança e seja corpo.

A dança e os toques saem do seu corpo, de sua sensibilidade. Deixe seus pensamentos fora da dança, assim, como velhos costumes, velhos movimentos, velhas rotinas. Seja liberto.

Continue a dança e vá se derretendo na parceria e nos toques: "saia de si mesmo". Renuncie o "Eu" e derretam-se amorosamente um no outro. Misturem-se, fiquem em pé, dançando, um só ser com quatro pernas...

Agora, beijem-se. Inicialmente com doçura, ternura, de forma suave e lenta, derretendo-se e unindo-se. Depois beijem-se de maneira provocante e sensual.

A dança continua. A dança dos Deuses. Shiva e Shakti.

Envolvam-se, explorem várias formas de se beijarem. Seja o beijo, corporalmente, enquanto se beijam como o caduceu de mercúrio – símbolo da medicina ou kundalini, a serpente enroscada na base da coluna. Entrelaçados um ao outro.

O amor é medicinal. Entrelacem-se um ao outro, desapareça, seja criança, jogue fora a seriedade, entregue-se, sinta-se vivo.

Insisto. O amor é medicinal.

Solte-se e faça movimentos alongados nessa dança divina.

Agora ambos iniciam um movimento harmônico, baixando o corpo, deixando uma das pernas ajoelhadas e outra apoiada. Nessa posição, continuem a dança com toques deliciosos. Deixem agora entrar um novo elemento na dança: a respiração.

Respiração consciente, suspirante, ambos envolvidos com o respirar plenamente. Respire profundamente e de forma lenta. A respiração rápida, alta e curta durante a dança ou no sexo é ansiosa, muitas vezes neurótica e pouco prazerosa. O Tantra ensina a respiração lenta, suave, profunda. Sinta a sensação de respirar assim. A respiração sem pressa lhe trará oxigênio, prana, vida. Com essa respiração não há ansiedade, mas, sim, relaxamento, paz e amor.

Acariciem-se e relaxem. Continuem a dançar, toquem-se, cheirem-se, amem-se. Perguntem-se nesse momento que tipo de prazer, de toque, de carícias seu parceiro pode lhe dar. Que tipo de *ananda* – felicidade extasiante – pode-se obter dessa união.

Se toquem com as costas, cabelos, braços, encostem as barrigas uma à outra. Deslizem-se um ao outro com todo o corpo e beijem-se, cheirem-se sinta seus sabores com a língua, suspirem e gemam, soprem suavemente.

Abaixem-se totalmente e deslizem para um colchonete ou tatame que deverá estar próximo ao local da dança.

Agora, deitados, entreguem-se à força da gravidade e excitem-se de forma mais plena, observando a respiração profunda, completa e lenta.

Permita que o *lingam* – bastão de luz (pênis) toque a *yoni* – espaço sagrado (vagina). Não deve haver ainda a penetração, só o roçar dessa região tão reprimida. Alterem as posições no chão, hora com Shiva (homem) por cima, hora Shakti (mulher). Use a imaginação, fiquem lado a lado dançando no chão, tocando-se, namorando como adolescentes no início da vida sexual.

Fiquem o tempo que desejar num crescente de amor.

Essa é a proposta do Tantra: prolongar as carícias. Carinhoterapia, como denominaram minhas amigas Adriana e Wania. Evitar o orgasmo e permanecer numa comunhão cósmica ou estado de graça. Os atos sexuais duradouros e a variação de contatos sexuais, sejam de pessoas, sejam de posições, geram saúde, longevidade e rejuvenescimento.

Fique assim, nesse contato sem fim. Dê ênfase novamente à respiração enquanto se tocam, mas agora permita que a mesma se torne audível.

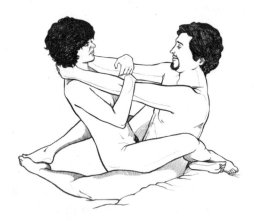

Observe. Fique consciente.

Excitem-se mais e mais e brinquem como gatos. Imaginem-se e movimentem-se como um felino, mas ao mesmo tempo de forma suave e carinhosa. Toquem-se, cheirem-se, lambam-se e façam tudo mais o que gatos fazem quando estão enamorando-se. Rolem, brinquem. Neste momento iniciem a masturbação mútua.

Toquem a região sacra (sagrada) do parceiro como se toca o templo maior do Cosmos.

Brinquem. Utilize todo tipo prazeroso de toque dando o máximo de prazer e sensibilidade a essa região e próximo a ela. São tantas sensações possíveis de sentir aqui que só uma palavra pode definir: *ananda* – deliciosidade. Com cada pessoa diversa que fazemos esses toques sentimos prazeres diferentes. Cada ser e, principalmente, cada corpo, é um templo distinto, único, quando não é mumificado pela sociedade.

Toque, toque-se, toquem-se. Mas criem toques diferentes, prazerosos e amorosos. Não se repita. Toque o clitóris da Shakti de toda forma amável. Vá descobrindo as maneiras mais prazerosas. Aqui está o interruptor de prazer. Explore-o com gigantesca sensibilidade.

Cultive a carícia em toda Shakti e, nesse momento, principalmente em seu clitóris. Deixa-a confortável e a toque...

José Ângelo Gaiarsa descreve o clitóris:

> É o botãozinho mágico que a transfigura, que faz gemer como se estivesse machucando, suspirar como se estivesse morrendo, ou fechar os olhos como se estivesse sonhando... de felicidade.

Se entregue e observe.

Explorem toda a sensibilidade da área sacra.·

Shakti toca o *lingam* (pênis) e Shiva toca a *yoni* (vagina).

Explorem também toda a região ao redor, próximas dos órgãos sexuais. Fiquem atentos às reações e sensações do parceiro. Fiquem absolutamente conscientes.

Sintam-se libertos e livres para criar e sentir prazer. Liberdade. Ser livre, exercitar sua liberdade é *ananda*, é bem-aventurança. Nosso ser é livre. Toda criança nasce com o corpo livre.

Ambos continuam a explorar toda a riquíssima sensibilidade do corpo de seus parceiros. Explorem o sexo como uma criança explora o mundo.

Sintam-se como uma criança. Viva, receptiva, atenta, plena na brincadeira. Brilhando de felicidade.

> ... Os adultos raramente brilham de felicidade.
>
> *José Ângelo Gaiarsa*

Fiquem conscientes de tudo.

Mantenham por muito tempo esse estado pré-orgástico enquanto dançam com amor e vocês começarão a sentir uma crescente de tesão.

264 | Tantra – Maithuna Sexo Tântrico

Tesão é libido, é kundalini. Roberto Freire já apontava que "sem tesão, não há solução". Note também algo mais místico, mais universal... um estado de amor misturado com presença, uma sensação de que tudo é possível. Um estado meditativo, calmo, sereno e que deve ser prolongado.

Aqui há a penetração...

A união do *lingam* com a *yoni*. O *Yin* e o *Yang* se transformam no *Tao* – a totalidade de que essa união seja lenta, consciente e plena. Aqui o ser humano, ao contrário dos animais onde o macho cobre a fêmea por trás, tem disponíveis centenas de posições sexuais a serem exploradas. Explorem. Lembrem-se dos templos tântricos e hindus decorados de forma extraordinária e linda, com imagens, estátuas e pinturas eróticas.

Introduza o *lingam* na *yoni* da mulher ou a *yoni* no *lingam*. Derretam-se um no outro.

Desejando, ria, dance, chore, grite e derreta-se. Permita-se expressar seus sentimentos.

O ato sexual sagrado deve tirar-nos as máscaras, os tabus, a persona social. Essa é a hora de ser verdadeiro. Total.

Faça movimentos pélvicos de vai e vem de forma lenta ou rápida, altere o ritmo dos movimentos para que a penetração seja total ou parcial.

É visível que os parceiros aqui estão vibrando, cheios de energia, vivos. Seja doce. Doçura é derretimento.

Continue suspendendo o orgasmo. E observe em si o estado de graça. O aumento da energia kundalini, da energia sexual que se torna consciência.

Entregue-se, flua junto. Use todo seu corpo. Todo ele.

Nos rituais que dirigi com Gaiarsa, a mulher – Shakti, a Deusa –, ficava a maior parte do tempo sobre Shiva, e pude notar várias convulsões corporais. Prazer que pareciam sair da alma do casal. Choques de prazer.

Lembrem de que essa é uma dança amorosa, sensual e sexual. Uma dança sagrada, assim, continuem com movimentos de dança. Dancem e fluam. Fiquem atentos aos movimentos, à dança, à penetração. Sejam íntimos. Derretimento e doçura.

Insisto que em todo ato sexual ou dança sagrada a atenção, a respiração plena, deve estar presente. Respirar profundamente permite maior duração do ato de amor. Respiração rápida apressa o orgasmo e ele não é pleno.

O orgasmo, quando adiado por algum tempo nesse ato de amor sagrado, quando prolongado o carinho e o ato de fazer amor, as sensações vão se alterando, vão ficando mais intensas, e a "loucura" divina acontece. O orgasmo idealizado pelo Mestre Reich – pleno, total, curativo, antineurose e medicinal – ocorre.

Após um ato sexual amoroso prolongado, o orgasmo é explosivo, convulsivo, contém explosões de prazer, um deleite extasiástico (para fora e para dentro).

O Shiva aprecia perceber que Shakti sente prazer e vice-versa.

Se um parceiro deseja um orgasmo superficial deve tê-lo com a respiração curta e rápida. É o orgasmo "normal". Ser normal aqui é ter a neurose chamada normose: inconsciente, seguir a massa, comum, sem criatividade, superficial.

O orgasmo com a respiração lenta, profunda, consciente é pleno, profundo, duradouro e saudável. Quem o tem alonga/estira o corpo como gato se alongando. Esse alongamento/estiramento orgástico é altamente pulsante e desfaz as couraças musculares que são tensões crônicas corporais. No orgasmo, permita que seu corpo exploda. E movimente-se como desejar. Expresse seu prazer... Sem repressão.

Em toda dança sagrada faça tudo o que tiver vontade de fazer. Expresse tudo o que tem vontade de expressar.

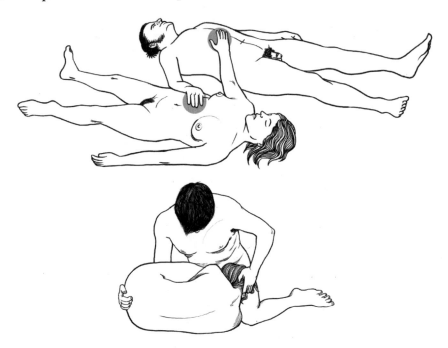

Quando o movimento se torna extasiante, então é uma dança. Quando o movimento é tão absoluto a ponto de não haver ego, então é uma dança.

E você deveria saber que a dança veio ao mundo como uma técnica de meditação. No começo, a dança não era só para dançar, mas para atingir um êxtase em que o dançarino se dissolvia e sobrava apenas a dança – nenhum ego, ninguém manipulando, o corpo fluindo espontaneamente.

Não é preciso encontrar nenhuma outra meditação. Se o dançarino se dissolver, a própria dança se tornará uma meditação. O X da questão é como se dissolver. É irrelevante como você faz isso, ou onde. Apenas se dissolva. Chega um ponto em que o ego não está e, ainda assim, as coisas continuam... como se você estivesse possuído.

A dança é uma das coisas mais belas que pode acontecer a uma pessoa. Portanto, não considere a meditação como algo separado. A meditação é necessária como algo separado apenas para as pessoas que não têm uma energia criativa muito profunda, que não têm uma direção para deixar sua energia tão profundamente envolvida a ponto de poderem se dissolver.

Osho

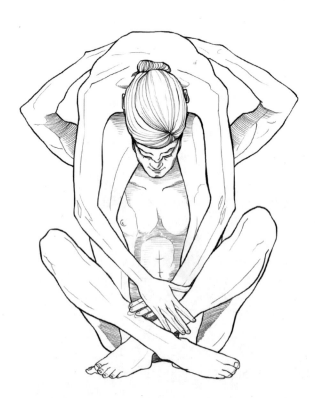

Dança de Shiva – Porta para a Iluminação

Meditação nada tem a ver com seriedades, ela é divertimento.
É por isso que eu insisto mais na dança e no canto.

Osho

Dentro da prática (*sadhana*) tântrica, a dança é de supra importância, é um dos primeiros passos para a consciência corporal despertar da energia vital a consciência do prazer de se ter um corpo, um corpo iluminado ou o corpo de Buda, como apontam os budistas. É fácil observar o carisma, vitalidade e energia dos dançarinos. Observa-se, que pessoas com mais de 50 anos (meia vida), que não fazem práticas corporais (não é ginástica) e meditação, não têm "brilho próprio". Não tem carisma e energia.

A dança tântrica é a dança do sagrado. Os movimentos são lindos, soltos e celebrativos, e não os agressivos e desarmônicos encontrados em danceterias e baladas. É o momento que o ego e a mente se aquietam e manifesta-se o ser, o iluminado.

Encontra-se registros de danças sagradas em várias religiões do passado. Os índios já a utilizam em vários rituais, todos celebrativos, e é esse o convite maior das danças sagradas: a celebração da vida, o alimento, o amor, a fertilidade, e também quando a dor, as perdas e as doenças vêm nos visitar. Dance.

Conta-se que em povos tântricos na Índia, no momento em que uma mulher iria "dar à luz" várias outras dançavam próximas a ela.

Dançando juntos - Osho

Você pode organizar um pequeno grupo de amigos para dançarem juntos. Isso será melhor, ajudará mais. O ser humano é tão fraco, que sozinho é difícil continuar com alguma coisa. Por isso as escolas são necessárias. Dessa maneira, se um dia você não estiver disposto à prática, e outras pessoas estiverem, a energia delas o motivará. Outro dia pode ser que alguém não estará disposto, mas você sim; então a sua energia prevalecerá.

Sozinho, o ser humano é muito fraco e apático. Num dia você pratica, mas em outro se sente cansado e tem outras coisas para fazer. As meditações trazem resultados somente quando forem praticadas de maneira persistente. Então, ela penetra em você.

É como se você estivesse cavando um buraco na terra. Num dia cava num lugar, noutro dia cava em outro. Assim você poderá cavar por toda a vida, mas o poço nunca ficará pronto. Você precisa cavar continuamente no mesmo lugar.

Portanto, comprometa-se: no mesmo horário todos os dias. E se for possível no mesmo lugar, ótimo; no mesmo quarto, na mesma atmosfera, queimando o mesmo incenso... Assim, o corpo aos poucos aprende e a mente pega o jeito. No momento em que você entrar no quarto, estará pronto para dançar. O quarto está impregnado, o tempo está impregnado.

Benefícios da Dança Tântrica

- Catarse de energias e emoções negativas.
- Relaxamento e aquietamento mental.
- Movimenta-se (eleva-se) a energia kundalini por todos chakras.
- Prepara-se para o ato sexual.
- Equilibra-se os hemisférios cerebrais.
- Entra-se em forma. Tonifica-se o corpo.
- A movimentação de energia deixa o praticante sedutor, carismático e energizado.
- Atua de forma positiva no medo, na depressão e na timidez.
- Permite flexibilidade corporal e mental.
- É uma expressão corporal de nossos sentimentos.
- Trabalha-se bioenergeticamente o assoalho pélvico (região sexual) ou *múládhára chakra*.

A dança é um meio de ligação entre o coração de uma pessoa e a natureza, com os cinco elementos, sendo possível sentir a abundância da Terra no contato com os pés, a fluidez e a profundidade da Água, o entusiasmo e a criatividade do Fogo, a liberdade do Ar, e o silêncio e a leveza do Éter.

Danças Sagradas Tântricas

Nataraj

É a técnica mais simples em execução e uma das mais poderosas em seus benefícios de felicidade, celebração, saúde e meditação.

Simplesmente dance até que seu ego se dilua na eternidade do momento. Dance com seu ID, com seu animal. Seja como uma gota que dilui-se no oceano. Simplesmente dance. Escolha músicas que toquem seu coração e escute a alma da música, sinta a música e dance. Dance de forma completa, entregue-se.

Quando eu fazia a meditação *Nataraj*, na Índia, ele insistia para dançar, mas como uma criança solta e celebrativa ou como uma forma de oração. Mestre Zaratustra discursava que não acreditava num Deus que não sabia dançar. Concordo com o Mestre.

> Dance como se você estivesse em profundo amor com o Universo, como se você estivesse dançando com seu amado.
>
> *Osho*

Dança de Brahma

Brahma é o Deus hindu, sua mitologia é a da criação do Universo. É o Deus único antes da manifestação do Universo e de sua divisão em Brahma, Vishnu e Shiva.

Nessa dança, busca-se a unidade. Os parceiros de mãos coladas, olhos fechados e respiração tranquila e rítmica, sentam-se de pernas cruzadas um de frente para o outro e dançam com as mãos: primeiro inicie os movimentos com ênfase nos dedos, depois em todas as mãos, em seguida permita que o movimento tome conta dos braços. Torne-se um com sua parceira.

Dance como se estivesse junto aos deuses. Deixe que os deuses sejam seu amante.

Você também pode variar a dança de Brahma em pé, mas ainda dando ênfase às mãos e aos braços.

Brahma é o Deus criativo do Universo, e nessa dança, os movimentos são principalmente delicados e com um delicioso vai e vem.

A respiração é realizada inspirando-se pelo nariz e expirando-se pela boca.

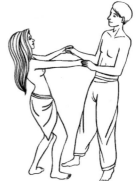

A Dança de Brahma

Dança Polarizada

Essa técnica lembra as danças lentas realizadas na década de 1970, com os parceiros dançando bem próximos, os rostos colados e olhando-se no fundo dos olhos.

Dê ênfase à respiração. Respirem juntos de forma consciente.

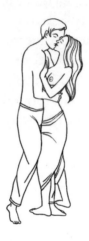

Dança de Shiva e Shakti

Os parceiros dançam de costas um com o outro, polarizando energias. Atenção para não se debruçar sobre a parceira. Dança rítmica, suave, lenta.

Utilize sons de tambores e de percussão. São sons mágicos e poderosos que nos remetem às origens do Tantra e à sua egrégora milenar da arte, o êxtase.

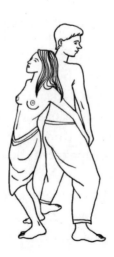

Dança de Devi

Ambos dançam de frente em movimentos redondos, sensuais e soltos, com carícias mútuas por todo o corpo. Use poucas roupas (nudez sagrada), facilitando as carícias, e um óleo sensual.

Pode-se variar a intenção dos toques e da dança, colocando mais ênfase no amor ou nas carícias sexuais. As músicas sensuais do grupo Enigma são indicadas.

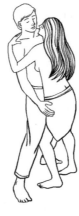

Dança da ação e da não ação

Enquanto um parceiro dança, o outro massageia com deslizamentos das mãos e com o próprio corpo. Seja muito criativo.

Após um dos parceiros receber a carícia, inverte-se os movimentos.

Além da massagem com as mãos, pode-se beijar, usar os braços e as pernas, tocar com a cintura, o que sua intuição e sua criatividade apontar. Os praticantes tântricos são conhecidos por sua sensibilidade e criatividade.

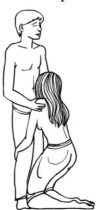

Dança sentados – Shiva e Shakti celebram

Sentados frente a frente com as pernas cruzadas, ou em *Zanzem,* sentando-se sobre as pernas (para quem é flexível), coloquem uma música e deixem o corpo balançar alguns minutos. Após, abram os olhos e fitem-se; dancem com o olhar.

Shavasana – Finalização

Ao final das práticas, deitem-se em posição fetal, olhos fechados, de mãos dadas e em silêncio. Deliciem-se.

Dicas para as técnicas

1. Se desejar, ao final de qualquer prática, sente-se em silêncio com as pernas cruzadas por alguns minutos, sentindo o corpo e mentalizando os mantras *Om Sri Gam* e *Om Sri Klim,* ou observe seus pensamentos sem se envolver com os mesmos.

2. Durante as danças, respire profundamente, solte seu corpo, inclusive com movimentos que são originais do seu ser, e seja criativo. Os praticantes adiantados podem visualizar kundalini subindo pela coluna.

Capítulo 17

Massagem Tântrica (Prana Pratista)

Quando o corpo perece, a força vital esvai-se
E a luz da verdade não pode alcançar-se.
Eu aprendi a arte de preservar meu corpo e,
deste modo, também a força vital que habita nele.
Antes, preservava meu corpo.
Porém, mais tarde, descobri que a divindade morava em
seu interior e comprovei que o corpo é o templo do Senhor.
Portanto, comecei a preservá-lo com o maior cuidado.

Yogue Tirumular de Tâmil Nadu

A terapêutica e a massoterapia tântrica objetiva por meio de toques físicos, astrais, sutis, yogaterapia aplicada e naturopatia tântrica, a união entre dois seres: o paciente e o terapeuta.

O toque não é só físico e se deve buscar o *Purusha* (a alma) que habita o corpo vivo, cheios de canais de um rio (nadis), energia (kundalini) e o alto da montanha – o *Purusha*.

Essa técnica de massoterapia é conhecida numa pequena comunidade tântrica como *Prana Pratista Kara Nyasa Kosha Pratiahara*, que significa insuflar energia nos corpos através das mãos. O Tantra, como filosofia prática, libertária e sensorial, tem em sua massagem toques globais e carinhosos em todo o corpo.

O templo *Shiva Sharita* (corpo de luz) deve ser tocado como um todo, principalmente as partes "mais íntimas", a fim de liberá-las e porque, *a priori*, são as que dão maior prazer. O Tantra é uma filosofia de autoconhecimento por meio do prazer. Lembre-se sempre disso.

Sobre o prazer de se ter um corpo, o *Vishvasara Tantra* ensina:

> Não há nascimento como o humano. *Devas* e anjos o desejam. Para a alma, o corpo humano é o mais difícil de conseguir. Por isso, diz-se que o nascimento humano se alcança com grande dificuldade. (...) Afirma-se nos *shastras* que, dos 8.400.000 nascimentos da alma, o humano é o mais frutífero. A alma não pode adquirir o conhecimento da verdade em nenhum outro nascimento. O nascimento humano é a pedra fundamental do caminho da libertação. Por isso, é raro e cheio de mérito quem chega a ele.

Ao praticar essa sequência sugira a sua paciente a nudez total. Isso é tântrico. Utilize preferencialmente óleo de almíscar, patchouli, sândalo ou tulasi.

Prática – Massagem tântrica

Olhe as figuras atentamente. A descrição introdutória da massoterapia tântrica é somente uma formação da mesma, que permite sua prática.

Inicie a massagem tântrica apoiando uma mão no sacro e a outra no pescoço, tocando delicadamente o templo sagrado. Neste momento, perceba sua respiração e a do(a) parceiro(a). Entre em sintonia, esse toque traz a sensação de segurança e de aconchego. Perceba as sensações do tato em cada parte do corpo. Ao massagear, seja criativo.

Mentalize os mantras *Om Sri Gam* e *Om Sri Klim*, várias vezes, a fim de aquietar a mente e estimular energias de saúde, prosperidade e alegria (atributos dos mantras).

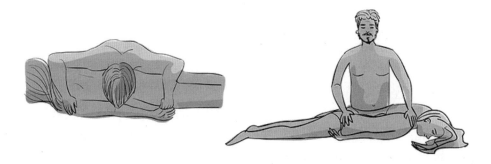

Deslize suavemente as mãos, descendo das costas até os pés. Não é necessário aqui a aplicação de óleo, o toque é sutil com a intenção de provocar ondas de arrepio e limpar miasmas astrais e energéticos. Desenhe o número 8 com as mãos (∞) nas costas – que é um símbolo do infinito do cosmos, carimbado energeticamente no corpo do paciente.

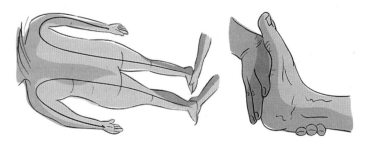

Dê ao deslizamento uma pressão um pouco maior e faça o movimento mais devagar, atuando assim, nos chakras menores das pernas.

Aplique óleo nas mãos, friccionando-as para aquecer e energizar. Faça um deslizamento, subindo pela perna, passando pelo tronco e descendo pelo braço até a mão.

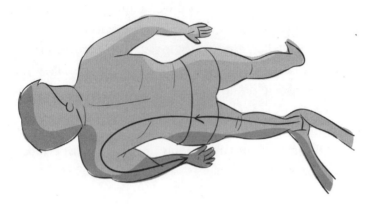

Repita do outro lado exatamente da mesma forma. Aqui há uma circulação de energia e estímulos das nadis (meridianos energéticos). Repita várias vezes os movimentos em ambos os lados. Permita que suas mãos bailem, dancem no corpo do(a) parceiro(a).

Posicione-se acima da cabeça. Deslize as mãos paralelas, inteiramente apoiadas nas costas dos ombros aos quadris, repita o movimento de cima para baixo. Esse movimento relaxa os músculos que sustentam a coluna, ativa kundalini estimulando o saborear de ter-se um corpo.

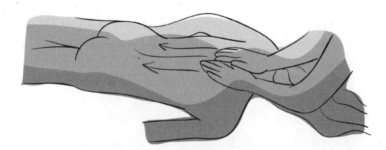

Com os polegares, que representam a energia do Éter, apoiados nas laterais da coluna (sede do kundalini) desça fazendo movimentos circulares, sempre de cima para baixo, no fluxo da iluminação. Esse movimento libera ou derrete a energia estagnada nas costas, ativa chakras e nadis, e estimula uma coluna saudável e flexível. É sempre motivo de júbilo receber uma massagem.

Massagem Tântrica (Prana Pratista) | 277

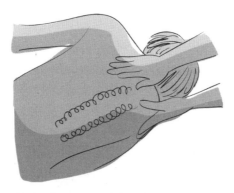

Posicione-se ao lado do ser amado, alternando as mãos, deslize-as na lateral do tronco, puxando a energia em direção à coluna e depois volte ao tronco. Repita do outro lado, da mesma forma, trocando a sua posição. Esse movimento faz circular a energia dos rins (coragem) e do coração (amor).

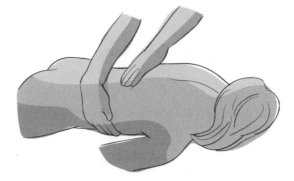

Sente-se de frente aos pés do(a) parceiro(a). Apoie as duas mãos e deslize empurrando a energia para cima. Esse movimento relaxa as pernas, auxilia o fluxo sanguíneo e estimula segurança em todos os níveis.

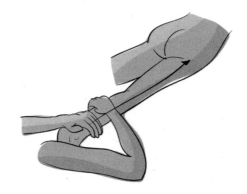

A região dos glúteos deve ser muito bem solta e trabalhada, pois a energia sexual (kundalini, libido, orgone) depende da região pélvica solta e sem couraças (estude Reich e seus estudos couraças). Faça movimentos circulares no glúteo de dentro para fora e de fora para dentro, liberando toda a tensão nos músculos e estimulando o prazer. Lembre-se sempre de mentalizar os mantras *Om Sri Klim* e *Om Sri Gram*.

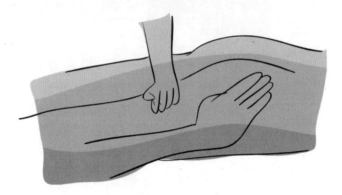

Com uma mão na parte interna e a outra na parte externa deslize várias vezes do pé até os glúteos. Repita tudo na outra perna.

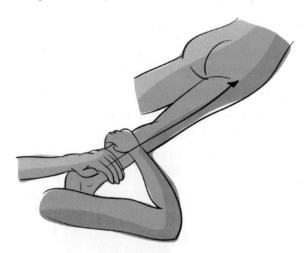

Com as mãos na lateral do tronco deslize uma para cima e a outra para baixo, como se quisesse abrir o espaço entre as costelas e os quadris. Esse movimento relaxa a região lombar, auxilia no processo digestivo e de eliminação de detritos físicos e emocionais. Faça seus movimentos de forma absolutamente prazerosa.

Massagem Tântrica (Prana Pratista) | 279

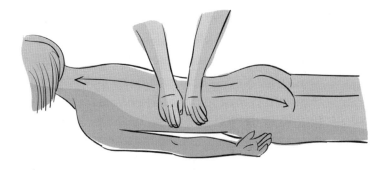

Solte delicadamente, e com consciência de seu peso, o seu corpo sobre o do paciente, exercendo uma leve pressão com seu tronco. Esse movimento une as energias e as polaridades masculinas (Shiva) e femininas (Shakti), criando uma sensação de inteireza e conforto a ambos.

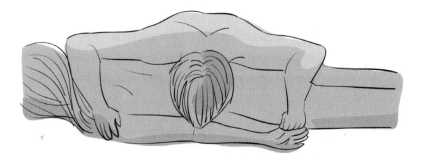

Traga as mãos, em movimentos suaves, deslizando dos pés, subindo pelas costas até as mãos, encerrando a parte das costas e virando delicadamente (com calma) o ser amado de frente.

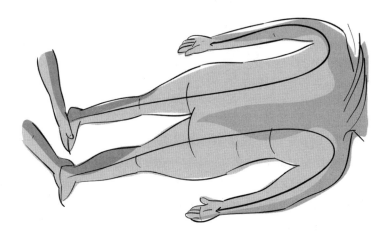

Fique ao lado do corpo do parceiro, envolvendo seu braço com uma mão e com a outra segurando o punho. Faça deslizamentos em direção aos ombros, descendo na direção da mão. Esse movimento relaxa os braços, fazendo circular a energia (nadis) e diminuindo a ansiedade. Quando as mãos se tocam, é transmitida uma sensação de segurança, de "conte comigo".

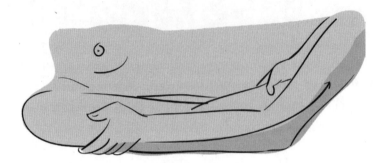

Apoie a mão da paciente no seu tronco e prenda-a com seu braço. Deslize as mãos nos dois sentidos pelo braço. Observe, é importante que os braços de seu paciente estejam relaxados. Repita a mesma sequência do outro lado.

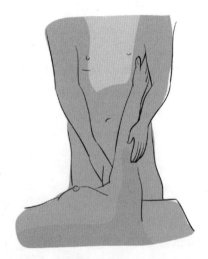

Toque com firmeza os pés, aterrando o paciente na mãe terra (Shakti Pritivi), os pés equilibrados nos dão segurança e determinação. Permite "os pés no chão".

Esses movimento e toques trabalham vários canais de energia e áreas de reflexos (estude um mapa de reflexologia dos pés). Segure firme no tendão enquanto desliza a mão na sola do pé. Essa área faz parte da reflexologia de todo o corpo, que representa, no Tantra, o *Linga Sharita* – O Corpo de Luz.

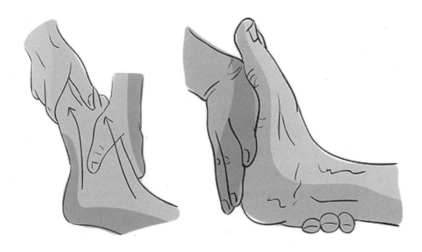

Com as mãos "desenhe" círculos no sentido horário em todo abdômen (chakras básicos). Aqui estão pontos muito importantes, a região do *Hara*, ou o centro do corpo. Em contato físico e emocional aqui se processam muitas emoções e sentimentos. É importante que você incentive a paciente a respirar profundamente pela barriga, para que não haja bloqueios na mesma.

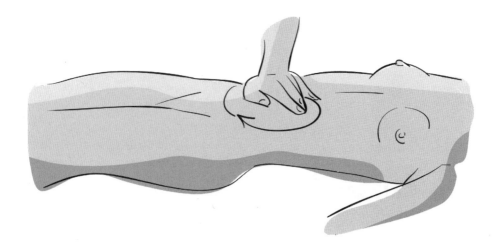

Com a paciente de frente, fique do seu lado direito. No seio direto, com o mamilo entre os dedos polegar e indicador, exerça leve pressão fazendo rotações no sentido horário. Esse movimento pode liberar sensações de prazer e eliminar mágoas do pretérito. Massageie também o centro do peito.

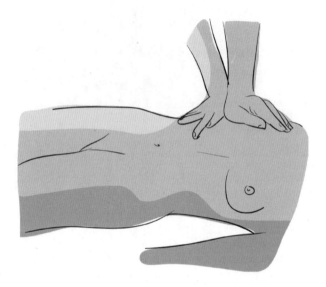

Toque os seios (monte sagrado *meru*, morada de Babaji, o mestre Interno) e, delicadamente, como se toca o lótus, toque os mamilos entre os dedos polegares e indicadores de ambas as mãos, fazendo movimentos suaves e sutis de deslizar em ambos os sentidos.

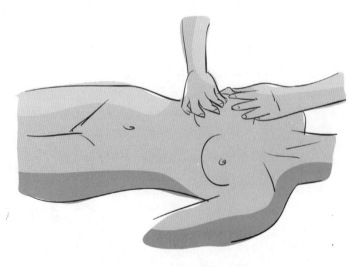

Fique ao lado do parceiro, apoie a mão no *lingam* (pênis) e aplique o óleo sobre a sua mão (a intenção não é estimular a relação sexual).

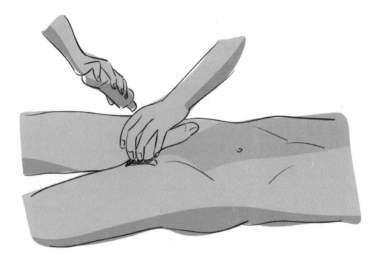

No Tantra, a genitália é sagrada (sacro) e deve ser massageada normalmente sem nenhum preconceito. Lembre-se de que a filosofia tântrica nada tem em comum com a falida sociedade moderna patriarcal. Portanto, toque o corpo como um todo sem conceitos retrógrados e antinaturais.

Alternando as mãos, faça movimentos para cima, puxando a energia da base para todo o *lingam*. Consulte Shiva se ele sente ou não prazer na região do ânus.

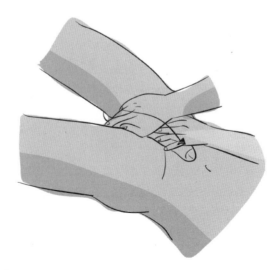

Fique ao lado da paciente, apoiando a mão na *yoni* (vagina) e aplicando óleo ou lubrificante sobre as mãos, faça movimentos ascendentes alternados.

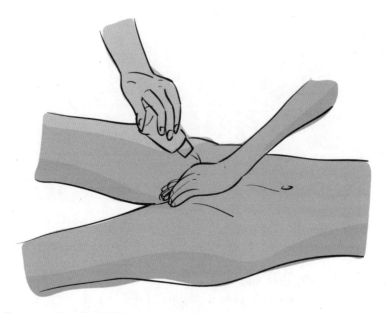

Afaste os grandes lábios e massageie o clitóris com movimentos suaves de cima para baixo e em círculos ao redor do mesmo.

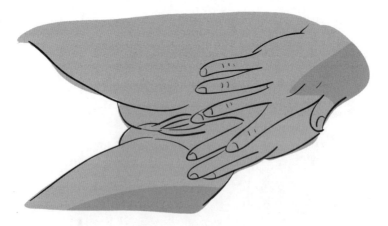

Massageie ao mesmo tempo o abdômen, deslizando para baixo e a *yoni* de cima para baixo. Esse movimento conecta todo o corpo, espalhando a sensação de prazer para cada parte.

Massagem Tântrica (Prana Pratista) | 285

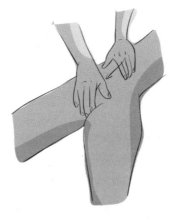

Apoie a mão esquerda na cabeça, e a direita na *yoni* ou *lingam*. Isso traz a energia para o alto da cabeça e polariza todo o corpo, nadis, chakras e kundalini.

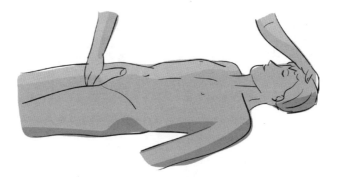

Termine com uma polarização colocando a mão direita na base da *yoni*, e a esquerda na cabeça. É importante que o casal troque a massagem.

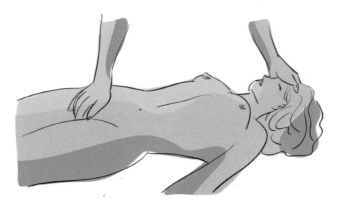

Se desejar ser um mestre em massagem indiana, tântrica e ayurvédica (método Kussum e tradicional), estude com Diana Prem Zeenat na Humaniversidade Holística (www.espacoholistico.com.br).

O tantrismo ensina que existem sete portas para o templo, que é seu corpo. No maithuna ou massagem tântrica, todos esses corpos, que são os portais de entrada da morada do self, essência e consciência, são estimulados.

Segundo Motoyama (1993), existem sete chakras, localizados em regiões específicas, tendo cada qual a sua função que deve ser tocada na massagem.

- *Múládhára*: região do cóccix – controla o sistema gênito-urinário.
- *Svadhishthana*: abaixo do umbigo (3 a 5 cm) – controla o sistema gênito-urinário.
- *Manipura*: ao redor do umbigo – o prana penetra em todo o corpo físico através da região esférica que circunda esse chakra.
- *Anáhata*: fica próximo à intersecção da linha mediana com a linha que liga os dois mamilos (chakra do coração) – controla o coração.
- *Vishuddhi*: na garganta – controla os órgãos respiratórios.
- *Ajña*: entre as sobrancelhas (terceira visão) – controla as funções secretoras da glândula pituitária e as atividades intelectuais.
- *Sahásrara*: no alto da cabeça – controle total de todos os aspectos do corpo e da mente.

O psicoterapeuta e pesquisador humanista americano Dychtwald, também considerou a influência da Yoga Kundalini na relação corpo/mente. Seu interesse por essa prática se deu pela similaridade a algumas abordagens ocidentais, como "a bioenergética, a energética reichiana, o rolfing e a quiropática" Dychtwald menciona que:

> [...] cada um desses chakras não só corresponde a uma região específica do corpo físico, como também se relaciona a uma categoria particular ou qualidade peculiar do comportamento e do desenvolvimento humanos. Além disso, parece existir uma progressão implícita nas localizações descritivas destes chakras, a qual sugere um caminho a ser percorrido pelo indivíduo em seu trajeto até a saúde comportamental ótima e até o entendimento completo de suas potencialidades humanas.

As Shaktis dos cinco corpos (Koshas)

O Tantra desenvolve e trabalha com os cinco revestimentos da alma (o que anima o corpo) personificada (*Jivatma*). Cada um desses corpos conhecidos como transitórios ou mutáveis tem sua própria Shakti divina.

Apesar de cinco corpos ou Koshas serem considerados ilusórios, eles devem ser cuidados e preservados dentro do possível.

- *Anna maya kosha*: corpo ilusório feito de alimento.
- *Prana maya kosha*: corpo ilusório feito de prana ou energia vital.
- *Mano maya kosha*: corpo ilusório feito de pensamentos.
- *Vijnãna maya kosha*: corpo ilusório feito de conhecimento.
- *Ananda maya kosha*: corpo ilusório feito de felicidade ou bem-aventurança.

1. ANNA MAYA KOSHA "corpo ilusório de alimento" – *Anna Shakti*, o poder do alimento e do que nos nutre, é o corpo físico que digere o alimento através do fogo digestivo. A Shakti aqui se relaciona com a matéria física, o mundo físico e a divindade de *Agni* ou Fogo.

2. PRANA MAYA KOSHA "envoltório da respiração e energia do prana" – *Prana Shakti*, poder da respiração e energia vital, a força dos órgãos motores e bons instintos. Ela se relaciona com o campo de energia sutil entre o físico e o astral e a divindade de *Vayu* ou Vento.

3. MANO MAYA KOSHA "corpo ilusório de mente/pensamento" – *Samkalpa Shakti*, força de vontade, determinação, imaginação e a boa expressão mental. Ela se relaciona com o mundo sutil ou astral e a divindade de Soma ou Lua.

4. BUDDHI MAYA KOSHA "envoltório da inteligência superior" – Buddhi Shakti, o poder da cognição inteligente, a capacidade de raciocinar, discernir, discriminar e determinar o que é eterno, real, autêntico e verdadeiro (*Satya Buddhi*). Ele tem relação com os reinos sem forma da meditação mais elevada e com a divindade de Surya ou o Sol.

5. ANANDA MAYA KOSHA, "corpo ilusório da bem-aventurança" – *Ananda Shakti*, poder do amor e da felicidade e de absorver a essência da beleza e do deleite. Ele tem relação com os reinos mais elevados da criação cósmica, o reino causal e a divindade de *Akasha* ou espaço.

O *Hatha Yoga* é abençoado ao lhe ensinar a cuidar de todos os corpos com seriedade.

As Carícias e o Iluminado

Chega de viver entre o medo e a raiva! Se não aprendermos a viver de outro modo, poderemos acabar com a nossa espécie.

É preciso começar a trocar carícias, a proporcionar prazer, a fazer com o outro todas as coisas boas que a gente tem vontade de fazer e não faz porque "não fica bem" mostrar bons sentimentos! No nosso mundo negociante e competitivo, mostrar amor é um mau negócio. O outro vai se aproveitar, explorar, cobrar... Chega de negociar com sentimentos e sensações. Negócio é de coisas e de dinheiro e pronto!

O pesquisador B. Skinner mostrou por A mais B que só são estáveis os condicionamentos recompensados; aqueles baseado na dor precisam ser reforçados sempre, senão desaparecem. Vamos nos reforçar positivamente. É o jeito – é o único jeito – de começarmos um novo tipo de convívio social, uma nova estrutura, um mundo melhor.

Freud ajudou a atrapalhar mais ainda, mostrando o quanto nós escondemos de ruim; mas é fácil ver que nós também escondemos tudo que é bom em nós: a ternura, o encantamento, o agrado em ver, em acariciar, em cooperar, a gentileza, a alegria, o romantismo, a poesia e, sobretudo, o brincar com o outro. Tudo tem que ser sério, respeitável, comedido, fúnebre, chato, restritivo, contido...

Há mais pontos sensíveis em nosso corpo do que as estrelas num céu invernal.

"Desejo", do latim *de-sid-erio*, provém da raiz *SID*, da língua ZENDA, significando *estrela*, como se vê em sideral, relativo às estrelas.

Seguir o desejo é seguir a estrela – estar orientado, saber para onde vai, conhecer a direção...

"Gente é para brilhar", diz mestre Caetano.

Gente é, demonstravelmente, a maior maravilha, o maior playground e a mais complexa máquina neuromecânica do Universo conhecido. Diz o Psicanalista que todos nós sofremos de mania de grandeza, de onipotência. A mim parece que sofremos de mania de pequenez. Qual o homem que se assume em toda a sua grandeza natural? "Quem sou eu primo..." Em vez de admirar, nós invejamos – por não termos coragem de fazer o que a nossa estrela determina.

O MEDO – eis o inimigo.

O medo, principalmente do outro, que observa atentamente tudo o que fazemos – sempre pronto a criticar, condenar, pôr restrições – porque fazemos diferente dele.

Só por isso. Nossa diferença diz para ele que sua mesmice não é necessária. Que ele também pode tentar ser livre – seguindo sua estrela. Que sua prisão não tem paredes de pedra, nem correntes de ferro. Como a de Branca de Neve, sua prisão é de cristal – invisível. Só existe na sua cabeça. Mas sua cabeça contém – é preciso que se diga – todos os outros que, de dentro dele, o observam, criticam, comentam – às vezes até elogiam!

Por que vivemos fazendo isso uns com os outros – vigiando-nos e obrigando-nos – todos contra todos – a ficar bonzinhos dentro das regrinhas do bem-comportado – pequenos, pequenos. Sofremos de megalomania, porque no palco social nos obrigamos a ser, todos, anões. Ai de quem se sobressai, fazendo de repente o que lhe deu na cabeça. Fogueira para ele! Ou você pensa que a fogueira só existiu na Idade Média?

Nós nos obrigamos a ser – todos – pequenos, insignificantes, inaparentes, "normais" – normopatas diz melhor; oligopatas, apesar do grego, define melhor ainda. Oligotímicos – sentimentos pequenos – é o ideal...

Quem é o iluminado? No seu tempo, é sempre um louco delirante que faz tudo diferente de todos. Ele sofre, principalmente, de um alto senso de dignidade humana – o que o torna insuportável para todos os próximos, que são indignos.

Ele sofre, depois, de uma completa cegueira em relação à "realidade" (convencional), que ele não respeita nem um pouco. Ama desbragadamente – o sem vergonha. Comporta-se como se as pessoas merecessem confiança, como se todos fossem bons, como se toda criatura fosse amável, linda, admirável.

Assim ele vai deixando um rastro de luz por onde quer que passe.

Porque se encanta, porque se apaixona, porque abraça com calor e com amor, porque sorri e é feliz.

Como pode, esse louco? Como pode estar – e viver! – sempre tão fora da realidade – que é sombria, ameaçadora; como ignorar que os outros – sempre os outros – são desconfiados, desonestos, mesquinhos, exploradores, prepotentes, fingidos, traiçoeiros, hipócritas...

Ah! Os outros... (Fossem todos como eu, tão bem-comportados, tão educados, tão finos de sentimentos...) O que não se compreende é como há tanta maldade num mundo feito somente de gente que se considera tão boa. Deveras, não se compreende.

Menos ainda se compreende que de tantas famílias perfeitas – a família de cada um é sempre ótima – acabe acontecendo um mundo tão infernalmente péssimo.

Ah! Os outros... Se eles não fossem tão maus – como seria bom...

Proponho um tema para meditação profunda; é a lição mais fundamental de toda a Psicologia Dinâmica:

Só sabemos fazer o que foi feito conosco.

Só conseguimos tratar bem os demais, se fomos bem tratados.

Só sabemos nos tratar bem se fomos bem tratados.

Se só fomos ignorados, só sabemos ignorar.

Se só fomos odiados, só sabemos odiar.

Se fomos maltratados, só sabemos maltratar.

Não há como fugir dessa engrenagem de aço: ninguém é feliz sozinho.

Ou o mundo melhora para todos ou ele acaba.

Amar o próximo não é mais idealismo "místico" de alguns.

Ou aprendemos a nos acariciar ou liquidaremos com a nossa espécie.

Ou aprendemos a nos tratar bem – nos acariciar – ou nos destruiremos.

Carícias – a própria palavra é bonita.

Carícias... Olhar de encantamento descobrindo a divindade do outro – meu espelho!

Carícias... Envolvência (quem não se envolve não se desenvolve...), ondulações, admiração, felicidade, alegria em nós – eu e os outros.

Energia poderosa na ação comum, na cooperação. Na comunhão. Na comoção.

Só a União faz a força – sinto muito, mas as verdades banais de todos os tempos são verdadeiras – e seria bom se a gente tentasse FAZER o que essas verdades nos sugerem, em vez de críticos e céticos e pessimistas, encolhermos os ombros e deixarmos que a espécie continue, cega, caminhando em velocidade uniformemente acelerada para o Buraco Negro da aniquilação.

Nunca se pôde dizer como hoje: ou nos salvamos – todos juntos – ou nos danamos – todos juntos.

José Ângelo Gaiarsa
(O maior terapeuta que este planeta produziu)

Capítulo 18

Os Ritos do Tantra Tibetano (Yoga Tântrico)

Em busca de energia, saúde, vitalidade, carisma e outros valores tântricos, muitos buscadores têm recorrido a uma prática curta de 20 minutos, mas abençoada em resultados.

Dizem os mestres do budismo tântrico, que todos os seres buscam uma vida mais feliz com saúde e longevidade. Uma técnica que nos auxilia nessa busca vem do Tibete, do século passado (1938) e fez muito sucesso: São os "Oito ritos tibetanos". Eles se tornaram um modismo para muitos, um livro com o mesmo nome fez enorme sucesso, mas a prática, infelizmente, foi abandonada. Convido você a praticá-lo e a perceber, com experiência pessoal, seus benefícios.

Os ritos tibetanos formaram um conjunto de exercícios físicos e psicológicos com concentração, praticado nos altos Himalaias.

Seus movimentos estimulam os chakras e a todo o sistema glandular com contração e alongamento. A prática é simples, mas eficaz. Não necessita muito tempo e em poucos dias já se notam benefícios físicos e energéticos.

Se possível faça no início três repetições de cada movimento do rito, e vá aumentando a cada semana até chegar a 21 repetições de cada movimento. Todo movimento se inicia com inspiração e contração das nádegas e, após o ápice do movimento, vá soltando o ar, voltando à posição inicial. Todos os exercícios devem ser feitos com muita concentração e consciência corporal. A dor é sinal de desconforto, de que algum movimento está errado ou é necessário maior moderação.

Os ritos aqui expostos são cinco exercícios leves e rápidos, que podem ser feitos por praticamente qualquer pessoa (a não ser aqueles com grave enfermidade ou limitações), bastando vontade e concentração. Eles têm como objetivo harmonizar os sete centros de energia do nosso corpo, chamados também de chakras, localizados nas sete glândulas, que são: as reprodutoras ou gônadas; os pâncreas, as suprarrenais, o timo, a pineal ou epífise e a pituitária ou hipófise.

A Prática

- 1º RITO: requer concentração. Fique de pé, ereto, abra os braços para os lados na altura dos ombros e gire 21 vezes no sentido horário da esquerda para direita, de olhos abertos. Concentre-se. Respire profundamente. A cabeça deve ficar voltada para frente até terminar o giro de 360°, como fazem os bailarinos. Esse movimento acelera a velocidade dos centros de energia. No início pode dar um pouco de tontura; então, descanse com respiração leve.

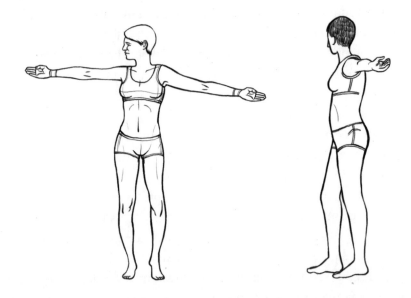

- 2º RITO: deite-se de costas e mantenha os braços estendidos ao longo do corpo, com as palmas das mãos abertas viradas para baixo e os dedos unidos. Erga a cabeça até encostar o queixo no peito e eleve a 90° as pernas, com os joelhos retos, até ficarem na vertical. Faça respirações naturais. Depois, desça a cabeça e as pernas estendidas, até voltar à posição inicial. Relaxe e repita a técnica 21 vezes.

Os Ritos do Tantra Tibetano (Yoga Tântrico) | 293

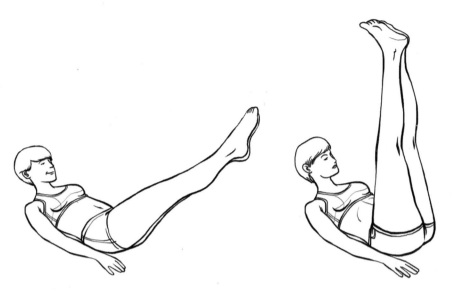

- 3º RITO: é realizado ficando de joelhos no chão (use almofadas), com o corpo ereto e os braços estendidos e com as palmas das mãos firmes junto à lateral das coxas. Incline a cabeça até encostar o queixo no peito. Depois, leve a cabeça e todo o corpo para trás, mantendo-se ereto e firmando as mãos na parte posterior das coxas. Volte a posição inicial, respire profundamente e repita o movimento.

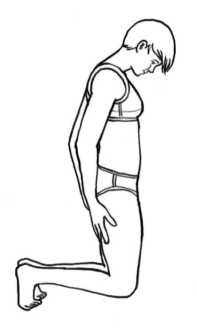 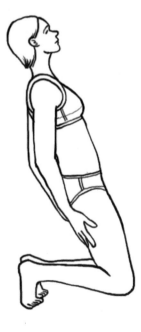

- 4º rito: com as pernas estendidas, sente-se com os pés separados cerca de quarenta centímetros, o corpo reto e as mãos no chão na altura do quadril, voltadas para frente. Incline a cabeça até o queixo tocar no peito. Depois, inspirando, leve a cabeça para trás e, ao mesmo tempo, erga o corpo, dobrando os joelhos, os pés totalmente no chão, os braços estendidos. A posição final é parecida com uma mesa, o tronco e as coxas paralelas ao chão; as pernas e os braços retos como as pernas de uma mesa. Tencione todo o corpo e volte lentamente à posição original, expirando.

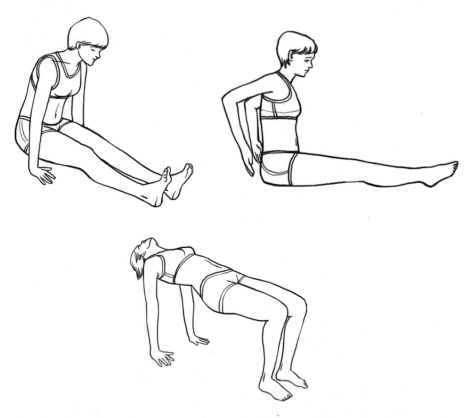

- 5º rito: deite-se de bruços e apoie as mãos no solo com os braços na largura dos ombros e olhe para cima, cotovelos flexionados e as palmas das mãos no chão, na altura do busto. Inspirando, contraindo os músculos dos glúteos e das pernas, erga o tronco, apoiando-se nas palmas das mãos e nos dedos dos pés. Mantendo pernas e braços esticados, eleve o quadril, inspirando profundamente tocando o queixo no peito. Mantenha o queixo no peito e os calcanhares no solo. Retorne expirando, arqueie o corpo até ficar um "v" invertido, tentando tocar o chão com o calcanhar. Volte à posição original devagar, expirando.

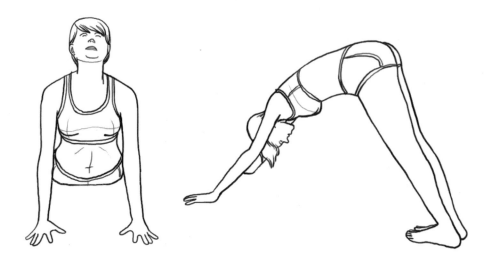

Só faça esses ritos se realmente desejar ser mais feliz, saudável e viver mais. Meditação ao final da prática – faça uma prática de mantra ou *dhyana*.

Conheça os benefícios de cada um dos ritos

- Os ritos são feitos 21 vezes no sentido horário e alinham os chakras, ajudam a aliviar as varizes, a osteoporose e as dores de cabeça, melhora a circulação, tonifica os braços, aumenta o fluxo de energia e revitaliza as células.
- Tem efeito sobre glândulas tireoides, rins, órgãos do aparelho digestivo e as partes sexuais, inclusive a próstata e o útero.
- Alivia a artrite, a menstruação irregular, os sintomas da menopausa, problemas digestivos, dor nas costas e no pescoço e congestão dos sinos nasais. Tonifica e fortalece o abdômen e o diafragma, aprofunda a respiração e reduz a tensão muscular lombar e no pescoço. Tem impacto positivo sobre o sistema imunológico, estimula a respiração mais profunda, a energia e a vitalidade, bem como todos os chakras.

Capítulo 19

Sadhaná de Tantra (prática) e magia tântrica mântrica

Antes de realizar essas práticas estude novamente até absorver muito do conhecimento dos capítulos anteriores sobre os dias auspiciosos para prática, os locais sagrados, preparação do ambiente, atitude interior, número de repetições dos mantras, os principais *pranayamas* e as regras da prática mântrica. Somente após dominá-las, siga em frente para sua prática.

Início

Preparação:

Utilize os elementos no ambiente: Fogo (vela), Terra (cristal), Água (em um copo) e Ar (incenso).

1. ASANÁS (postura sentada): escolha uma posição que seja firme e confortável, na qual você consiga manter a coluna alinhada, sentado sobre os ossos do quadril, ou se for um praticante de Yoga, em *Sidhásana*, *Sukhásána* ou *Padmásana*, todas com a intenção de respirar plena e profundamente, alinhar seus chakras e estimular a kundalini. A prática do *mantra yoga* depende da respiração, de sentir sua vibração desde o abdômen até a cabeça.

2. MUDRÁS (gestos reflexiológicos com as mãos): pouse as mãos em *pronan mudrá*, (*ãnjali mudrá*) ou algum outro mudrá tântrico de sua escolha.

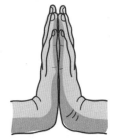
Pronan mudrá (ãnjali mudrá)

3. Pranayama (respiração): respire de forma fluida, tranquila e profunda, fazendo o ar percorrer todo seu tronco expandindo para os lados, para trás, para frente, para cima e para baixo, fazendo-se sentir a abertura nas costas, no abdômen, nas costelas e no peito. O ar entra e sai com suavidade sem provocar ruído.

   A respiração deve ser como uma onda, um vai e vem constante de movimentos de inspiração e expiração. Ao respirar dessa forma, você estará exercitando a respiração completa. (Sugiro o *ujjayi pranayama*) Aqui acrescente os *pranayamas* do capítulo com o mesmo nome. Você tem ali diversas práticas e deverá iniciar com as mais básicas, progredindo até poder utilizar os *pranayamas* adiantados, dos chakras e de estímulo de kundalini.

4. Prática de mantras tântricos: entoe mantras para uma divindade tântrica, de preferência Shiva, Shakti ou Ganesha, fazendo assim um exercício de *Bhakti*, de devoção. Os sons abaixo que sugiro como exemplo são poderosos e limpam, purificam as nadis, trazem serenidade à mente, pacificam o coração, as emoções, abrem a visão, conduzem à meditação e pode levá-lo ao *samadhi* através do êxtase divino pelo amor ao seu *Ishta devata* (divindade preferida).

Primeira parte

Kirtan – Mantras cantados

Om Ganesha, Om Ganesha, Om Ganesha, Om...
Shivaya namah Om... Shivaya namah Om...
Shivaya namah Om... Namah shivaya.
Shiva, Shiva, Shiva, Shiva
Shivaya namah Om
Hara, hara, hara, hara
Namah Shivaya Om Namah Shivaya
Om Shiva, preman Shakti
Om Shiva, preman Shakti

Aqui você pode utilizar mantras de *Krishna Das* num aparelho de som e cantar. Em todos esses mantras coloque, se desejar, melodias, palmas, ritmos e alegria.

Segunda parte

Bija mantra (som semente) para concentração e ativação energética dos chakras. Entoe todos os mantras de 8 ou 108 vezes.

Concentre-se no Múládhára Chakra: mantra Lam
Concentre-se no Swádhistkána Chakra: mantra Vam
Concentre-se no Manipura Chakra: mantra Ram
Concentre-se no Anáhata Chakra: mantra Yam
Concentre-se no Vishnudha Chakra: mantra Ram
Concentre-se no Ajña Chakra: mantra Om
Concentre-se no Sahásrara Chakra: mantra Sham

Utilize agora, de 8 ou 108 vezes, um dos mantras de poder abaixo (escolha somente um):

Om Sri Gam; Om Sri Klim; Om Sri Srim; Om Klim Krom

Aqueles nesse ponto que conhecem o *Yoni Lingam mudrá* passe as mãos para o mesmo. Aquele que não conhece esse mudrá permaneça em seu mudrá escolhido anteriormente.

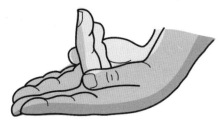

Yoni Lingam Mudrá

Mantra de Shiva (escolha um som curto ou o longo):

Om Namah Shivaya
Jaya Guru, Shiva Guru, Hare Guru Ram
Jagat Guru, Param Guru, Sat Guru Shyam
Om Ady Guru, Advaita Guru, Ananda Guru Om
Chid Guru, Chid Gana Guru, Chid Maya Guru Om

Terceira parte

Dhyana – Meditação

Aquiete-se e simplesmente observe seus pensamentos.

O método de *Sakshi Bhav* é a abordagem da testemunha. A pessoa observa o jogo da vida como se assistisse a um filme, mas, novamente, não se identifica com ele. Sejam quais forem as situações que o aspirante experimente, sua reação é "eu não estou envolvido nisto; apenas observo enquanto acontece". Este método traz introspecção e consciência das ondas mentais. A mente não quer se observada, e logo diminuirá suas atividades, mas ela não desiste sem lutar. De muitas maneiras a mente vai enganar e persuadir a pessoa a parar de observá-la. Ela é uma força tão poderosa que é capaz de levar a atenção para onde quer que vá, a não ser que seja praticada extrema vigilância. Muitas e muitas vezes a mente desviará a atenção de seu foco. Devemos observar isso com paciência e, então, firmemente retornar ao estado de testemunha, tomando cuidado para não brigar com a mente, mas apenas guiá-la suavemente. Com a repetição de *Om sakshi aham* (Sou testemunha de todas as minhas ações) e dissociação contínua dessas ações, o ego individual eventualmente desaparece.

Swami Vishnu Devanada

Desejando, nesse ponto, use um mantra do *Krishna Das*, ou uma música celebrativa, ou o mantra *Gayatri*, e dance ou termine sua prática em gratidão.

Magia Tântrica

O mestre tântrico David Frawley ensina uma prática de magia tântrica por meio da mentalização de objetivos de vida (metas pessoais), e uma prática mântrica de 40 dias ininterruptos, chamada de abordagem tântrica dos 40 dias.

A prática não funciona a todas as pessoas. Isso irá depender de seus merecimentos, mas, de toda forma, ela cria uma energia positiva.

Arrisque realizá-la. Utilize seu mantra pessoal iniciado ou mantras curtos com poucas sílabas como *Om Sri Gam, Om Sri Glam, Om Sri Klim*.

Abaixo um resumo das instruções de Frawley:

Escreva numa tira de papel o que você está tentando realizar. Dobre o papel e coloque-o num lugar especial pelo tempo que durar a sua disciplina. Ao longo dos quarenta dias seguintes, repita o seu mantra durante sessões de dez a trinta minutos, duas vezes por dia, de preferência de manhã e à noite. Se você puder, utilize o mesmo local para a sua prática de mantra ao longo de toda a sua disciplina. Em qualquer ocasião, durante esses quarenta dias, você pode apanhar a sua tira de papel para ajudá-lo a se concentrar no seu objetivo, e em seguida colocá-la de volta no seu lugar. Quando o período de quarenta dias estiver completo, acenda uma vela e queime o papel, sentindo que você está oferecendo a ideia que está contida ali ao seu próprio eu divino e a Deus. Agora, espere pelos resultados, embora você possa já estar percebendo mudanças nas circunstâncias que constituem o assunto da sua disciplina.

Se o seu karma relacionado com o assunto da sua disciplina é particularmente incômodo, pode ser necessário repetir mais de uma vez essa prática.

Um homem, a quem eu chamarei de Jack, estava determinado a melhorar o seu negócio. Ele empreendeu intensamente uma disciplina de Lakshmi, mas não colheu nenhum resultado perceptível ao completá-la. Sem se deixar desencorajar, ele completou uma segunda disciplina, mas também obteve pouco resultado.

Ainda buscando o seu objetivo, ele realizou uma terceira disciplina com um mantra de Lakshmi, e as comportas se abriram. Mais tarde, ele me contou que em algum nível ele sabia desde o começo que estava trabalhando através do karma na área de suas finanças. Jack é um exemplo magnífico do espírito e da perseverança necessários para a abordagem de qualquer disciplina. Ele tinha fé no método, bem como fé em si mesmo, era diligente, dedicado e não desistia. Em apenas 120 dias, ele completou a tarefa de lidar com o seu karma relacionado às finanças e mudou a sua vida.

David Frawley

Capítulo 20

Yantra – A Geometria Sagrada

Segundo a filosofia tântrica, as muitas formas do Universo não têm somente a sua figura característica perceptível pelo olho, mas também toda uma "cosmografia" específica. Ou seja, todas as coisas animadas ou inanimadas – levam dentro de si um "registro" fiel da sua gênese. Além disso, nesse registro está contida também a história do cosmos como um todo. Isso acontece porque até mesmo as menores partículas do cosmos refletem a sua estrutura total. Nesse sentido, pode-se dizer que toda forma perceptível é um Yantra.

George Feuerstein

O termo Sânscrito Y*antra* significa instrumento de contemplação, meditação e concentração. Nas sílabas desta palavra temos *Yan* que significa "apoio", "alavanca", "essência de um objeto", enquanto a sílaba *Tra* é "libertação" ou "construção". Assim, podemos interpretar Yantra como "ferramenta que alavanca a consciência e oferece liberdade".

Yantra significa "apoio" e "instrumento". No Tantra são conhecidos como desenhos geométricos que atuam como ferramentas eficientes para a contemplação, a concentração e a meditação.

O Yantra fornece um ponto focal, que é uma ponta auspiciosa para o absoluto. Quando a mente está concentrada em um objeto único (Yantra), a vibração mental se aquieta. Nas fases mais avançadas da concentração é possível alcançar a união com o Universo (a gota se vê como o oceano) por meio da visualização geométrica de um Yantra.

É uma representação microcósmica do macrocosmo. Em sua maioria são imagens focadas em divindades específicas, que estabelecem sintonias com centros de força criativa do Universo.

Os desenhos geralmente são projetados de modo que o olho é levado para o centro. Muitas vezes são simétricos. Podem ser feitos em papel, madeira, metal ou terra, podem até mesmo ser tridimensionais.

O Yantra mais conhecido, poderoso e utilizado no Tantra é o *Sri Yantra*. É um símbolo de todo o cosmos, que serve para lembrar o praticante que não há diferença entre sujeito e objeto.

Como funcionam os Yantras?

Quando os praticantes de Tantra e Yoga se concentram num yantra, sua mente é automaticamente "sintonizada" por ressonância à energia específica do símbolo sagrado. O processo de ressonância é então mantido e ampliado. O yantra atua como um "sintonizador", um mecanismo, ou uma porta. A energia sutil não vem do yantra em si, mas do macrocosmo, da totalidade.

A ideia é que cada forma emita uma frequência específica, um padrão de energia. Símbolos como a estrela de Davi, a estrela de cinco pontas (pentágono), a cruz cristã ou as pirâmides também podem constituir um yantra. Certos poderes são atribuídos às várias formas.

Basicamente, yantras são chaves secretas para o estabelecimento de ressonância com as energias benéficas do macrocosmo. Muitas vezes os yantras podem nos colocar em contato com energias e entidades extremamente elevadas, sendo de inestimável ajuda no caminho espiritual.

- Yantra é a geometria do cosmos. O corpo, a representação do divino e de suas manifestações.
- É um elemento geométrico carregado de poder espiritual que, em sua maioria, contêm quadrados, círculos e triângulos.
- Os mais conhecidos estão associados a divindades do amálgama tântrico.
- Quando se medita nesse símbolo, adquire-se seus atributos.

Um exemplo: quando se contempla o Ganesha ou *Ganapati Yantra*, consegue-se lidar melhor com a remoção de obstáculos.

Yantras são pouco conhecidos no Ocidente

Os yantras não são difundidos no mundo ocidental. Muitos os consideram apenas como belas imagens, e alguns artistas tendem a criar "yantras" com sua própria imaginação, sem nenhum conhecimento dos seus segredos alquímicos. Mas não é assim que funciona. Cada sentimento, humor, emoção ou qualidade é associado a uma forma de energia. Essa forma inequívoca determina o desenho. Yantras tradicionais foram canalizados pela clarividência e pela sabedoria dos mestres da antiguidade, e não criados com manifestação artística. É preciso ser um mestre espiritual, um guru tântrico, para ser capaz de canalizar um yantra.

Yantras, Mandalas e o Tantra

"Na abstração tântrica, os yantras e as mandalas exemplificam relações dinâmicas concretizadas na ordem rítmica elaborada fora da multiplicidade de formas primitivas. Um yantra é concebido e desenhado fora da multiplicidade de formas primitivas. Como ressalta Heinrich Zimmer: "um yantra é concebido e desenhado como um suporte para meditação, e serve como uma representação de algumas personificações ou aspectos do divino, um modelo para a veneração de uma divindade no interior do coração, depois da parafernália da devoção exterior (ídolos, perfumes, oferendas, fórmulas recitadas, etc.), ter sido descartada pelo iniciado adiantado, uma espécie de escala para a evolução gradual de uma vidência enquanto associando visão ao ego com seu conteúdo variante, o que quer dizer, com a divindade em todas as suas fases de transformação. Nesse caso, o yantra contém elementos dinâmicos."

Podemos dizer então que yantra é um instrumento designado para conter as forças psíquicas, concentrando-as numa configuração padrão e, de tal forma, que essa matriz seja reproduzida pelo poder de visualização do praticante. É uma máquina para estimular visualização interior, meditações, e experienciação prática.

Como o yantra é constituído passo a passo, o desenho começa a transmitir uma experiência vivida. Yantra é uma configuração geométrica pura, sem uma configuração iconográfica. Alguns yantras são constituídos totalmente antes da meditação e são imagens do cosmos, enquanto outros são constituídos em estágios durante todo o processo de meditação. O primeiro tipo proporciona ao adepto um modelo imediato para identificação, enquanto na segunda sua concentração progride gradualmente.

Há várias espécies de yantra, representando deuses como: Shiva, Vishnu, Krishna, Ganesha, Shakti, Kali. Cada uma das divindades tem seu yantra, o som (mantra) equivalentes dos deuses, estão representados simbolicamente por sílabas de origem sânscrita, inscritas nos espaços dentro da matriz. A divindade tem duplo aspecto, um sutil refinado, representado pelo mantra, e outro grosseiro, representado por uma imagem (yantra). A sílaba mântrica simboliza a essência da divindade. Outros yantras não representam deuses, mas são emblemas de um padrão de energia do cosmo e são adorados com diversos propósitos, principalmente para aquisição de esclarecimento espiritual. As formas elementares predominantes que constituem os yantras são o ponto, a linha, o círculo, o triângulo, o quadrado e símbolos de lótus; todas essas formas são justapostas, combinadas, intersectadas e repetidas de várias maneiras para produzir o objetivo desejado."

George Feuerstein

O Contorno Yântrico:

Cada yantra é delimitado, a partir do exterior, por uma linha, ou um grupo de linhas, que fazem o seu perímetro. Essas linhas marginais têm a função de manter, conter e evitar a perda das forças mágicas representadas pela estrutura central do yantra, normalmente o ponto central. As linhas também tem a função de aumentar a sua força mágica e sutil.

O núcleo do yantra é composto por formas geométricas simples: pontos, linhas, triângulos, quadrados, círculos e flores de lótus que representam de formas diferentes as energias sutis.

O ponto central é chamado de *bindu*. É o ponto máximo de energia. Geralmente é cercado por diferentes formas, como um triângulo, um hexágono, um círculo, etc. Essas formas dependem da característica da divindade ou do aspecto representado pelo yantra. É simbolicamente considerado Shiva, a fonte de toda a criação.

Na magia hindu encontramos os que atuam como amuletos de amor, proteção, cura, *púja-yantras* (símbolos de adoração) e *raksha-yantras* (símbolos de poder).

O Yantra-Yoga é uma forma de "adoração interna" (*antar-púja*), geralmente dirigida à Deusa. Depois de a Deusa ser invocada por meio dos mantras, ou sons de Poder, deve ser convidada a entrar e ser adequadamente instalada no yantra, que é o seu corpo. Uma vez que o yantra visualizado internamente não é outra coisa senão o próprio corpo-mente do praticante, a instalação da Deusa no yantra significa que ele ou ela agora é uma coisa só.

É então que começa a tarefa ainda mais difícil de dissolver progressivamente o yantra dos elementos externos em direção aos internos. Como o yantra é identificado ao próprio complexo psicossomático do praticante, essa dissolução implica a dissolução do seu mundo interno. Quando a consciência se reduz à unidade do hindu, ocorre uma mudança radical. O yogin ou yogini se identifica com a realidade última, superconsciente, onipresente e eterna. Assim, o yantra é somente um instrumento para reduzir aos poucos as complexidades da mente até que se recupere a simplicidade da Realidade, do Si mesmo transcendente. Essa recuperação é a iluminação.

George Feuerstein

É comum no ocidente a confusão generalizada entre um yantra e uma mandala. Mandala é, também, um instrumento de meditação, mas contém normalmente imagens humanas, natureza, animais, budas, símbolos míticos. O yantra é representado somente por figuras geométricas.

Como meditar com Yantras

O yantra deve ser despertado pela concentração mental e pela meditação. O processo de ressonância acontece, e as energias benéficas macrocósmicas se manifestarão no microcosmo do praticante.

O ideal é que seja pendurado de frente para o Norte ou para o Leste. Seu centro deve estar no nível dos olhos.

Sente-se em postura firme, ereta e agradável.

Respire pelo nariz e pela boca, lentamente, sem forçar, deixe que o fluxo de ar aconteça normalmente.

Olhe para o centro do yantra, tente piscar o mínimo possível. Não repare nos detalhes particulares do desenho, apenas mantenha o foco no centro e observe o yantra inteiro de uma vez.

Esse exercício deve durar pelo menos 15 minutos, todos os dias. A experiência será indescritível. Depois de pelo menos sete dias de meditação no yantra você será capaz de evocá-lo com os olhos fechados.

Não persiga um objetivo específico ao fazer meditação yantra, simplesmente deixe fluir gradualmente, orientado pelas energias sublimes do macrocosmo.

Fonte de pesquisa: http://www.espiritualismo.hostmach.com br/mantras.htm

Ekagrátá: Visualização de Yantras ou Símbolos

Os tântricos sempre tiveram na concentração um dos principais elementos para o aquietamento da mente.

Ekagrátá é a visualização concentrada em um ponto somente. Esse ponto pode ser uma flor, parte do corpo, um chakra, um ponto desenhado na parede ou algo que lhe agrade. Uma técnica meditativa que pratiquei durante muitos anos era a visualização na chama de uma vela. Também obtive profunda concentração quando visualizava meus próprios olhos em um espelho na penumbra. Essa é uma técnica utilizada nas escolas de mistério e iniciação como a Rosa-Cruz, por exemplo.

O Ekagrátá aquieta a mente, e é fundamental sua prática antes das meditações adiantadas dentro dos Yogas Tântricos.

O iluminado Sri Nisargadatta define o que é, para que serve a mente quieta:

> Quando a mente está quieta, podemos nos perceber como puros observadores. Nós nos afastamos da experiência e do experimentador, e nos mantemos à parte, no estado de pura consciência, a qual está entre e além dos dois.

A prática do Ekagrátá atua ainda em:

1. Mudar padrões de comportamento criados pela mente (*Samskára*). Reconhecer quem você é sem os condicionamentos e imposições sociais.

2. Transmutar elementos negativos do inconsciente (pessoal e/ou coletivo). No Tantra são chamados de *vasanás* ou sulcos inconscientes. Eles são extremamente limitantes aos que buscam o *chittavritti nirôdhah* que é a sensação dos turbilhões da mente.

3. Profunda concentração, saúde mental, aumento da memória.

Yantras tântricos

1. O *Shakti Yantra* é um poderosíssimo instrumento feminino da tradição tântrica. Atua oferecendo força material, equilíbrio financeiro, saúde e vitalidade. São 64 triângulos com a ponta para baixo (invertidos) representando 64 Shaktis ou *yonis*.
   Também representam 64 *Devis* ou manifestações do feminino ou das Deusas. Hoje, no Planeta, são estimulados os valores masculinos e a

absoluta falta dos valores femininos como cooperação, carinho ternura, compaixão e amor ao próximo. A meditação nesse símbolo de poder estimula também essas energias femininas.

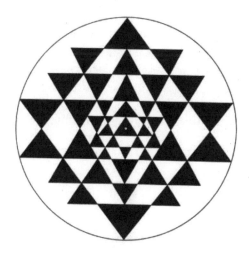

2. O *Sri Yantra* representa o cosmos, a energia suprema que se origina da união dos princípios masculinos (triângulos para cima) e femininos (triângulos invertidos). O centro do yantra representa o *bindu* – o ponto único que a tudo criou, o Deus uno, o big bang, as ciências materialistas, a essência – aqui cada triângulo tem uma divindade.

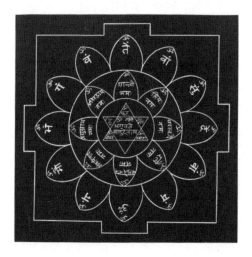

3. *Yantra dos cinco elementos.* Na ordem ascendente temos os símbolos da Terra, Água, Fogo, Ar e Éter cósmico.

É comum no Tantra a visualização ascendente desses símbolos em torno do corpo para o estímulo dos temperamentos psicológicos e cósmicos.

Terra é o temperamento das sensações, segurança e assertividade. □
Água são os sentimentos, as emoções e a sensibilidade. ☽
Fogo atua nas ações, garra, luta e atitudes. △
Ar é o racional, os pensamentos e a lógica. ○
Éter é o espírito, atma, o *Purusha* eterno – a alma.

Ter os temperamentos estimulados confere maturidade e uma vida plena, autentica e original.

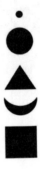

4. *Yantra cit-kunda* com a yoni, o trono da bem-aventurança, no centro. As quatro pontas do quadrado representam os quatro aspectos psíquicos do Eu: o Eu puro (*atman*), o Eu interior (*antaratman*), o Eu consciente (*jananatman*), o Eu supremo (*para matman*).

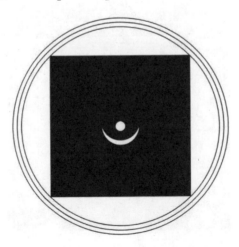

5. *Smar Hara* é um yantra conhecido como o "removedor dos desejos". O círculo é kundalini latente, que quando desperta, elevando-se pela coluna, traz a iluminação ou o fim das buscas pelo Si Mesmo. Os cinco triângulos masculinos e femininos correspondem aos cinco invólucros psíquicos, as ilusões e os desejos que encobrem o self – o *Purusha* cósmico.

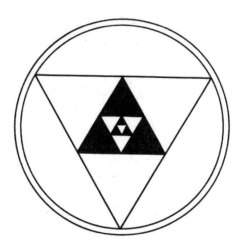

6. *Pranga-chit* é um yantra do elemento Fogo. Seus triângulos devem ser coloridos alternadamente em amarelo e vermelho. É um símbolo de magia védico e tântrico que permite poder e supremacia. Pode ser utilizado em ambientes ou em contato com o campo áurico.

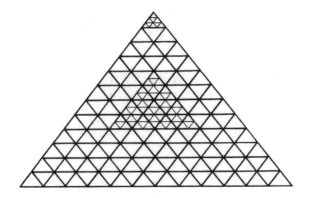

7. Essa é uma combinação de símbolos de imenso poder. Atua nas camadas mais íntimas da psique e deve ser utilizado em meditações somente por praticantes adiantados. Nunca inicie suas práticas com esses símbolos e, preferencialmente, tenha a orientação de um Guru.

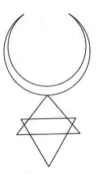

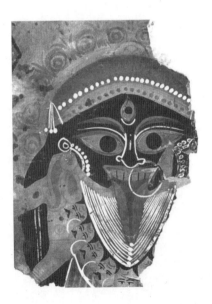

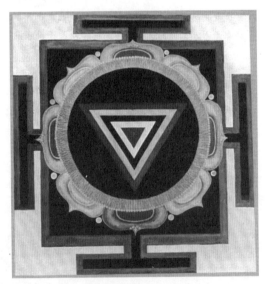

Capítulo 21

Ritual de Benção e Aproximação da Tradição Tântrica e Hindu

Esta técnica ritualística tem muita força e pode substituir temporariamente – quando não houver – um guru ou iniciador.

Observe atentamente as instruções abaixo para fazer a liturgia somente uma vez.

Diariamente, milhares de praticantes do Tantra e do hinduísmo no mundo todo trabalham com uma corrente de pensamentos que envolvem parte do Planeta. Essa prática é realizada durante 20 minutos por dia, durante milhares de anos, produzindo efeitos variados. É a egrégora oriental tântrica.

Em sua primeira prática, você estará realizando um ritual sagrado de contato com a egrégora. Nas vezes seguintes, poderá recolher-se todos os dias que desejar e estabelecer contato com a egrégora da seguinte maneira:

- Escolha o mantra de sua preferência. Exemplo: *Om Sri Klim* (que trabalha o afetivo e o *chakra anáhata*).
- Pontualmente às 20h50, recolha-se a um local tranquilo e sereno, onde não seja incomodado. Sente-se de frente para o Oriente. Utilize-se dos quatro elementos acendendo uma vela (Fogo), um incenso (Ar), colocando perto de você uma flor plantada num vaso ou uma pedra (Terra) e um copo de água (Água). Faça várias respirações profundas abdominais ou a respiração completa, caso domine essa técnica.
- Olhe fixamente para o símbolo do *Sri Yantra* a seguir, que será seu protetor astral e conector com a egrégora.

- Até às 21 horas, pontualmente, entoe em voz baixa o mantra *Om*, durante dez minutos como segue: *"Oooommmmmm... Ooooommmmm... Ooooommmmmmm..."*
- Durante esses dez minutos, enquanto utiliza o mantra *Om* com muita atenção, dirija seu pensamento às egrégoras de autossuficiência, compaixão, amor e consciência das escolas tântricas, enfocando saúde, amor, poder, prosperidade e plenitude (Iluminação). Visualize esse pensamento como uma luz azul-índigo que sai de sua testa em direção ao símbolo do *Sri Yantra* e o envolve. O *yantra*, por sua vez, filtra e remete essa vibração até as egrégoras.

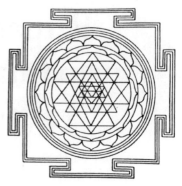

Sri Yantra

- Às 21 horas, interrompa a vocalização do mantra e comece a mentalizar que do símbolo do yantra parte um foco de luz azul-índigo, que toma conta de sua aura e penetra seu corpo físico, proporcionando-lhe tudo aquilo que você deseja e necessita. Do mesmo modo em que emitiu energia para as egrégoras, receberá a energia do que mentalizar, no período das 21 horas até as 21:10h.
- Às 21h10, feche a egrégora desse exercício místico, pronunciando as seguintes palavras:

  Que os mestres do Tantra e do hinduísmo me deem o prazer auspicioso da minha iniciação (e, em outras práticas, o que tiver mentalizado). *Que assim seja. Om Sri Klim* (pronuncia-se Om Xiri Klimmmm).

Repita o mantra *Om Sri Klim* no mínimo 108 vezes. Se preferir, utilize-se de outro mantra tântrico para fazer o ritual.

Agora você poderá utilizar o mantra *Om Sri Klim*.

O yogue que aspira à qualidade de yogue (*yogitva*), mas não foi iniciado, é semelhante a Shiva, que cerra o punho para o céu e bebe a água de uma miragem.

Kriyá – Samgraha – Panjikâ.

Obs.: esse ritual é uma benção tântrica e não substitui a iniciação com um mestre, um guru vivo.

Epílogo
A gota volta ao oceano

Em 2003, após praticar insistentemente artes marciais com ênfase no Kung-Fu, Iai-dô, Karatê-dô, Tai Chi, Yoga, além de esoterismo, xamanismo e, claro, Tantra, sentei-me com dois iluminados, Satyaprem e Monja Coen e, finalmente, encerrei minhas buscas.

Será que a prática do Tantra-maithuna foi uma etapa para o reconhecimento de quem sou? Do reconhecimento que no *Purusha* (no Si mesmo) todos os seres são Iluminados.

Buda sentou-se em silêncio até se iluminar e um discípulo questionou: "O que você praticou?" Ao que Buda respondeu: "Nada foi feito a não ser o observar que não pode ser chamado de 'fazer'." Será que não bastaria eu ter apenas me sentado em silêncio, como fez Buda? Seria preciso praticar tanto? Nunca saberei. E, como dizia o mestre Rinzai quando perguntado sobre o que fez para reconhecer sua iluminação: "Não há ninguém aqui que se importe com isso agora."

Até hoje pratico técnicas tântricas, não mais buscando experiências místicas, iluminação, ou seja lá o que for, pois nada mais precisa ser encontrado. Pratico pelo prazer de namorar, tocar e ser tocado, acariciar, amar, ter orgasmos tântricos ou não e para fazer minha Shakti feliz.

É uma outra visão do Tantra. Faça por prazer, não esperando que algo aconteça, não se apegando a experiências místicas.

O Buda Satyaprem ensina que: "Então só há um caminho: parar a caminhada e descobrir. Você já chegou lá, basta abrir os olhos."

Agora vou lhe dizer, se você tem um corpo, então divirta-se com ele. O corpo foi feito para sentir, sendo assim – sinta!

Osho sempre me disse: *Play the game* – jogue o jogo de estar nesse mundo e celebre. Não há prazer maior no plano físico que o orgasmo, assim, encerro este livro com o sexteto da Iluminação de *Adi Shankaracharya*. Se você não entender este texto, pouco posso fazer por ti. Se entender, não é necessário que ninguém faça nada por você.

Não sou mente nem razão; não sou ego nem memória;
Não sou audição, nem paladar, nem olfato, nem visão.
Não sou espaço nem terra; não sou fogo nem ar.
Minha natureza é consciência e plenitude. Sou Ser, sou Ser.

Não sou o que se conhece como prana nem os cinco alentos;
Nem os sete elementos do corpo físico, nem os cinco *kośas*.
Não sou fala, nem mãos ou pés; nem sexo nem eliminação.
Minha natureza é consciência e plenitude. Sou Ser, sou Ser.

Não tenho apego nem aversão; nem ambição, nem ilusão;
Orgulho e inveja não são meus; não tenho deveres,
Nem objetivos, nem desejos, nem busco a libertação.
Minha natureza é consciência e plenitude. Sou Ser, sou Ser.
Não sou virtude nem ação errônea; nem alegria nem sofrimento;
Nem mantras nem lugares sagrados; nem escrituras nem rituais;
Não sou prazer nem o que produz prazer, nem o desfrutador.
Minha natureza é consciência e plenitude. Sou Ser, sou Ser.

Não sou morte nem medo; não tenho classe social;
Nem pai, nem mãe, nem nascimento são meus;
Não tenho parentes nem amigos; nem mestre nem discípulos.
Minha natureza é consciência e plenitude. Sou Ser, sou Ser.

Sou livre de pensamentos. Sou livre de estrutura e de forma;
Estou conectado com os sentidos, pois permeio o existente.
Não sou apegado nem condicionado, nem (busco a) liberdade.
Minha natureza é consciência e plenitude. Sou Ser, sou Ser.

Cuide-se muito bem por toda a vida e aproveite o prazer que seu corpo saudável pode lhe oferecer.

Glossário

Aghori: escola secreta tântrica.

Aikido: arte marcial de origem japonesa conhecida como harmoniosa.

Ai-dô: pratica marcial japonesa que se utiliza espada, prática dos samurais.

Ajña: nome do chakra frontal (no centro da testa).

Anáhata: nome do chakra cardíaco.

Ananda: felicidade, bem-aventurança, benção divina.

Ananda mahasukha: êxtase, prazer.

Anga: partes, divisões.

Anima: aspecto ou forma.

Animus: aspecto ou forma.

Annasakti: não apego.

Ásana: posturas físicas executadas no yoga.

Atman: o si mesmo, o que é imortal.

Ayurvédica (ayurveda): medicina védica.

Bija: mantras semente que ativa os chakras.

Brahma: deus na mitologia hindu, é o criador.

Chakra: roda, centros energéticos.

Chandra: lua.

Chéla: aprendiz, discípulo.

Chi-kun: exercícios físicos e respiratórios chineses.

Dakshina Tantra: tantrismo da mão direita.

Dharma: caminho social, lei humana.

Ganesha: deus hindu da prosperidade.

Gupta vidyá: conhecimento secreto.

Hara: nome japonês do centro energético que se situa na barriga.

Harappa: antigas cidades hindu onde encontramos a origem do yoga e do Tantra.

318 | Tantra – Maithuna Sexo Tântrico

Ida: canal energético que sobe ao longo da coluna desde o *múládhára chakra* até a narina esquerda. Sua polaridade é negativa.

Íshwara (íshvara): senhor, um dos nomes do yogue.

Jihva bandha: trava da língua no palato mole.

Jíva: homem vivo, ser vivo.

Kama-sutra: texto hindu de etiqueta sexual.

Karma: ação, fazer. Lei de ação e reação.

Kaula: escola tântrica fundada por *metyedranatha*.

Kriyá: limpeza e purificação do organismo. É também um ramo do yoga.

Kunda: casa da kundalini.

Kundalini: energia primordial, sexual.

Leela: brincadeira divina

Linga ou lingam: pênis, bastão de luz, símbolo masculino de força vital, Shiva.

Madhyamika: caminho do meio, centro.

Maithuna: ato sexual ou matrimônio sagrado tântrico.

Manas: mente, pensamento

Manipura: centro energético situado no plexo solar.

Mantra: sons utilizados para disciplinar a mente.

Mohenjo: *dharo*: uma das antigas cidades hindu que originou o Tantra.

Mudrá: gestos simbólicos com as mãos ou com o corpo.

Múládhára: centro energético situado na base da coluna.

Nadi: canais por onde flui energia (*ki*).

Nyása: direcionar a energia para qualquer parte do corpo dentro do ritual tântrico.

Om: mantra semente do *ajña chakra*. Símbolo do hinduísmo e do yoga.

Paçu: pessoas que estão "dormindo", sem consciência, segundo Osho, o robopata social.

Pashupati: senhor dos animais.

Pingala: canal energético que sobe pela coluna da *múládhára* até a narina direita, sua polaridade é positiva.

Prakriti: a energia primeira, procriadora.

Pranayama: exercícios de respiração, controle do prana.

Pronam mudrá: gesto simbólico de unir as mãos, palmas contras palmas, na altura do peito é conhecido como gasho no Japão.

Púja: oferenda de energia adoração.

Purusha: *atma* ou alma, consciência pura, monada.

Sádhaka: homem ou mulher praticante de yoga e ou Tantra.

Sadhana: prática ou ritual de yoga ou Tantra.

Glossário | 319

Sádhika: mulher praticante de yoga e ou de Tantra.

Sadhu: praticante tântrico que vive nas montanhas ou nas cavernas.

Sahásrara: chakra do alto da cabeça.

Samadhi: iluminação. Consciência de quem é você.

Samyama: a união de concentração (*dháráná*), meditação (*dhyana*) e consciência (*samadhi*).

Sannyas: renúncia ou aproveitamento máximo dos aspectos mundanos seja sexo, dinheiro, diversões, família, etc. Também é a mudança de nome como um símbolo de renascimento ao mestre que lhe deu o novo nome.

Samsara: mundo das ilusões.

Self: centro imutável do ser. Aquilo que não pode ser melhorado ou piorado corresponde ao Purusha tântrico.

Shaivas: seguidores de Shiva.

Shakta: linha de Tantra devocional.

Shakti: nome da esposa de Shiva. Energia feminina criadora.

Shastras: escritura sagrada dos hindus, pertencente a uma escola filosófica ou científica.

Shiva: no Tantra, corresponde à essência. É também o criador mitológico do yoga.

Siddhid: poderes paranormais que o praticante de yoga adquire com a hiperconsciência.

Súrya: sol.

Sushumná: a nadi corresponde à medula espinhal.

Swádhisthána: o segundo centro energético localizado logo abaixo do umbigo.

Swásthya: autossuficiência, saúde. Escola de yoga.

Tai-chi: prática corporal de origem chinesa, de movimentos leves e flexíveis, que estimulam a saúde e longevidade.

Trayati (traya): triplo.

Upanishad: coleção de textos sagrados do hinduísmo.

Veda: antigas escrituras sagradas hindus. São quatro os números de vedas: *rig, yajur, sama* e *atharva*.

Vishnu: deus hindu da conservação.

Vishuddha: chakra da garganta.

Yantra: símbolo, figura ou instrumento geométrico utilizado na prática de meditação.

Yoga: união; segundo mestres tradicionais é qualquer método prático que mostre a iluminação. Prática física.

Yoni: órgão sexual feminino.

Bibliografia

ANAND, Margo. *A arte da magia sexual*. Rio de Janeiro: Campus, 1996.

AZEVEDO, Murillo Nunes de. *Introdução ao Tantra*. São Paulo: Pensamento, 1985.

BERENSTEIN, Dr. Eliezer. *A inteligência hormonal da mulher*. Rio de Janeiro: Objetiva, 2001.

DANIÉLOU, Alan. *Shiva e Dionísio*: a religião da natureza e do eros. São Paulo: Martins Fontes, 1979.

DEROSE, Mestre. *Faça yoga antes que você precise*. São Paulo: Martin Claret, 1994.

_____. *Yoga*: mitos e verdades. São Paulo: Uniyoga, 1992.

DOUGLAS, Nik; SLINGER, Penny. *Segredos sexuais*. Rio de Janeiro: Record, 1979.

EDITORES DE TIME-LIFE. *A era dos reis divinos*. Rio de Janeiro: Abril Livros, 1991.

ELIADE, Mircea. *Yoga*: inmortalidad y liberdade. Buenos Aires: La Pléyade, 1977.

FEUERSTEIN, Georg. *A tradição do yoga*. São Paulo: Pensamento, 2003.

_____. *Tantra*: sexualidade e espiritualidade. São Paulo: Nova Era, 2001.

GARRISON, Omar. *Tantra*: a yoga do sexo. Rio de Janeiro: Nórdica, 1964.

KUPFER, Pedro. *A história do yoga*. São Paulo: Dharma, 1997.

LACROIX, Nitya. *A arte do sexo tântrico*. São Paulo: Vitória Régia, 1997.

LEAL, Otávio. *Maithuna*: sexo tântrico. São Paulo: Alfabeto, 2015.

_____. *Mantra*: o espírito do som e o poder do verbo. São Paulo: Isis, 2016.

LEVI, Sylvain. *On Tantrik Fragments From Kucha*. Indian Historical Quaterly, 1936.

LORIUS, Cassandra. *Sexo tântrico*: como prolongar o prazer a atingir o êxtase espiritual. Rio de Janeiro: Ediouro, 1999.

LYSEBETH, André Van. *Tantra*: o culto da feminilidade. São Paulo: Summus Editorial, 1991.

OSHO. *A visão tântrica*. São Paulo: Madras, 1998.

_____. *Meditação*: a arte do êxtase. São Paulo: Cultrix, 2005.

_____. *O livro dos segredos*. São Paulo; Ícone, 2000.

VILLAS-BÔAS, Orlando. *A arte dos pajés*. Rio de Janeiro: Globo, 2000.

WOODROFFE, Sir John. *El poder serpentino*. Buenos Aires: Kier, 1995.

_____. *Princípios del Tantra*. Buenos Aires: Kier, 1981.

_____. *Shakti and Shakta*. Buenos Aires: Kier, 1969.